Natural Orifice Specimen Extraction Surgery

(NOSES)

Colorectal Cancer

経自然腟道による標本抽出の手術学
大腸癌

編集長　王錫山

主　訳　西村 淳

経自然腔道取标本手术学
结直肠肿瘤

主编　王锡山

主译　西村 淳

人民卫生出版社

图书在版编目（CIP）数据

经自然腔道取标本手术学.结直肠肿瘤:日语/王锡山主编;西村淳主译.—北京:人民卫生出版社,2020

ISBN 978-7-117-30179-4

Ⅰ.①经… Ⅱ.①王… ②西… Ⅲ.①结肠疾病-肠肿瘤-外科手术-日文②直肠肿瘤-外科手术-日文 Ⅳ.①R730.56

中国版本图书馆 CIP 数据核字（2020）第 118058 号

| 人卫智网 | www.ipmph.com | 医学教育、学术、考试、健康，购书智慧智能综合服务平台 |
| 人卫官网 | www.pmph.com | 人卫官方资讯发布平台 |

经自然腔道取标本手术学
结直肠肿瘤（日语版）

主　　编：王锡山
主　　译：西村　淳
出版发行：人民卫生出版社（中继线 010-59780011）
地　　址：北京市朝阳区潘家园南里 19 号
邮　　编：100021
E - mail：pmph @ pmph.com
购书热线：010-59787592　010-59787584　010-65264830
印　　刷：北京盛通商印快线网络科技有限公司
经　　销：新华书店
开　　本：889 × 1194　1/16　　印张：16
字　　数：473 千字
版　　次：2020 年 10 月第 1 版　2020 年 12 月第 1 版第 2 次印刷
标准书号：ISBN 978-7-117-30179-4
定　　价：398.00 元

打击盗版举报电话：010-59787491　E-mail：WQ @ pmph.com
质量问题联系电话：010-59787234　E-mail：zhiliang @ pmph.com

今や我々が持っている知識, 経験そして慣性思考はともすれば我々のイノベーションの最大の敵であり, 他人を否定する言い訳にもなる。

The knowledge, experience and inertial thinking we currently possess are at times the greatest enemy of innovation, and a justification for the denial of others.

我们现有的知识和经验以及惯性思维, 往往是我们创新的最大敌人, 也是我们否认别人的理由。

医者は, 腕で天下を取り, 品格で未来に勝つべし。

Lead the way with skill, win the future with virtue.

用技术赢得天下, 靠德行赢得未来。

他人の成績を温かい目線で見守り, 己の不足を反省する視点を持つべし。

Be appreciative of others' achievements; be critical with one's own deficiencies.

用欣赏的眼光看待别人的成绩, 用挑剔的目光看待自己的不足。

外科医にとって謙虚に自分の力不足を認めてこそ一人前の医者である。

The courage to question oneself makes one a real surgeon.

一个外科医生敢于否定自己的那一天才是真正成长起来。

完璧な人間の体の仕組みと言うものは医学分野の欠陥と医者の傲慢を補える。

The perfection of the human body makes up for the shortage of medicine and our self-righteousness.

人类机体的完美弥补了医学的不足和我们的自以为是。

王錫山
Wang Xishan
王锡山

　日本語版＜ NOSES ＞が出版されるに際して，これが出版できるように机に向かって寝る間も惜しんで働いていただいた西村淳教授，上原圭介教授及び日本にいらっしゃるクラスメートのご夫妻，わたくしの指導した学生チーム，そして哈爾浜医科大学日本語科の劉英偉准教授，またはこの度に，ご尽力いただいた先生方々に感謝の意を表しいたします。先生方々が日本語版に翻訳される時に一文字ずつ探求される姿が常にわたくしの目の前に浮かんできます。円満に出版を迎えられる先生方々の笑顔を見てわたくしも非常にうれしく存じ上げます。中国語版＜ NOSES ＞の第一版，第二版に引き続いて英語版＜ NOSES ＞，ロシア版＜ NOSES ＞、が出版されてから日本語版も正式に出版されるようになりました。今や，＜ NOSES ＞という専門書は中国語，英語，韓国語，ロシヤ語，日本語と五か国語の訳本となっています。＜ NOSES ＞という理論体系と一連の＜ NOSES ＞術式に計り知れない価値と潜在力が潜んでいるので，必ず，幅広く臨床に応用され，大いに発展させるに違いないと思っております。

　＜ NOSES ＞について我々は答えなければならないものが三つあります。1. What is it? 2. Why do this? 3. How to do this?

　最初, what is nose? Noses の概念は腹壁に切り口を残せずに，腹腔鏡，ロボット，TEM 或いは軟質的な内視鏡などの器具によって自然膣道を通して標本を取り出す腹腔内手術を指します。この術式には低侵襲と切り口なしというメリットが備えられているため，昔 Like-NOSES と名づけられました。Hybrid NOTES, Pre-NOSES と呼んでいた人々も少なくありませんでした。ところが，これらの呼び方には相応しくなくて，こういう術式の特徴と内包を完璧に表すことができないので，長い年月をかけてその名づけに研究に研究を重ねた上で，その技術の特徴（経自然膣道の標本抽出）を鮮明に表せるばかりでなく，外科学的な内包（手術学には手術方法をすべて含む）も兼備しなければない経自然膣道の標本抽出の手術学（Natural Orifice specimen Extraction surgery, NOSES.）という名称が誕生されました。新たな技術を把握しようとするたびに，その概念が混淆されて，学術交流と統計評価に生じる不便を避けるためにその概念と定義を明白にさせておかなければならない一方で, NOSES, NOTES と TaTME の概念及び相互関係をはっきりさせるようになりました。（図の通り）このようにして NOSES を実用化にさせ，向上させ，完璧にさせることに非常に役立つと思っております。

　つづきまして, Why do noses? どうして NOSES を推し進めるのでしょうかについて，われわれに答えさせて頂きます。それを二つのグループ即ち患者さんグループと医療従事者グループに分けて検討を行わなければなりません。患者さんにとっては NOSES にはどんなメリットがありますかと言えば，まず，傷口を残せずに手術を終わらせてしまう斬新的な手術に対する感受性をもたらせてくれたことを言うまでもありません。傷口を残さないまま，どのように手術を完了させましたか,病巣はどこへ消えてしまいましたか，と不思議に思われる患者さんも少なくありません。術後に痛みが少ないだけではなく疼痛さえも感じられません。そして腹壁の機能に対する障害がわずかで，美容効果も良好で，心理に与える影響も少なくなり，離床も早いなどのメリットがあるので，患者さんにとって自信を持たせ，術後の回復と社会復帰も期待させられます。

　医者にとって患者さんが日増しに回復を伴って生活に自信を持つようになってくる姿を目にして，この上にない幸福感と達成感を思わせたおかげて，自分を励んでくれる最大の原動力になり

ます。

　もちろん，NOSES は斬新な理論体系の一つであれば，一連の精度の高い術式でもあります。それは従来の低侵襲外科に応用される技術の操作を変えたことは言うまでもなく，ひいてその理論認知も変えてしまいました。それから NOSES は医者にとってチャレンジでもある一方，医者の臨床において絶えず革新を起こされつつ，医学を進歩させるためのご尽力なさる責任感と達成感を見させていただきました。

　結局 NOSES は患者さんにとっても医者にとっても積極的・快楽的・有益的な術式であるため，当今において最高の手術式の一つになるに違いないと思っております。

　最後に，われわれに，How to do noses? どのように NOSES と言う理論体系をはっきり納得でき，その一連の NOSES 技術をしっかり把握でき，健全的に秩序よく，そして科学的に規律正しく NOSES を推し進めていくかについて答えさせて頂きたいです。中国の経験から言わせれば，医者と NOSES 連盟メンバーはキーポイントとなっています。医者の一人一人は患者さんに幸せをもたらすため，NOSES の学習・把握・共有・向上・完備から NOSES を幅広く実用化させるまで力の及ぶ限りの貢献をしました。NOSES 連盟があってこそ家族のようなバックアップができるようになりました。この架け橋によって先生方々がお互いに交流できるように，共に進歩なさるようになり，または，専門書を編集なさることにより，合意をつくられるさまざまな中心研究をなさり，そして動画テキストを撮影され，学習ゼミと巡回講義を開かれ，手術過程の生中継を放送られることによって，みんなの NOSES に対する認識と理解を深めさせ，その技術の水準を向上させるようになりました。

　中国語版 NOSES の第三版が発刊されたおかげで，中国では約千人の医者と 200 箇所の病院の胃腸，肝臓，泌尿，婦人などの医局の医者たちもこの技術を実用化させるようになっています。中国 NOSES 連盟の主旨は規範・創新・実務・真実・前進であります。西村教授と上原圭介教授のご指導の下で日本の同業者方々が必ずや NOSES をさらに完璧させられることを確信しております。

　2019 年は中国建国 70 周年であれば，中日国交正常化 47 周年でもあります。この輝かしい記念すべき時にあたって NOSES を日本語に翻訳くださった方々に心から感謝いたします。

　実は，中日両国の間には外科分野の交流がすでに盛んに行われている今，日本の専門家の方々が低侵襲外科において私自身にとって学ばなければならない創始的な業績を人類医学歴史に残していただきました。

　この日本語版 NOSES は中日両国専門家の友情の結晶と絆になり，中日「一帯一路」に彩りを添えられる一方で，両国の同業者の交流，勉強，共有の道具と舞台になれることを期待しております。NOSES を共有しあい，ともに NOSES を完璧にさせていくことを望んでおります。

　NOSES は医者の傑作だけではなく患者さんに幸せをもたらすものでもあります。NOSES は中国のものと言うよりもむしろ人類のものと言ったほうがいいと思っております。

　2020 年 5 月 3 日

王錫山

　我が国の国民の生活水準が向上してくるに伴い，食生活の構築も大いに変わってきたため，結直腸癌の発症率と死亡率も日増しに上昇してきて，それも人々の健康に危害を及ばす悪性腫瘍の一つになってしまいます。いま，我が国の結直腸癌に対する治療技術とレベルが全体的に改善しつつあり，高められてくるばかりではなく，結直腸腫瘍内視鏡の技術も幅広く押し進められ，実用化されるようになってきました。

　この二十年間，錫山教授が結直腸癌に関する基礎研究と臨床治療に尽力されて，その結直腸癌に関する研究成果と経験を積み重ねられてきました。臨床治療において，彼は新進気鋭の学者であり，その上，腫瘍治療に応用される低侵襲術式の分野，直腸癌の肛門を温存する手術，局部の末期難しい症例に対する治療，根治手術を大幅に実用される分野，及び機能外科分野においても彼は独自の見方を待たれていて，臨床に適用する新たな技術を数多く創始されてきました。経自然膣道による標本抽出術式（NOSES）は錫山教授が 2013 年からすでに応用され，その術式が今になって十種類も達し，確実に実用化されるようになっています。自然膣道を通して手術標本を抽出する術式が腹壁の開口を小さくさせ，低侵襲効果が顕著であるということを私も沢山の発刊物を読ませて，数多くの研究会で聞かせてもらいました。または，この術式は優れた設備と機械を頼らず，腹腔内視鏡さえあれば，行える術式であるため，国内には計り知れない実用化される価値と潜在力を潜んでいます。

　私は錫山教授の結直腸腫瘍に適用する NOSES 技術に関する専門書を出版されることに大変うれしく思います。これは，専科手術に関する著作であり，ある程度の腹腔内視鏡手術の経験を持つ外科医にとってよい参考になるに違いありません。この本は結直腸腫瘍 NOSES 技術に関する十種類もの術式について非常に詳しく説明られ，一つ一つの術式のポイントと各操作ステップも詳細に論じられるため，錫山教授のこの技術についての研究が完璧に見させていただきました。

　この本が出版されたおかげで，腹部外科医が NOSES を習得でき，臨床に大いに応用されることに，そして結直腸腫瘍の外科手術も一段と向上させることに役立てて，我が国の結直腸腫瘍の低侵襲治療に輝かしい一筆を書き加えることを確信しています。

　2020 年 6 月

赫　捷

編集者名簿

編 集 長　王錫山[1]

副編集長　奥田准二[4]　傅伝　剛[5]

編 集 者

陳瑛罡[3]　関　旭[1]　胡漢卿[2]　黄　叡[2]　姜　軍[1]

姜　争[1]　金英虎[2]　梁建偉[1]　劉　騫[1]　劉　正[1]

馬天翼[2]　裴　炜[1]　喬天宇[2]　湯慶超[2]　王貴玉[2]

王　猛[2]　王　征[2]　楊　明[1]　楊潤坤[1]　郁　雷[2]

張紅梅[1]　張　驀[2]　趙志勲[1]　鄭朝旭[1]　周海涛[1]

編集者所属病院

1. 国家がんセンター / 中国医学科学院北京協和医学院腫瘍病院

2. ハルビン医科大学附属第二病院

3. 深セン市腫瘍病院

4. 大阪医科大学附属病院

5. 同済大学附属上海東方病院

翻訳者名簿

主　訳　西村　淳[1]

副主訳　上原　圭[2]　郁　雷[3]　王利明[4]

訳　者　高和　正[5]　前島峰明[6]　前島よしえ[7]

　　　　劉英偉[8]　趙志勲[9]　孫　鵬[8]　瀋　悦[10]

翻訳者所属機構

1. 厚生連長岡中央綜合病院

2. 名古屋大学医学部附属病院

3. ハルビン医科大学附属第二病院

4. 埼玉医科大学国際医療センター

5. 順天堂大学医学部

6. 株式会社　伊人

7. メディックセンター　株式会社

8. ハルビン医科大学

9. 国家がんセンター / 中国医学科学院北京協和医学院腫瘍病院

10. 上海理工大学科学技術共同研究院

主編者紹介

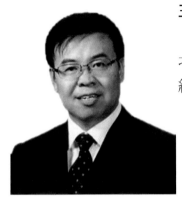

王錫山（オウ　セキサン）

北京中国医学アカデミーがん病院がんセンター
結腸直腸外科部長

主な役職

中国医師会結腸直腸がん委員会会長；中国抗がん協会結腸直腸がん委員会執行会長；中国抗がん協会結腸直腸がん委員会青年委員会副会長；中国抗がん協会腫瘍転移委員会副会長；中国医師会 MDT 委員会副会長；中国医師会外科医委員会常任委員；中国結腸直腸疾患雑誌（電子版）編集長。

医学研究と臨床業績

累積的に 130 以上のインパクトファクターを含む 42 件の論文を発表；結腸直腸がん治療に関連する 9 本の特集著作と 31 件の視聴覚教材を編著または参加。三つの国立自然科学基金と協力プロジェクト及び全国都市がん早期診察早期治療プロジェクトを含む 10 数件のプロジェクトを指導。『結腸直腸がんの診療における精密医療の応用』と題する国家重大な精密医療プロジェクトを担当。

注目される革新的な技術

王錫山教授は中国での経験豊富な執刀名医として，結腸直腸がんの低侵襲手術及び難病の連合臓器切除術に対する革新的な技術が注目されています。王錫山教授は，結腸直腸がんに対して 500 件以上の NOSES 術を施し，結腸直腸がん切除する 10 の異なる方法を含む，結腸直腸がんの自然膣標本抽出手術（NOSES）の理論的システムを改善した上，肛門の縁よりも歯状線に対する腫瘍の位置を低，超低吻合手術とする評価基準を確立しました。半結腸切除術と膵十二指腸切除術の組み合わせなど，さまざまな困難な外科手術を行うため『リスク投資理論』を提唱し，括約筋温存手術を規範しました。組み合わせた臓器切除術と多臓器切除術の概念的な区別が提案しました。様々な浸潤方法（癌性浸潤または炎症性浸潤）に応じて，T4 病期分類の改善を提案しました。直腸癌の拡大根治切除術に基づいて，手術後の患者の完全な生理学的機能を保持するため，直腸癌の選択的拡大根治切除術を提案しました。他の革新的な技術としては，仙尾骨によるがんの根治切除術，腸間膜の保

留を伴う結腸がんの根治切除術,及び直腸膨大部温存する結腸全摘術などがあります。これらの臨床研究は,現在の結腸直腸癌の治療状況の改善に重要な役割を果たしています。

教育分野での業績

　現在,合計81人の大学院生を指導しており,そのうち1人は教授,10人は准教授,8人はマスターチューター,9人は全国学術コミュニティのメンバー,15人は地方アカデミックコミュニティのメンバー（これらの学生の一部は,英国,米国,日本などの国でさらに研究を続けています）。

副編集長紹介

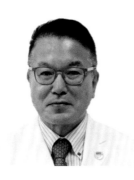

奥田准二（おくだ　じゅんじ）

大阪医科大学附属病院がん
医療総合センター特務教授
先端医療開発部門長（消化器外科 / 大腸がん）

1984 年　大阪医科大学卒, 同年 6 月 大阪医科大学一般・消化器外科入局。
1996 年 4 月 ~10 月　米国オハイオ州, クリーブランドクリニック大腸外科留学 (RF)。
1997 年 9 月　大阪医科大学一般・消化器外科　内視鏡外科チーフ。
2003 年 2 月　大腸外科チーフを務めた。2007 年大腸外科指導医を獲得しました。中日友好医院
と上海東方医院で名誉教授として務めています。
2014 年 4 月　大阪医科大学附属病院がん医療総合センターで特務教授として務めた。

　主な活動と特徴 1993 年腹腔鏡下大腸手術を開始。1996 年 4 月 ~10 月アメリカ, オハイオ州のク
リーブランドクリニック大腸外科留学しました。2000 年 2 月フランスで日本人外科医として初めて
腹腔鏡下大腸手術を公開しました。国内外での腹腔鏡下大腸手術の公開ライブ手術や講演は多数。
腹腔鏡下大腸手術と肛門温存術のスペシャリストとして国内外でトップクラスの評価を受けてい
る。近畿内視鏡下大腸手術研究会, 次世代の内視鏡下消化管手術セミナー, ならびに骨盤内視鏡外
科セミナーの代表世話人。2000 年 4 月から, 奥田準二外科医塾を開塾した。

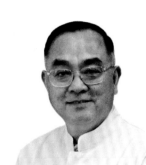

傅伝 剛（ふでん　ごう）

教授，医学博士
同済大学附属上海東方病院
普通外科部長
胃腸肛腸外科部長

アメリカ結直腸外科医協会（ASCRS）の名誉会員
ロシア結直腸外科医協会（RACS）の名誉会員
中国医師協会（CMDA），肛腸外科医委員会の会長
海峡両岸医薬衛生交流協会（SMEA），消化器外科専門委員会の会長
中国国家衛生委員会，大腸癌規範化診療専門委員会の常任委員

NOSES 国際連合の副会長
中国医師協会（CMDA），自然開口標本抽出外科（NOSES）専門委員会の副会長
中国抗がん協会，結腸直腸がん委員会の常任委員
中国中西医結合協会，結腸直腸学会の前副会長
上海市普通外科専門委員会，結腸直腸学会の前会長

アメリカ「Disease of Colon & Rectum」雑誌の副編集
イタリア「Techniques in Coloproctology」雑誌の編集委員
「中華結直腸病電子雑誌」の副編集長
「結直腸肛門外科雑誌」の副編集長
「中華外科雑誌」の編集委員
「中華胃腸外科雑誌」の編集委員
「中華普通外科雑誌」の編集委員

主訳紹介

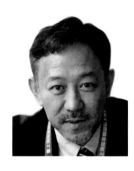

西村　淳（にしむら　あつし）

厚生連長岡中央綜合病院
消化器病センター
外科部長

略歴

昭和 41 年（1966）　8 月 18 日生（新潟県新潟市）
平成 4 年（1992）　新潟大学医学部卒, 同・外科学教室入局
平成 6 年（1994）　同・第一外科学教室入局
平成 14 年（2002）　厚生連長岡中央綜合病院赴任
平成 19 年（2007）〜同・消化器病センター・外科部長
平成 26 年（2014）〜新潟大学医学部医学科　臨床准教授

資格

日本外科学会専門医・指導医
日本消化器外科学会指導医
日本内視鏡外科学会評議員
日本内視鏡外科学会技術認定医（2008 年取得）
単孔式内視鏡手術研究会世話人
Needlescopic Surgery Meeting 世話人
次世代の内視鏡下消化管手術セミナー世話人

論文発表

当科における腹腔鏡下大腸癌手術クリニカルパスの有用性とその評価日本内視鏡外科学会雑誌（1344-6703）15 巻 6 号 Page745-749（2010.12）

Totally laparoscopic sigmoid colectomy with transanal specimen extraction Surgical Endoscopy 2011; 25（10）: 3459-63

Incisionless sigmoidectomy.

奥田準二（編）:"Team J" が贈る　最先端の内視鏡下大腸手術．永井書店, pp65-81, 2011
経腟的標本摘出法を用いた完全腹腔鏡下右側結腸癌手術
日本内視鏡外科学会雑誌（1344-6703）17 巻 5 号 Page717-724（2012.10）

Totally laparoscopic anterior resection with transvaginal assistance and transvaginal specimen extraction: atechnique for natural orifice surgery combined with reduced-port surgry
Surgical Endoscopy 27: 4734-4740, 2013
経肛門的標本摘出法を用いた完全腹腔鏡下 S 状結腸切除術後の quality of life と排便機能
日本内視鏡外科学会雑誌　21 巻 6 号 Page817-825（2016.11）

受賞

第 27 回日本内視鏡外科学会総会　カールストルツ賞（2014 年）
「大腸癌に対する Natural orifice surgery と Reduced port surgery の hybrid 手術」
第 30 回日本内視鏡外科学会総会　出月賞（2017 年）
「経肛門的標本摘出法を用いた完全腹腔鏡下 S 状結腸切除術後の quality of life と排便機能」

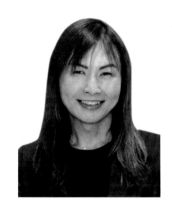

上原　圭（うえはら　けい）

平成 8 年 3 月：名古屋大学医学部卒業
平成 8 年 4 月：名古屋第二赤十字病院　研修医
平成 10 年 4 月：名古屋第二赤十字病院　一般外科
平成 13 年 4 月：名古屋大学　第一外科　医員
平成 13 年 6 月：国立がんセンター中央病院　外科レジデント
平成 16 年 6 月：国立がんセンター中央病院　がん専門修錬医（大腸外科）
平成 18 年 4 月：名古屋大学大学院　腫瘍外科　医員
平成 19 年 4 月：名古屋第二赤十字病院　一般外科
平成 19 年 10 月：名古屋大学医学部附属病院　消化器外科 1　病院助教
（大腸・骨盤外科グループチーフ）
平成 22 年 6 月：名古屋大学医学部附属病院　消化器外科 1　助教
平成 25 年 4 月：名古屋大学医学部附属病院　消化器外科 1　病院講師

日本外科学会：専門医・指導医
日本消化器外科学会：専門医・指導医
日本消化器病学会：専門医・指導医・学会評議員
日本大腸肛門病学会：専門医・指導医・評議員
日本内視鏡外科学会：技術認定医, 評議員, 技術認定医審査委員
日本臨床医外科学会：評議員
日本がん治療認定医機構：がん治療認定医
東海外科学会：評議員
日本癌治療学会：認定データマネージャー・CRC 制度委員会　専門委員

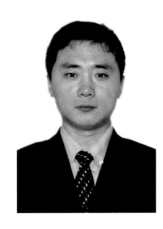

郁　雷（ゆい　れい）

ハルビン医科大学付属第二病院
結直腸腫瘍外科, 副主任医師

教育経験：

　2012/10–2013/10　日本帝京大学医学部外科　学者訪問
　2012/09–2015/06　ハルビン医科大学　腫瘍学　博士
　2007/09–2010/06　ハルビン医科大学　腫瘍学　修士
　2002/09–2006/06　ハルビン医科大学　臨床医学　学士

研究業務経歴：

　2017/07– 今まで　ハルビン医科大学付属第二病院外科　副主任医師
　2011/07–2017/07　ハルビン医科大学付属第二病院外科　主治医師
　2010/08–2011/07　ハルビン医科大学付属腫瘍病院　入院医師

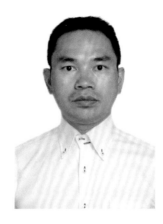

王利明（おうりめい）

埼玉医科大学国際医療センター
消化器外科助教

2000年9月中国医科大学臨床医学六年制日本語クラスに入学，2005年5月北京中日友好病院で実習，2006年7月広州市南方医科大学南方病院外科で初期研修を経歴した。

2008年4月来日，第103回医師国家試験を受験準備，2009年3月日本医師免許を取って大阪野崎徳洲会病院で初期研修と札幌東徳洲会病院で後期研修しました。2014年外国人高度人材ビザーを承認され，2016年1月日本外科専門医資格を取って，2019年がん治療認定医資格を獲得しました。

2018年4月から2020年3月まで埼玉医科大学国際医療センター消化器外科の山口茂樹の下で腹腔鏡下大腸癌手術を修練しました。

2009年10月から2010年9月まで日本文部科学省奨学金を得て金沢大学がん研究所で大腸癌を研究した。2013年4月から札幌医科大学第一病理講座に大学院入学，大腸癌の幹細胞と免疫特性を研究し，2017年3月当大学院修了しました。

2019年2月「絹笠式　静岡がんセンター大腸癌手術」という本を中国版へ翻訳しました。今後益々の日中医学交流の発展を祈ります。

訳　者

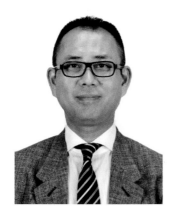

高和　正（たかわ　まさし）
順天堂大学医学部画像診断
治療腫瘍学
助教授

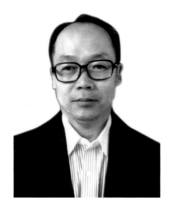

前島　峰明（まえじま ほうめい）
株式会社　伊人
代表取締役社長

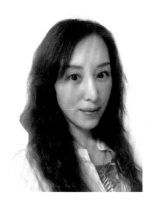

前島　よしえ（まえじま　よしえ）
メディックセンター 株式会社
代表取締役社長

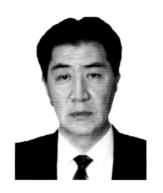

劉英　偉（りゅうえいい）
ハルビン医科大学
日本語教育研究室前主任

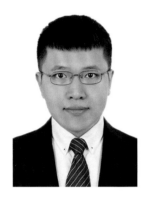

趙志勲（ちょうし くん）
国家癌センター
中国医学科学院北京協和医学院腫瘍病院
医師

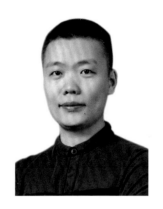

孫鵬（そん　ほう）
ハルビン医科大学
腫瘍学
大学院生

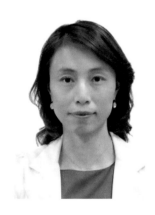

潘悦（はん　えつ）
上海理工大学科学技術共同研究院
主任在任

目　录

大腸癌の NOTES と NOSES の概念

1.1　NOTES の概念

【NOTES の開発】

　伝統的な手術の発展過程において，術後の瘢痕および痛みは，手術の必然的な結果であると考えられていた。近年，経管腔的内視鏡手術（Natural Orifice Translumenal Endoscopic Surgery；NOTES）の出現により，外科的治療の概念の大きな転換がもたらされ，体表面を切開することなく傷跡のない手術が可能となった。低侵襲手術時代のパイオニアである NOTES は人類が追求する新たな目標となっている。

　NOTES は，軟性内視鏡を自然孔（口，胃腸管，腟，膀胱など）から管腔壁を経て腹腔，胸腔へ挿入して，生検，虫垂切除，胆嚢摘出術，腎切除術など様々な診断や処置を行う手技である。1998 年 Dr. Anthony と N. Kalloo は Apollo グループを立ち上げ，NOTES の最初の研究を開始した。2004 年には胃壁切開創より胃内視鏡を腹腔内に挿入し，精査目的の胃内視鏡検査と肝生検を行う動物実験の研究が発表され，「NOTES」の概念が正式に提唱された。

　論文は公開されていないが 2003 年に Rao と Reddy は火傷の男性患者に対し，2 チャンネル軟性内視鏡を用い，胃を通しての最初の虫垂切除を行った。

　2007 年 4 月にフランス医師 Marescaux が率いる医療チームが NOTES を行ったのが，真の意味で最初の症例である。彼らは 30 歳の女性において経腟的腹腔鏡下胆嚢摘出術を成功し，1987 年に初めて腹腔鏡下胆嚢摘出術が行われたのに匹敵する，画期的な業績として評価された。

　2005 年 7 月に米国消化器内視鏡学会と米国消化器内視鏡外科学会は，14 名の専門家から成る Natural Orifice Surgery Consortium for Assessment and Research（NOSCAR）というチームを設立し，同年 10 月に NOTES の研究結果，ガイドライン，解決すべき問題と研究方向に関連した白書を発表した。

　NOSCAR 研究グループの設立は，世界中の NOTES 研究を調整し，モニターするために非常に重要であり，集学的な臨床研究を促進した。以降，世界中の国々が NOTES の研究および臨床応用を導くために，EURO–NOTES, EATS, D–NOTES, APNOTES, NOSLA, JAPAN–NOTES, INDIA–NOTES といったワーキンググループを設立した。

　2008 年に NOTES は，TIME 誌で医療業界の進歩トップ 10 の 1 つに選ばれた。2009 年 7 月に NOSCAR は米国ボストンで第 4 回サミットを開催し，NOTES の前向き多施設試験を開始することを発表した。2010 年 9 月に，第 4 回欧州 NOTES ワークショップがローマで開催された。この会議では手術プラットフォームとロボット，切開と閉鎖，感染とその予防，訓練と教育，適応と学際性といった 5 つの主要テーマが議論された。2011 年 2 月 27 日に NOSCAR は過去 5 年間の NOTES の発展をまとめた新しい白書を

発表した。

以来, NOTES の臨床応用が本格的に行われている。

【NOTES の適用と分類】

NOTES の臨床応用は世界各地で着実に行われており, 疾患の治療法を大幅に拡大し, 内視鏡手術の技術革新を推進する消化器内視鏡医や腹腔鏡下手術医の関心が高まっている。現在, 内視鏡による NOTES 手術はまだ少数であり, ほとんどの手術は腹腔鏡補助を必要とする。国内の NOTES は臨床応用における最新の海外の開発との間にはいくつかのギャップがあるが, 結腸直腸疾患治療における NOTES は顕著な結果を達成している。2009 年にある外科チームは動物実験で腹腔鏡補助経胃胆嚢摘出術を施行し, この技術の実現可能性を実証した。

2009 年 4 月, 胡教授らは腹腔鏡補助下で, 内視鏡的に胃壁内異所性膵に対し胃部分切除術と胆嚢摘出術を併施した 1 例を完遂した。

2010 年 10 月, Zou は, 腹腔鏡補助下経膣的副腎切除術の 4 例を報告した。2010 年, Yao は経膣的腹腔鏡下胆嚢摘出術の 1 例を報告した。著者は 2010 年 6 月と 8 月に, 経膣的直腸腫瘍切除の 2 例を施行した。2012 年 12 月に劉教授は, 胃を通過する子宮外妊娠の pure NOTES の最初の症例を行い。同時に, 卵巣嚢胞穿孔手術および異所性子宮内膜症切除術を成功させた。手術中に病変切除を行い, 骨盤外科手術のための胃壁切開による pure NOTES に成功した。NOTES は多くの成果を上げたが, その臨床応用はまだ初期段階であり, ほとんどの NOTES 手術は真の意味でその意義を実現していない。そしてさらに改善すべき多くの問題がある。ここでは, NOTES の臨床応用におけるいくつかの課題を分析し議論する。

NOTES の発明以来, 多くの研究者がさまざまな種類の NOTES 手術を実施しようと試みてきた。この技術の普及に伴い, NOTES 自体の意義は次第に薄れていった。代わりに NOTES は低侵襲技術の同義語に進化し, 外科医にとって追及すべき究極の低侵襲技術となった。

NOTES 手術の影響下で, 様々な種類の自然孔手術と技術が出現している。しかし, NOTES には系統的な分類と完全な体系がないため, NOTES 手術の分類を検討する必要があると考えられる。大きく分類して, NOTES は身体表面に傷のない NOTES と, 体表に視認可能な傷跡がない NOTES に分けられるべきである (表 1–1)。前者は, 全ての手術が自然孔を通して行われる軟性内視鏡を用いた NOTES である。

表 1-1　NOTES の分類

NOTES 分類	使用機器	操作特性
体表瘢痕のない NOTES	軟性内視鏡	すべての操作は自然の穴を介して行われ, 体表に外科的な傷跡は認めない
目立った体表瘢痕がない NOTES	腹腔鏡および関連機器	腹腔鏡を臍に設置し, 手術を行う。自然孔を通して標本摘出する。体表に視認できる傷跡がない

後者は腹腔鏡を臍から挿入し, その後, 手術操作および標本摘出は自然孔を介して行う NOTES である。傷跡がない完全な NOTES は難しく, 現在臨床で実施することは困難である。

【直腸癌に対する NOTES の経験共有】

2010 年に直腸癌に対する NOTES を先がけて施行したが, 術後の回復が早く, 短期成績も良好であった。現在までこの 2 人の患者に, 腫瘍の再発及び転移の兆候は認めていない。

NOTES の手順は次のとおりである:

患者体位は砕石位変法とし, 腹腔鏡用ポートを臍に挿入した。臍のポートを介して気腹した後, 右上腹部から時計回りに腹腔内全体を検索し, 重大な病変の見落しがないことを確認した。追加の 2 つのポートを後膣円蓋の両端に挿入して手術を行った (図 1–1)。患者は頭低位として小腸を下腹部から排除し, 操作領域を十分に露出した。最初に岬角の 3~5cm 下の腹膜を切開する。次に鈍的剥離にて下腸間膜血管の左側に向けて腹膜のウィンドウを作成する。腹膜を下腸間膜動脈の起始部に向かって頭側に切開する。

下腸間膜動脈の根部を露出して周囲の組織を十分に郭清した後，クリッピングと切離を行う（図1-2）。次に，下腸間膜静脈周囲を十分に剥離，クリッピング後，切離する（図1-3）。直腸固有筋膜と仙骨前筋膜との間の仙骨前腔を鋭的と鈍的に剥離して拡げてゆく。直腸間膜の授動は，腫瘍下縁から5cm骨盤遠位方向までおこなう。

S状結腸の外側を切開して授動し，S状結腸間膜を下腸間膜血管に沿って腸管壁まで切開する。S状結腸血管は結紮切離する。次に経腟ポートからリニアステイプラーを挿入し，肛門側直腸の切離を行った。

後腟円蓋に3cmの切開を施し，標本を患者の体外に愛護的に引き出した。腹腔外操作は標本摘出後に行われる。近位S状結腸を，湾曲したステイプラーを用いて切離した。（図1-4）。標本を腹腔外に摘出した後，アンビルヘッドをS状結腸の断端に挿入し，巾着縫合を用いて固定する。その後，S状結腸を腹腔内に再導入する。次に肛門からサーキュラーステイプラーを挿入し，センターロッドを直腸断端から刺入する。端々吻合を腹腔鏡下で行う（図1-5）。腟切開創は，直視下で吸収糸にて縫合する（図1-6）。その後，吻合部にドレーンを1本留置する。患者の腹部に視認できる傷跡は認めない（図1-7）。

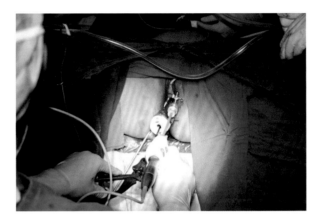

図1-1　操作ポートを腟に挿入する

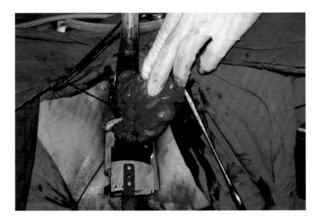

図1-2　S状結腸切離は腹腔外で行われる

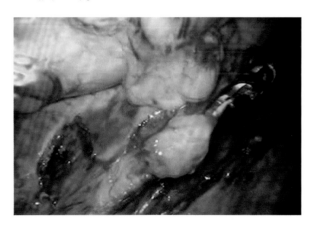

図1-4　下腸間膜動脈根部周囲のリンパ節を郭清する

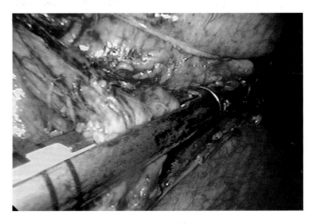

図1-3　下腸間膜動脈を切離する

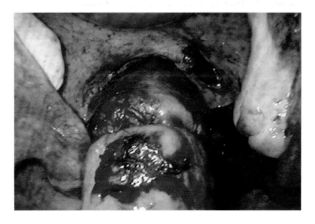

図1-5　端々吻合は腹腔鏡下で行われる

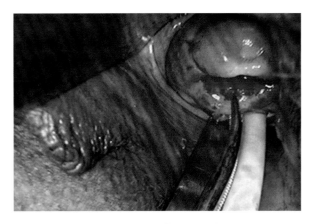

図 1-6　膣切開創を閉鎖する

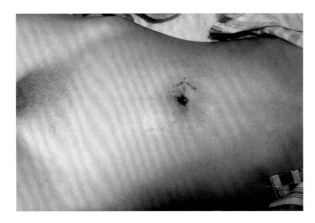

図 1-7　術後の体表

【NOTES の利点と欠点】

　NOTES の利点は腹壁に瘢痕がなく，機能障害が少なく，良好な短期および長期の有効性である。しかし，様々な要因の制約により，NOTESを広範囲に実施することは困難である。これは主に，手術技術の困難さ，医師の長い修練期間，機器への強い依存性，安全性の問題と倫理的問題，およびこの技術を裏付けるエビデンスの欠如のためである。これらの要素は NOTES の普及を大きく制限しており，NOTES に関連する文献の多くは症例報告であり，大規模な臨床研究を欠いている。外科的アプローチの選択と自然孔の切開の確立および閉鎖は，NOTES 実施の第一歩である。これまでのところ，一般的なアプローチは主に口，肛門，膣，尿道を利用して，食道，胃，結腸，直腸，膀胱を貫通するか，または上記それぞれを組み合わせて体腔に侵入する。これらの方法は動物実験では成功しているが，より詳細な比較研究が不足している。現在までの研究結果から，NOTES は経膣アプローチが推奨

され，それに続くのが経胃アプローチである。穿刺技術にはと針状電気メス穿刺，カテーテルガイド穿刺法，生検鉗子などがある。内臓穿刺孔の閉鎖法の安全性は NOTES 技術の臨床応用において保証されるべき基本事項であり，胃壁と腸壁などの縫合不全を避けるための議論の絶えないところである。現在，縫合糸，内視鏡クランプ，専用閉鎖器具，生物学的接着剤，および他のアプローチを含むいくつかの閉鎖技術が存在する。穿刺部位に応じた適切な切開および閉鎖方法を選択する必要がある。しかし，穿刺技術や閉鎖技術にかかわらず，絶対的な安全性と信頼性は証明されていない。

　NOTES は新しい技術なので，従来の機器ではNOTES への対応が困難である。軟性内視鏡や腹腔鏡装置や器具では，NOTES 関連手術の一部しか行えず限界がある。適切な多機能オペレーティングプラットフォームは NOTES の真の意義を達成するために腹部トロッカーを減数し，手術の困難性を大幅に減少させる。また NOTESにおける手術の安定性を維持するために，少なくとも 2 つの機器が必要である。良好な術野が手術成功の鍵であるが，現時点で機器の剛性は，剥離とトラクションの際のテンションを維持するのに不十分である。NOTES の操作スペースは比較的小さく，操作機器も少ないため，良好な手術野を維持することは NOTES の最も大きい技術的課題の 1 つである。一方，空間的位置把握の問題は，NOTES 発展の主な障壁の一つである。腹腔内の内視鏡は，正確な術野を視認するのが困難であり，狭い作業チャネルと視野における器具操作は，患者体内の空間認識性を低下させる。この難問を解決するためには，画像統合プラットフォーム開発と画像安定化・フリップ技術。マルチカメラ統合技術が必要である。内視鏡は良好な視野を得るために，より広い視野角と柔軟性が必要である。

【専門医の育成】

　NOTES を実行する医師は軟性内視鏡，開腹術，および腹腔鏡の手術手技を習得するため，内視鏡および外科手術で多分野の訓練を受ける必要がある。臨床 NOTES の初期段階では，外科医は動物で訓練を行う必要があり，腹腔鏡技

術と組み合わせて徐々に簡単な NOTES に移行してゆく。2010 年 7 月 28 日に「第 1 回中国自然孔内視鏡外科手術会議」は,内視鏡医の管理と体系的な訓練および標準化を目的として開催され,NOTES の探索的治療分野に取り組んでいる。

総括して,NOTES は研究病院で行うことはできるが,一般病院における開発と促進には適していない。NOTES は外科医が患者と共に追求するゴールでもある。同時に,その発展は光学的,機械的およびその他の分野の技術的発展に依存し,最終的には医療技術とイノベーションの進歩を促進する。

1.2 NOSES の概要

【NOSES の定義】

医学の発達に伴い,手術後の生活の質がより重視されるようになった。がん治療に関しては,根治性と QOL の両方が医師と患者の共通の目標となっている。これに関連して,がん治療における機能温存手術の概念が生まれた。腫瘍に対する機能温存手術とは何か？根治性を担保したうえで,臓器機能の維持を最大限にする必要がある。低侵襲手術および機能温存手術の概念が弁証法的統一において不可欠であることが分かる。低侵襲手術の究極の目標は,「機能」を温存することである。大部分の患者,特に若い女性は最小限の切開痕,さらには瘢痕がない事を熱望している。手術痕は,患者の身体的および精神的健康に直接影響を及ぼす可能性がある。心理的な観点からは,外科的瘢痕によって引き起こされる心理的外傷は生涯続く。外科的概念は「根治的」から「機能的」に変える必要があり,単純な病変組織切除ではなく,可能な限り医原性損傷を減らす新しい外科的アプローチを試みる必要がある。

近年,NOTES に基づいて様々な機器や操作方法を組み合わせた NOTES,例えば pure NOTES,hybrid NOTES などの一連の NOTES 関連概念が徐々に提案されている。命名は様々であるが,すべての技術は共通の目的,すなわち腹部切開を避けることを目標としている。これに基づいて,著者らは,これらの技術が経自然孔標本摘出手術（Natural Orifice Specimen Extraction Surgery；NOSES）として,補助切開なしでの腹部手術に分類され得ると考えている。では,NOSES とは何か？この定義は腹腔鏡器具,TEM または軟性内視鏡,および他の手術器具を用いて腹腔内操作を完了しする次いで,標本摘出を自然孔（腟または直腸）経路で行うことを指す。手術の特徴は経肛門的または経腟的標本摘出である。

現在,NOTES は,操作技術の困難さ,長いトレーニングサイクル,機器への依存度が高いなど,多くの問題に直面しており,広く普及させることは困難である。

しかし,NOSES は NOTES の概念と腹腔鏡器具を巧みに組み合わせており,それは低侵襲技術開発の現在の状況により一致しており,臨床応用を促進させる可能性を有している。

【腹部切開の分類】

過去には切開および疼痛は,手術の必然的な産物として考えられてきた。切開の大きさは切除範囲に直接影響を及ぼす。しかし外科医は通常に切開創に関心はもたず腹腔内手術により多くの注意を払う。

生理学的機能や疾患の理解が深まるにつれて,外科的アプローチは絶えず発展しており,特に腹腔鏡治療の応用が進歩しており,人々の切開創に対する要求も高くなっている。切開の長さが短くなり,トロカール孔も少なくなってきている。切開の意味は主に以下の場面で明らかになる：第一に,切開の大きさは外科的外傷と正の相関がある。切開部が大きくなればなるほど,体表の神経に大きな損傷が生じる。第二に,手術後の回復期間中,外科的切開は,しばしばパニック,不安,過敏症,および他の有害な心理的気分のような有害な心理的感情をきたし,それは患者の体調にいくらかの系統的な変化をもたらし,術後回復に大きな負の影響を与える。第三に,外科的瘢痕の突っ張りや刺激は,患者に強い心理的ストレスを与え,この「苦い」経験を思い起こさせるであろう。最後に,切開の大きさは,特に未婚の若い女性にとって,患者の術後の美容効果に直接影響を与える。したがって,

外科的切開の客観的評価を提供するために，サイズに応じて切開を分類する必要があると著者は考える（表1-2）。

表1-2　切開部の分類

切開分類	切開部の長さ（cm）	応用例
ミニ切開	≤2	腹腔鏡手術のトロカール切開,腹膜穿刺切開（図1-8）
小切開	2-5	虫垂切除術,胆嚢摘出術など（図1-9）
中切開	5-10	腹腔鏡下S状結腸癌根治手術（図1-10）
大切開	10-20	右側大腸癌根治手術（図1-11）
超大切開	>20	右側結腸合併膵頭十二指腸切除術（図1-12）

実際，NOTESとNOSESの両方，そしていわゆる低侵襲手術は,剥離,切除および消化管再建を必要とする点では開腹手術と同じである。これらの外科手技の違いは,主に切開部にある。低侵襲手術は広い意味での一種のアイデアであると同時に,狭い意味ではさまざまな外科的アプローチの一種である。そして,腹壁切開によって引き起こされる機能障害があることが,NOTESとNOSES手術が必要な理由である。

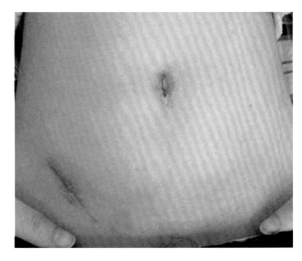

図1-9　小切開（虫垂切除術）

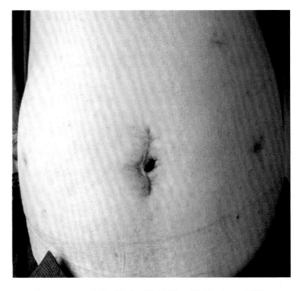

図1-10　中切開（S状結腸の腹腔鏡下手術）

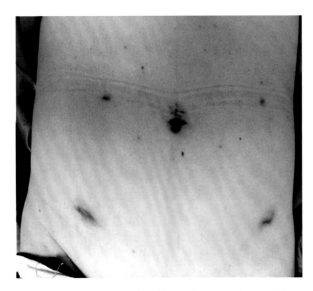

図1-8　ミニ切開（腹腔鏡下手術トロッカー切開）

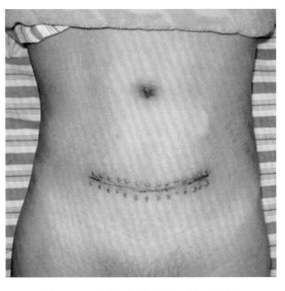

図1-11　大切開（直腸癌の根治切除）

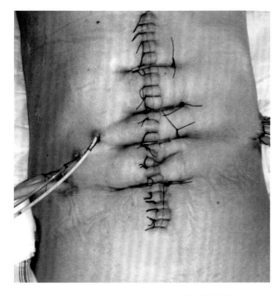

図 1-12 超大切開（右側結腸合併
膵頭十二指腸切除術）

表 1-3 結腸直腸癌に対する NOSES の概要

NOSES	手術名	自然孔	腫瘍局在
NOSES I (A and B)	経肛門的標本摘出による腹腔鏡下部直腸癌切除	肛門	下部直腸
NOSES II	経肛門的標本摘出による腹腔鏡下中部直腸癌切除	肛門	中部直腸
NOSES III	経腟的標本摘出による腹腔鏡下中部直腸癌切除	腟	中部直腸
NOSES IV	経肛門的標本摘出による腹腔鏡下上部直腸癌切除	肛門	上部直腸/遠位 S 状結腸
NOSES V	経腟的標本摘出による腹腔鏡下上部直腸癌切除	腟	上部直腸/遠位 S 状結腸
NOSES VI	経肛門的標本摘出による腹腔鏡下左側結腸癌切除	肛門	左側結腸/近位 S 状結腸
NOSES VII	経腟的標本摘出による腹腔鏡下左側結腸癌切除	腟	左側結腸/近位 S 状結腸
NOSES VIII	経腟的標本摘出による腹腔鏡下右側結腸癌切除	腟	右側結腸
NOSES IX	経肛門的標本摘出による腹腔鏡下全結腸切除術	肛門	全結腸
NOSES X	経腟的標本摘出による腹腔鏡下全結腸切除術	腟	全結腸

【大腸腫瘍に対する NOSES の分類】

　NOSES 手術は，標本を摘出する方法により，経肛門的標本摘出と経腟的標本摘出の 2 つに分けられる。前者は，腫瘍が小さく摘出しやすい患者に用いられる。後者は摘出が困難な大きな腫瘍の女性患者に適用される。

　長期的な調査と臨床診療に従い，著者は結腸直腸癌に対する 10 種類の異なる NOSES 法を提案した。直腸癌切除は上，中，および下部直腸癌に特異的な 5 つのアプローチを含む。結腸癌切除はまた，主に左側結腸，右側結腸および全結腸について 5 つのアプローチを含む。詳細は，表 1-3 を参照されたい。

　NOSES のアプローチにはそれぞれ固有の適応がある。そのため我々は，臨床診療において腫瘍および患者の状態に基づいて外科的アプローチを選択すべきである。従うべきいくつかの重要な原則がある。まず外科医は，特に直腸癌患者において腫瘍の位置を正確に決定する必要がある。正確な腫瘍位置の診断は，最善の外科的アプローチを選択するための基礎である。三次元再構成 CT は，術中腹腔鏡検査および指診と同様に腫瘍の位置をより正確に決定することができる。次に腫瘍の大きさも手術の重要な要素である。ここで腫瘍の大きさとは主に周径を指し，腫瘍の大きさを決定するためには，術前画像診断と術中検索の併用が必要である。第三

に，標本の大きさも経肛門および経腟的摘出の基準を満たす必要がある。腫瘍の大きさが小さい場合は，不要な腟損傷を避けるために，経肛門的に検体を摘出するよう試みるべきである。

【NOSES の臨床開発】

　2013 年 6 月以来，著者は 503 例の結腸直腸腫瘍の NOSES を成功した。すべての外科手術は厳密に無菌および cancer free の原則に従った。表 1-4 からわかるように，直腸手術 478 例と結腸 NOSES 25 例であった。男性 221 例と女性

282 例で, 平均年齢は 53.8 歳。BMI は 25.3kg/m²。503 例中, TNM stage の I 期 67 例 (13.3%), II 期 229 例 (45.5%), III 期 122 例 (24.2%), IV 期 27 例 (5.4%), 良性腫瘍 58 例 (11.5%) であった。腫瘍径は平均 2.8cm, リンパ節個数は平均 15.3 個であり, すべてのサージカルマージンは病理学的に陰性であった。

統計結果は, 平均手術時間 181.5 分, 平均術中出血量 18.3mL。排ガスまでの時間は平均 22.3 時間であった。全例腹腔鏡手術を施行し, 開腹手術への移行例はなかった。術後, 腹部創感染 3 例, 吻合部縫合不全 9 例, 直腸膣瘻 1 例, 吻合部出血が 6 例, 腸閉塞 4 例, 腹腔内出血 4 例を合併した。(表 1-5)。

表 1-4　NOSES を受けた患者の特徴

	I	II	III	IV	V	VI	VII	VIII	IX	X
年齢	66.3	64.4	61.5	63.5	58.1	68.2	63.3	62.7	54.7	58
性別 (男性 / 女性)	85/70	45/29	0/44	87/58	0/60	1/5	0/3	0/12	3/0	0/1
BMI (kg/m²)	23.4	24.2	26.3	27.1	27.3	29.1	27.0	24.5	23.5	29.4
TNM ステージ										
I	25	12	4	12	7	1	–	4	2	–
II	63	26	26	72	29	5	2	4	1	1
III	34	18	10	40	18	–	1	1	–	–
IV	8	10	1	6	2	–	–	–	–	–
腺腫	25	8	3	15	4	–	–	3	–	–
リンパ節の個数	14.4	15.3	13.4	13.0	15.1	18.3	17.3	24.4	25.7	30
腫瘍切離断端陽性	0	0	0	0	0	0	0	0	0	0
腫瘍径 (cm)	2.5	2.3	4.5	2.8	3.6	2.2	4.4	4.0	2.8	4.2

表 1-5　NOSES を受けた患者の短期成績

	I	II	III	IV	V	VI	VII	VIII	IX	X
手術時間 (分)	167.2	172.3	182.0	170.7	187.7	210.3	290.1	210.7	305.4	320
出血量 (mL)	16.7	25.2	19.4	13.5	26.7	27.0	54.0	32.5	48.3	35
開腹手術への移行	0	0	0	0	0	0	0	0	0	0
腹部創感染	1	0	1	1	0	0	0	0	0	0
腹腔内出血	1	1	0	1	0	0	1	0	0	0
吻合不全	2	1	0	3	2	0	1	0	0	0
直腸膣瘻	0	0	1	0	0	0	0	0	0	0
吻合部出血	1	1	1	2	0	1	0	0	0	0
腸閉塞	1	1	0	1	1	0	0	0	0	0
排ガスまでの時間 (h)	24.5	29.2	25.5	31.2	28.2	22.3	40.5	19.7	24.3	37.9

NOSES は良好な短期成績を示し, 手術時間, 術中出血量とリンパ節個数は従来の腹腔鏡下手術と同様であった。さらに, NOSES を受けた患者の大部分は早期癌または良性腫瘍であった。したがって, NOSES を受けた患者の長期治療成績も良好であると考えられた。

【NOSES の利点と限界】

NOSES の利点は主に 2 つの側面に反映される：患者の観点から, NOSES 手術は腹壁の切開を行わないため腹壁機能の保持を最大にし, 患者の術後回復を促進する。従って, 手術は良好

な美容的効果を示し,術後術瘢痕に起因する心理的圧力をかなり低減する。

外科医の視点から見ると,NOSES は従来の低侵襲手術器具を使用し,これは外科医の学習と熟練の技術的な要点を得るのに役立つ。加えて NOTES と比較して NOSES は,より明瞭な外科的視野と広い手術空間を有し,手術の安全性を大幅に向上させる。

手術の発展の長い歴史の中で,あらゆる種類の手術技術は確かな合理性を有している。もちろん,それぞれの手術にもいくつかの欠点がある。現在,NOSES はまだ発達段階にあり,この技術の欠点を常に改善してゆく必要がある。

NOSES に特異的ないくつかの手技は,腹腔内で腸を開放し,肛門からステープラーを挿入するなど無菌手術の原則に反するものであった。筆者らはこの問題に対処するために,術前の腸管の十分なプレパレーションとヨードホルムガーゼなどの使用,イソジン加生理食塩水での術中洗浄など,術後の腹部感染を避けるための手術関連操作を行った。NOSES の 503 例中,腹腔内感染を起こしたのは 1 例のみであった。十分な準備と手術技術の熟練を伴う限り,NOSES 手術は無菌の原則を満たすであろう。

また,NOSES では,ノンタッチアイソレーション手技においても高い技術力を要求される。実地臨床では,滅菌保護スリーブの使用など,腫瘍の医原性拡大を防ぐための多くの経験と技術を必要とする。NOSES 法は,厳格な適応のため,すべての患者にとって適するわけではない。

【多臓器切除における NOSES の適用】

NOSES は,遠隔転移または同時に切除することができる他の病変を伴う結腸直腸癌の患者にも適用できる。多臓器切除においては NOSES の適応は,より厳密でなければならず,結腸直腸癌の原発巣だけでなく,他部位も同時に切除できることを必要とする。NOSES は切除不能な局所進行大腸癌患者には推奨できない。現在,NOSES は,根治的切除術を含む多臓器切除術に応用されている:直腸癌および転移性肺腫瘍(図 1–13),直腸癌切除および肝転移切除,および直腸癌切除と子宮筋腫切除(図 1–14)などである。

この種の手術は腹部の切開は小さいものの,外科的外傷が大きい多臓器切除である。従って,耐術能があるかどうか手術前に身体状態と臓器機能を十分に評価する必要がある。さらに,患者にとって最善の手術戦略を選択するために集学的医療を行う必要がある。

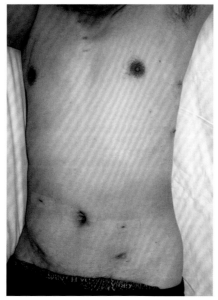
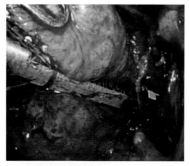
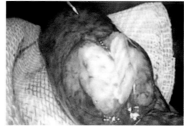

図 1–13　直腸癌切除と肺転移切除術の併施

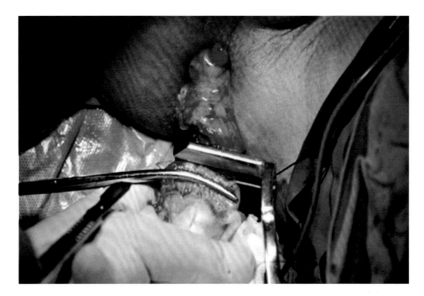

図 1–13　直腸癌切除と肺転移切除術の併施（続き）

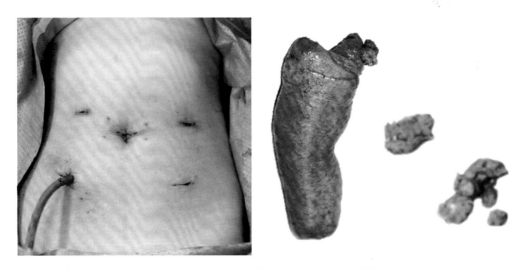

図 1–14　子宮筋腫切除と直腸癌切除術の併施

NOSES の周術期管理

【はじめに】

　術前準備，特に機械的および抗生物質を用いた化学的前処置は，結腸直腸検査と手術前のルーチンの処置である。腸管前処置は細菌と便による汚染の減少を目的とし，手術を容易にする。ERAS（Enhanced Recovery after Surgery）の普及に伴い，ルーチンの前処置の一部を省略する立場もある。しかし，NOSES では腸管の準備，心理的準備と女性では膣の準備など多くの要素があり，依然として前処置は極めて重要である。術前の準備ができていないと，転帰が悪化する可能性がある。

2.1　腸管前処置

　標本摘出と消化管再建に関して，NOSES と従来の腹腔鏡手術との間には大きな差がある。NOSES では無菌原則を維持することが困難なことであるため，しっかりとした腸管前処置が必要である。その準備が十分でないと，腸内容が腹腔内に漏出し，腹腔内汚染や手術の不成功へ導く可能性がある。腸管前処置は食事制限，浣腸剤，下剤と経口抗生物質を組み合わせて行う。腸管前処置の概念は 1950 年代に最初に提唱され，便塊を減少または除去し，感染率及び吻合部合併症を減少させると考えられている。理想的な腸管前処置には，以下の共通する特徴がある。便排出の成功；手術操作の安全性と手技を支援し，簡便で迅速であり，水電解質バランスを維持する；患者に対し低刺激で，費用対効果が高く，患者のコンプライアンスを促進する；腸管機能およびそのすみやかな回復に対して影響が軽微である。残念ながら，完璧な腸管前処置は存在しない。理論的には，腸内細菌量が効果的に抑えられ，周術期抗生物質の必要性が軽減される。

　瀉下薬の中では電解質液，マンニトール，複合ポリエチレングリコール電解質，硫酸マグネシウム，経口リン酸ナトリウム液，フェノールフタレイン錠などは作用が強い。外科医師は患者の脱水や電解質バランスに注意し，必要に応じて補液を行なうべきである。ヒマシ油は流動パラフィンおよび少量のセンナ顆粒はより穏やかでゆっくりと作用するので，流動食と併用すると不完全腸閉塞の腸管前処置に適用できる。最近，いくつかの研究は腸管前処置が，術後創感染と吻合部関連合併症の発生率を低下させないことを示唆した。これらの研究はルーチンの術前機械的腸洗浄の有用性について，大腸疾患を扱うコミュニティ内で大きな論争を引き起こした。いくつかの研究では腸管前処置は，創感染率や縫合不全率に有意な影響を与えていないことが明らかにされているが，抗生物質と機械的前処置の併用が術後合併症を減少させる可能性があることを支持する文献が増えている。

　ERAS の急速な普及に伴い，世界的には術前処置を行わない臨床研究がいくつかある。これらの研究は合併症発生率が増加していないことを次々と証明した。しかし，数多くの研究では標準的な腸管前処置と抗生物質投与法が欠如し

ているので,未だ若干の矛盾と不確実性がある。それにもかかわらず,結腸直腸手術における選択的術前腸管前処置を支持するエビデンスが出現しているが,腸管前処置はNOSESに不可欠であり,無菌手術に必要である。

NOSESを受ける患者に対して以下の腸管前処置を推奨する:

手術3日前の半流動食,手術2日前の流動食,手術1日前の禁食。また,患者の栄養状態に応じて,少なくとも1日の静脈栄養サポートを行う。腸閉塞症がない患者に対する一般的な腸管前処置は,手術の1日前に経口下剤を投与し,少なくとも手術前日には浣腸で腸をきれいにしておく。

2.2 膣の前処置

手術部位の殺菌はSurgical site infectionを防ぐための重要なステップである。膣の消毒は,通常の大腸腫瘍手術のルーチンの手順ではない;しかし,膣は標本を取り出すルートであるので,緻密な膣の殺菌と前処置が必要である。米国で膣への使用が承認されているのはポビドンヨード(PVP-I)のみであるが,グルコン酸クロルヘキシジンも他の国で使用されている。ヨードは広く認められている抗菌剤であるが,局所の皮膚刺激性および染色性によりその使用は制限される。これらの欠点は,安定なポビドン分子の導入によって克服することができた。それは水溶性であり,アルコールのような溶媒が不要であり,それによって皮膚と粘膜への刺激を減らすことができる。他の外科用消毒薬とは異なり,ポビドンヨードは非アレルギー性で,皮膚や粘膜に使用しても刺激や痛みを生じない。比較的安全な副作用プロファイルにもかかわらず,医療提供者は一部の患者が依然としてPVP-Iに対してアレルギーを有する可能性があることを認識すべきである。ポビドンヨードのリスクとして,角化上皮を欠く体腔(膣など)へのヨウ素の残留がある。10%ポビドンヨードを2分間膣に使用すると,ヨウ素が吸収される可能性がある。ポビドンヨードはヨウ素にアレルギーを持っている患者には使用しない方が

よい。

グルコン酸クロルヘキシジンは細胞内容の漏出を引き起こし,細胞膜を破壊することによって細菌数を減少させる。クロルヘキシジン(0.5%と4%)の適用はコード試薬に比べて皮膚細菌叢を有意に減少させることが研究で示されている。種々の濃度のグルコン酸クロルヘキシジンは有効であり,70%酢酸イソプロピルと結合した製剤は皮膚消毒薬としてしばしば使用された。グルコン酸クロルヘキシジンとアルコールの併用は,非アルコール性溶液と比較してより強く,より持続的な抗菌活性を有する。

グルコン酸クロルヘキシジンを高濃度のエタノール(例えば皮膚に一般的に使用される70%イソプロピルアルコール)と組み合わせたものは,刺激を避けるために膣には使用しない。低濃度エタノールとの併用は通常許容される。

我々は,NOSESにおける標本摘出のために以下の膣前処置を推薦する。(1)手術3日前から1日1回,3‰ iodophorまたは1‰ bromo-geramineで膣を洗浄する。(2)膣を洗浄する。(3)子宮頸部を3‰ iodophorで消毒。(4)膣粘膜と頸部を乾燥させる。(5)頸管をガーゼで乾燥させ,手術当日に尿道カテーテルを留置する。(6)外陰部,膣及び肛門を本来の消毒法に基づき再消毒する。術中は厳密な無菌操作とノンタッチアイソレーション技術が必要とされる(Chap.6)。(7)術後膣内にiodophorガーゼを留置する。(8)術後48時間でガーゼを抜去し,症例に応じてガーゼを定期的に交換する。

2.3 併存疾患の治療原則

大腸癌患者の大半は高齢者であり,その多くは高血圧,糖尿病,慢性閉塞性肺疾患(COPD),腎不全または肝不全のような重大な併存疾患を有する。外科手術は場合によっては両刃の剣のようなものである。特に免疫能低下や多臓器疾患を有する高齢患者は,手術の大きな侵襲には耐えられない。合併症に対する不適切な周術期管理は,外科的治療の失敗を招く。これらの併存疾患を管理するのは大腸癌患者の治療成績全体にとってきわめて重要である。

【高血圧】

高血圧は術後の転帰および予後に影響を及ぼす主要な疾患の一つである。高血圧の大腸癌患者については，下記高血圧分類によって分類されるべきである（表2-1）。

表 2-1　中国の高血圧分類

正常血圧	収縮期圧 <120mmHg および 拡張期圧 <80mmHg
境界値	収縮期圧 120-139mmHg および 拡張期圧 80-89mmHg
高血圧	収縮期圧 ≥140mmHg または 拡張期圧 ≥90mmHg
1 度高血圧 （軽度）	収縮期圧 140-159mmHg または 拡張期圧 90-99mmHg
2 度高血圧 （中等度）	収縮期圧 160-179mmHg または 拡張期圧 100-109mmHg
3 度高血圧 （重症）	収縮期圧 ≥180mmHg または 拡張期圧 ≥110mmHg

1. 術前管理

手術前に患者の高血圧の病歴を詳細に調査し，その特徴，一般的に使用される降圧薬，用量，および治療の効果を明らかにする必要がある。

術後の結腸直腸癌患者に対しては，経口降圧薬を選択し，できるだけ長時間作用薬を使用すべきである。併用療法の合理的な選択は副作用を減らすことができる。一般的に，β-2 受容体遮断薬は術後にスキップした場合は離脱症候群を起こすことがあるため，避けるべきである。若年と中年期の患者の血圧は正常レベルにコントロールする。高齢者と長期高血圧歴のある患者は 140/90mmHg，糖尿病や腎疾患を伴う患者は 130/80mmHg に安定させるべきである。グレード 1 と 2 の高血圧患者の血圧は正常レベルに制御する必要がある。

グレード 3 の高血圧患者は 160/100mmHg 以下にコントロールされなければならず，血圧および血液量変化の綿密なモリタニングが必要である。

2. 術後管理

外科医は気道の開存性，合理的な術後輸液，輸液量に留意して低血圧，高血圧も避け血行動態の安定性を維持することに注意する。痛みと低酸素が高血圧を，頻拍は心筋虚血または梗塞さえ誘発しうることに注意しなければならない。

また，体温を正常に保ち，術後鎮痛に対処し，血圧変動を引き起こす要因をできるだけ避けることも重要である。術後血圧が 160/100mmHg を超える場合はニフェジピン（舌下）投与が可能である。180/110mmHg 以上の冠動脈心疾患患者は，モニター下に血圧が正常レベルに維持されるようにニトログリセリン持続静注で管理できる。体液の間質と血管内間の移動が術後 48 時間で始まる。これはうっ血性心不全と肺水腫増悪のピークである。術後の患者は不整脈や心筋梗塞を起こすおそれがあるので，一般病棟の必要なケアに加えて，高血圧患者は血圧や循環動態によっては ICU で管理することも考慮する。高度な侵襲または冠動脈心疾患を有する高齢者には 48~72 時間の集中治療が必要であり，外科医は必要に応じて呼吸器科および循環器科の専門医にコンサルテーションして協力してもらうべきである。

【糖尿病】

1. 術前管理

糖尿病患者の至適な周術期血糖コントロールに関しては依然として議論の余地があるが，術前血糖をコントロールするという重要なポイントについての基本的なコンセンサスがある。一般的に，ケトアシドーシスを予防することを目標に食前の血糖値は 6.0~8.0mmol/L, 食後の血糖値は 11.1mmol/L にコントロールすべきである。また，水分と電解質のバランスを維持し，血糖コントロール中の低血糖を避ける。インスリンを使用している患者では，持続型インスリンは手術の 2 日前に中止し，血糖値を 1 日に複数回モニタリングすべきである。

非インスリン薬で治療を受けている患者に対しては，長時間作用型の薬物は手術の 3 日前には中止すべきであり，短時間作用型の薬物は手術の前日または当日まで使用できる。

2. 術後管理

術後患者は通常絶飲食状態で，手術および麻酔により，その血糖値は容易に変動する。した

がって血糖値のモニタリングは2時間ごとに記録させ,患者の状態が安定してから,2時間毎および4~6時間ごとに行うべきである。完全静脈栄養（TPN）を受けている患者では,血糖値を注意深く監視すべきである。インスリン/炭水化物比に加えて,TPNからの離脱が血糖変動に及ぼす影響も考慮すべきである。患者が経口摂取を開始した後には,スケールに基づいたインスリンによる血糖コントロール,すなわち経口血糖降下剤またはインスリン皮下注射を術前の状態に回復させていく。手術前に糖尿病が発見されていない場合や患者が適正な治療を受けていない場合は,速やかに内分泌専門医によって血糖コントロール計画が作成されるべきである。

【呼吸機能不全】

高齢者の呼吸器系の解剖学的な構造と生理学的な機能は,退行性の変化を示す。したがって,術前の肺機能は周術期の予備能および術後回復に重要な影響を及ぼすので,術前の呼吸機能評価は無視できない。

1. 術前管理

肺機能に影響する主な因子は年齢,肥満,COPD,喫煙,外傷などである。患者の年齢,肥満度,呼吸器疾患歴,喫煙歴,胸部外傷などを総合的に評価する必要がある。呼吸機能検査は肺機能を決定するためのゴールドスタンダードである。術前の呼吸機能指標には肺活量（VC）,努力性肺活量（FVC）,1秒量,1秒率（FEV 1,FEV 1/FVC）,最大換気量（MVV）,最大呼気速度（PERF）がある。さらに胸部X線,肺CTも呼吸機能の診断を補助するために行われる。

喫煙者はできるだけ早く喫煙をやめるべきであるが,少なくとも手術の1週間前には禁煙する。患者の特定の肺感染症に対して痰培養の結果が出る前に,術前治療として1週間抗生物質を与えるエンピリック治療が可能である。長期の喫煙者あるいは,慢性気管支炎と肺気腫を伴う患者に,吸入気管支拡張剤と抗炎症薬と去痰剤の治療を行うべきである。また,術前呼吸機能訓練と排痰訓練は,腹部切開手術に適応して呼吸の仕方を変え,呼吸機能を改善するのに役立つ。患者に深呼吸,胸部呼吸,術前,術後の痰排出などの呼吸訓練をするように指導すべきで

ある。

術中は生理的干渉が少なく,覚醒後の合併症が少ない硬膜外麻酔を考慮すべきである。肺感染症の術前予防と治療に加えて,栄養補助,貧血と低蛋白血症の改善,免疫の改善,術後創感染などのリスクを軽減することにも注意を払う必要がある。早期からの呼吸訓練と歩行を励行することは,長期臥床に起因する肺感染症を減らすことに繋がる。

2. 術後管理

患者は術後の血中酸素濃度及び自発呼吸回復量に応じて,一般病棟又は集中治療室に帰室する。集中治療を行うかどうかに関わらず,低流量酸素投与を維持する必要がある。また,肺機能をモニターし,肺合併症の発生を防ぐ必要もある。これらの実践には,主に酸素モニタリング,水分電解質バランスを確保するための血液ガス分析,術後の早期離床促進,肺感染を防ぐための深呼吸,抗生物質やエアロゾル吸入と去痰薬の予防投与も含まれる。

【腎不全】

1. 術前管理

腎不全の早期発見と速やかな管理は,手術のリスクを効果的に減らすことができる。医師は腎臓病の病歴があるかどうかを問診するべきである。異常な尿量,貧血,浮腫などの存在は,腎機能低下を察知する手がかりとなる。腎機能検査にはクレアチニン・クリアランス,クレアチニン尿素窒素,血清カリウム濃度などがある。腎機能障害の程度により,腎機能障害,代償性腎不全,非代償性腎不全,尿毒症の4段階に分けられる。非代償性腎不全と尿毒症は待機的手術の禁忌であるが,腎機能障害は待機的手術前に慎重に調整されるべきである。クレアチニン・クリアランス値が>50mmol/minのときには特別な治療は不要であり,30~50mmol/minのときには血液量不足を防ぐため術前輸液を補充し,腎毒性のある薬を避けるべきである。クレアチニン・クリアランス値が15~29mmol/minの場合は輸液負荷を避けるため輸液をコントロールするべきである。血清尿素窒素が6.0mmol/lを超える場合には透析が必要である。慢性腎不全患者は手術の1~2日前に透析を受け,水分電解質バ

ランスを調整することができる。術後の腎不全または既存の疾患の悪化リスクを最小限にするためには，外科医は手術時間，組織の取り扱いおよび出血に留意すべきである。体液および電解質バランスは，このような患者にとって特に重要である。

2．術後管理

腎不全患者は体液性免疫機能低下と貧血により感染を起こしやすい。術後は感染の予防と治療に注意し，必要な場合には非腎毒性抗生物質を使用すべきである。同時に，体液と電解質のバランスにも注意して，栄養サポートを強化する必要もある。栄養源はブドウ糖と脂肪であり，窒素摂取は制限すべきである。血中尿素窒素およびクレアチニンをモニターし，十分なアルブミンやアミノ酸を補充するのは，血中尿素窒素とおよびクレアチニンが正常値に近づいた後に限るべきである。段階的な栄養サポートの併用を栄養補給法として推薦する。腎血流を確保して微小循環を改善するために，術後は血圧や血液量を維持する必要がある。手術後の不十分な血液量や血圧は腎機能悪化を避けるために直ちに補正しなければならない。手術前に長期透析を受けていた患者には，術後 2-3 日から定期的な透析を再開できる。

【肝機能障害】

1．術前管理

慢性肝疾患患者の肝機能が正常であれば，術前に特別に処置は必要ない。すでに急性肝炎による肝機能障害を発症している患者では，手術により肝不全に至る可能性がある。したがって，可能であれば，肝機能を改善するために手術前に抗ウイルス療法を実施する必要がある。肝硬変患者の手術リスクは非常に高く，術前に十分に評価すべきである。肝機能の Child–Pugh 分類と End–Stage Liver Disease（MELD）分類は，肝硬変の術前評価とリスク層別化に有用である。原発性肝疾患を短期間に解決できない場合は，術前の凝固機能と栄養状態を積極的に改善すべきである。同時に，腹水をコントロールする必要がある。肝疾患による腎障害の程度と感染の有無を評価する。大腸癌根治的切除後の吻合部治癒過程は栄養状態に依存するため，肝機能異常や腸管切除に起因する低蛋白血症を是正することが重要である。手術前にできるだけ腹水をコントロールし，水分およびナトリウム摂取を制限し，利尿剤を適切に使用し，アルブミンを調整する。凝固障害のある患者には，ビタミン K，血小板輸血，またプロトロンビン複合体を適切に投与すべきである。術前に閉塞黄疸が認められた場合には，ERCP または PTCD を施行する。

2．術後管理

肝機能異常を有する患者では，術後に肝機能のモニタリングと調整を行う。肝性脳症の発生を防ぐため，腹水，黄疸，栄養不良，凝固障害などの潜在的合併症を積極的に調整する。

術後は蛋白消費を防ぐために十分なエネルギーを投与し，TPN はできるだけ早く経腸栄養に切り替える。予防的抗菌薬は感染を制御するために使用し，抗酸薬はストレス性潰瘍を予防するために用いられる。凝固異常のある患者では，術後もビタミン K および血液製剤の継続投与も行う。

肝性脳症では積極的な予防と誘因の早期排除が重要である。予防策として，術中出血の抑制，術後蛋白質摂取を厳格に制御し，腸管非吸収性抗生物質を使用して腸内細菌叢の繁殖を抑制する。肝性脳症ではアンモニア産生を低下させるために蛋白摂取の禁止，アルカローシスと低カリウム血症の是正，ラクツロースの経口摂取が必要である。

【冠動脈疾患】

1．術前管理

手術リスクと治療の原則は冠動脈疾患の重症度によって異なる。手術は安定狭心症患者の周術期急性心筋虚血のリスクを高くさせるおそれがある。それに対して患者のコンディションを調整し，良好なタイミングを計って患者の同意を得て待機的手術を行うべきである。手術時間を短縮し，手術侵襲を減らすべきである。術後の心臓イベントの危険因子は，心電図上の持続的な ST–T 変化および同時に存在する高血圧である。急性心不全のリスクを増大させる要因は心肥大，心胸隔比 >0.55，左室駆出率 <0.4，心筋梗塞または心不全の既往である。4 週間以内に狭心症を発症した患者では，急性心筋梗塞が周術期に発症する可能性があり，手術を延期す

るべきであり，循環器科を受診させる。手術は病状が安定しているときに施行することを考慮する。6か月以内に心筋梗塞を発症した患者では，緊急手術のみが実施可能である。

2. 術後管理

特に冠動脈疾患の患者において手術は，心筋酸素必要量の増加を伴う心臓への負荷を誘発する可能性がある。したがって冠動脈性心疾患患者の術後は急性心筋梗塞を予防するため循環，呼吸機能，水と電解質バランスを把握して，モニターすべきである。予防は治療より重要である。心筋梗塞患者では術後1週間は心電図をモニターすることが推奨される。同時に，随伴する高血圧や頻脈を是正し，血液量不足の予防，水分と電解質のバランスを維持し，脱水や低カリウム血症の発生にも注意する。

さらに，酸素供給は心筋酸素供給を改善し，心筋梗塞の発生率を減少させるためにも重要である。術後患者に突然の原因不明の低血圧，呼吸困難，チアノーゼ，不整脈，うっ血性心不全の兆候がある場合には心筋梗塞が鑑別診断リストの上位であることは言うまでもない。正確な診断とタイムリーな治療を行うため，血清酵素検査と組み合わせて直ちに心電図のモニタリングを開始する。

術前随伴疾患の治療は重要であるが，多くの慢性疾患はそれぞれの臓器に不可逆的な器質的傷害を起こしている。したがって，すべての併存疾患が術前に正常範囲に改善されるわけではない。外科治療のタイミングと，併存疾患の完全な治療に拘泥しすぎるのは科学的でない。我々は，周術期の併存症管理は最適を目指し，それぞれ患者によって異なるという見解を持つべきである。手術予定の患者で，他の疾患や禁忌を伴う場合には，医師は患者本位で状況に応じた異なるプランを立てるべきである。基本原則に従い，患者が治療を選択し，関連するリスクを受け入れる意思を尊重すべきである。

2.4 心理的準備

術前の不安は普通のことであり，疾患に関する知識不足，手術に対する恐怖，または患者の

その他の問題によっても生じ得る。医療スタッフは心理指導に熟練していなければならない。手術前の患者の一般的な懸念は，手術のリスクに対する恐怖，麻酔の過程や痛みについて不慣れで，病気に対する悲観的な気持ちなどがある。これらの問題を解決する最も効果的な方法は不安を取り除き，患者の安心感を高めることである。

医療従事者は患者の十分な休息を確保し，教育を行うことによって患者の不安，緊張，恐怖，抑うつ，悲観などの有害な心理的反応を緩和するための積極的な対策を講じることができる。予期される事態のマネージメント，特に疼痛のコントロールで患者を援助することにより，スムーズな回復過程が可能になる。

医師と看護師は患者に提供する情報に一貫性を持たせなければならない。そうでなければ患者の有害な心理的反応を増大させ，治療に対する信頼を失うことになる。患者が不安を感じやすい場合には，患者の許可を得たうえで家族の協力も得て，手術及び術後合併症のリスクについて話し合うことが有用であろう。外科医が患者の安心を得ようと最善の努力をしたにもかかわらず，重度の不安が持続する場合は，周術期に軽度の抗不安薬投与も考慮する。

2.5 結腸直腸癌に対するNOSES式手術の適応症および禁忌事項

NOSESは従来の腹腔鏡下手術に基づいて行われる。標本摘出法と消化管再建法を除いて，切除腸管の長さ，リンパ節郭清範囲と剥離層については，NOSESと従来の腹腔鏡下手術との間に差はない。したがって，NOSESの適応は従来の腹腔鏡下手術の必要条件を満たさなければならない。また，NOSESでの操作は多くの特殊手技を伴うので，その手術はそれぞれに特有な適応を有する。筆者のNOSESの経験と合わせると，適応は，腫瘍の深達度はT2-T3，腫瘍径は直腸からの摘出では3cm未満，膣から摘出する場合は5cm未満である。禁忌は腫瘍の局所の病理学的分化度が低く，病変が大きく，患者が肥満していることである。また，緊急患者にはNOSES

を推奨しない。

　もちろん，上記は完全な絶対的適応ではない。臨床においてはあまり教条的で硬直した姿勢になることなく，患者の実際の状況に応じて適切な治療の方式を選択する。例えば，肛門括約筋が弛緩した患者または妊娠回数の多い高齢女性では，手術適応を適切に拡大することも考えられる。患者個々の問題点を具体的に分析することで，患者の最大の利益を確保できる。

2.6　結腸直腸癌 NOSES 式手術の無菌および非接触処置

　現在，NOSES はまだ初期段階であり，技術には欠点があり，徐々に改善していく必要がある。これらの欠点の中で最も重要なものは厳密な無菌操作および non-tumor 操作（ノンタッチアイソレーション）である。NOSES は腹腔内で腸管を切開したり，アンビルを腹腔に導入するような操作を多く含むため，精度の高い無菌操作が要求される。我々は，術前処置をしっかりと行い，術中はヨード入りの生食にて洗浄（図 2-1と図 2-2），腹腔内ではヨードガーゼを使用し，腸管内腔を 1/4 にしたヨードガーゼにて消毒している（図 2-3）。

　閉鎖した腸管断端をヨードガーゼにて消毒する（図 2-4）。アンビルを腸管から取り出す際には乾いたガーゼ，ヨードガーゼと吸引器をす互いに協力して使った方がよい（図 2-5）。適切に吸引器を用いることで，腸内容物の漏出および腹腔内汚染を減少することができる（図 2-6）。

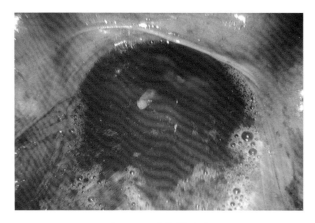

図 2-2　骨盤腔洗浄

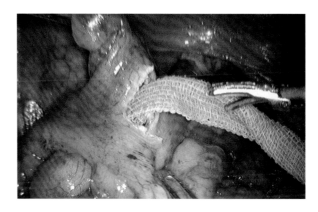

図 2-3　腸管内腔の消毒

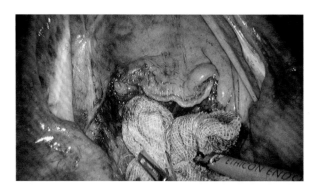

図 2-4　直腸切離断端の消毒

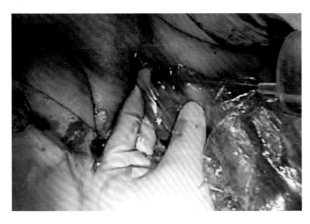

図 2-1　直腸標本の腹腔外洗浄

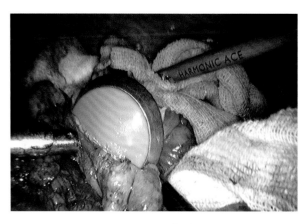

図 2-5　アンビル挿入

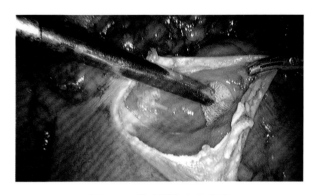

図2-6 適時腸内容を吸引

　また，我々のセンターで行われた 230 例の NOSES のうちに 1 例のみで術後腹腔内感染を合併したが，局所ドレナージと抗生物質投与にて治癒した。この結果は，NOSES が十分な準備と熟練した外科手技で行われる限り，無菌手術の原則を完全に満たすことを証明している。さらに，NOSES は tumor-free 手術の必要性が高く，NOSES の臨床応用においてこのポイントについても常に改善を続けている。アンビル留置の方法と腫瘍対策は，NOSES Ｉ Ａ において厳密に習熟しなければならない。滅菌保護スリーブは腫瘍口側の直腸内腔に滑り込ませ，腫瘍の反対側からアンビルを腸管内腔に挿入する。この点に関して我々がいくつかの改善を行った手技が，NOSES Ｉ Ｂ である。この方法は non-tumor 手技を含まないが，手術コストは増加する。

　中部直腸癌手術では，直腸または膣から標本を摘出する際に腫瘍が圧迫されて，腫瘍細胞が拡散する可能性がある。腫瘍の拡がりを予防するのに以下の方法がある。（1）リンパ節と血管を完全に切離した後なので，その時点で血流は無い。（2）腸管切除レベルは腫瘍より 10cm 口側とし，血流の良好な部位で腸管を約 3cm トリミングする。（3）切除される腸管は無菌的かつ非腫瘍的に直腸を保護した滅菌保護スリーブを通して腹腔から摘出される。（4）肛門または膣からの圧力は軽微であり，要する時間は概ね 2~3 秒である。そのため腫瘍細胞が腹腔内に拡散する可能性は低い。腹腔内の腸管は遊離されているため，NOSES は従来の開腹手術と腹腔鏡手術は等しく non-tumor（ノンタッチアイソレーション）の原則に厳格に従うことが必要である。我々は多くの手技と実践方法をまとめたので，次章以降で概説する。NOSES における滅菌保護カバーの応用は非常に重要な役割を果たしている（図 2-7 と図 2-8）。

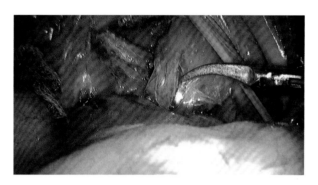

図2-7 滅菌スリーブを肛門から腹腔に挿入した

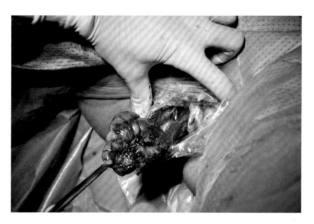

図2-8 標本を滅菌スリーブを通して摘出した

経肛門的標本摘出による腹腔鏡下
下部直腸癌切除（NOSES I）

3.1　経肛門標本摘出による腹腔鏡下下部直腸癌切除（NOSES I A と I B）

　NOSES Iは主に下部直腸に位置する小さな腫瘍の患者に適している。NOSES Iは直腸癌に対する従来の腹腔鏡下根治的切除と比較して，リンパ節郭清および切除範囲において差はない。従来の腹腔鏡下手術と NOSES I を区別する主な違いは，消化管再建と標本摘出法にある。NOSES Iの主な手術手順には，経肛門標本摘出，体外での標本切除，完全腹腔鏡下の S 状結腸—直腸吻合などが含まれている。さらに，この手技は腫瘍の下縁から歯状線までの距離を直視下に評価することが容易なため，肛門側断端に腫瘍陽性となることを回避できると思われる。また，超低位での吻合の可能性も高めるであろう。現在 NOSES I には 2 つの消化管再建法が含まれている。すなわち，NOSES I A および NOSES I B で，アプローチ法に若干の違いがある。NOSES I A は non-touch technique を用いるが，NOSES I B はそれを用いない。したがって，NOSES I B は NOSES I A よりも適応が広いと言える。いずれのアプローチも，優れた根治性，速やかな回復と良好な美容効果を有する。

3.1.1　適応症および禁忌事項

【適応症】

（図 3-1 〜図 3-3）

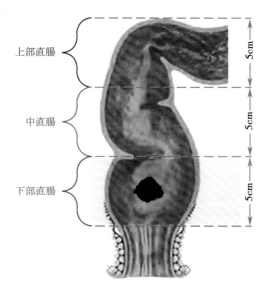

図 3-1　NOSES I に適した腫瘍の位置

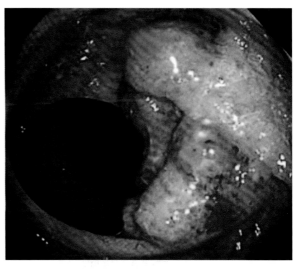

図 3-2　大腸内視鏡検査：腫瘍は肛門から 3 〜 5cm 離れた浸潤潰瘍型で，最大径は 3cm である

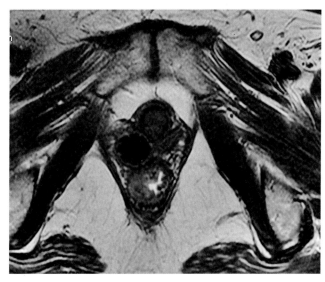 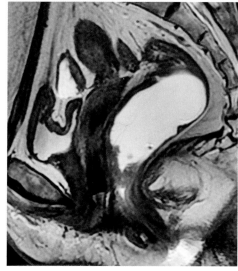

図 3-3　MRI: 女性, T3, 腫瘍下縁は歯状線から 2.0cm, 腫瘍最大径は 2.7cm

1. 腫瘍の局在は下部直腸。
2. 浸潤潰瘍型の場合, 腫瘍径は腸管壁の 1/2 周未満でなければならない。
3. 隆起型腫瘍の場合, 腫瘍の長径は 3cm 未満でなければならない。
4. 腫瘍下縁から歯状線までの距離は 2 ～ 5cm でなければならない。

【禁忌事項】

1. 浸潤範囲が腸管壁の 1/2 周以上。
2. 腫瘍の長径が 3cm 以上。
3. 粘液癌, 印環細胞癌, 腫瘍の肛門側縁が不明瞭な症例。
4. 高度肥満患者（BMI>35kg/m²）。

3.1.2　麻酔, 患者の配置, トロッカー配置および手術チームポジショニング

【麻酔】

　全身麻酔。硬膜外麻酔を併用する場合としない場合がある。

【患者体位】

　Modified lithotomy position で, 右大腿部を水平に近くする（図 3-4）。

【トロッカー位置】

1. 腹腔鏡用のトロカール A（10mm）: 臍部。

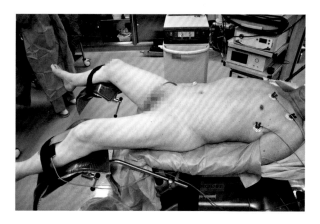

図 3-4　患者の体位

2. 術者用のトロカール B（12mm）: 右上前腸骨棘と臍の間の外側 1/3 の部位。骨盤内の操作とリニアステイプラーの操作を容易にする。
3. 術者用のトロカール C（5mm）: 臍の高さで約 10cm 右側。腹腔鏡用トロカールに近すぎると, 視野の妨げになる。
4. 助手用のトロカール D（5mm）: 臍と左上前腸骨棘との間の外側 1/3 の部位。ドレーン留置にも用いる。
5. 助手用のトロカール E（5mm）: 臍の高さで腹直筋左縁（図 3-5）。

【チームのポジション】

　術者は患者の右側, 助手は患者の左側に立ち, スコピストは術者と同じ側に位置する（図 3-6）。

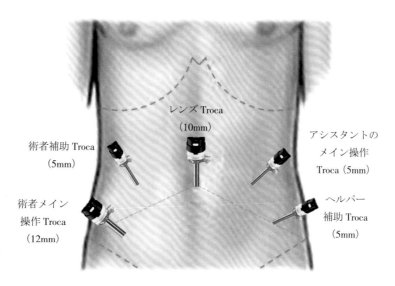

図 3-5　NOSESI のトロカールの位置

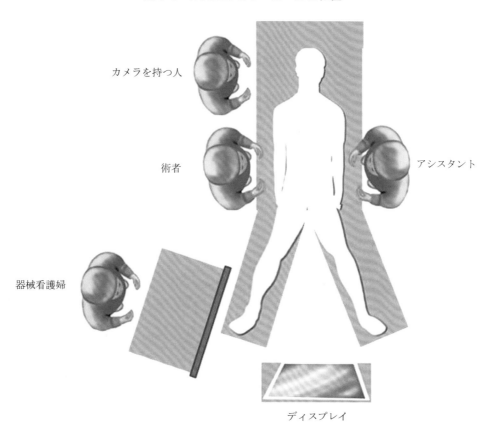

図 3-6　外科医の配置

【NOSES IA 特定の手術器具】

Trocar（1 × 10mm, 1 × 12mm, 3 × 5mm）	5	Curved cutter stapler	1
Dissecting device（Ultrasonic scalpel）	1	Sterile plastic sleeve	1
Endoscopic stapler（Straight linear cutter, 60mm）	1	Laparoscopic dissector	1
Circular stapler（29mm）	1	Laparoscopic graspers	2-3

【NOSES IB 特定の手術器具】

トロッカー（1 × 10mm, 1 × 12mm, 3 × 5mm）	5
解離装置（超音波メス）	1
内視鏡ステープラー（直線リニアカッター，60mm）	2
円形ステープラー（29mm）	1
無菌ビニールセット	1
腹腔鏡下解剖器具	1
腹腔鏡下無損傷組織ピン	2–3

3.1.3　操作手順とスキル

【腹腔内検索と手術のプランニング】

詳細な術前検査と手術プランの検討に基づいて，術中検索は主に 3 つのステップを踏む：

1. 腹腔内全体の検索

腹腔鏡を臍部ポートから挿入し，重大な異常を見落とさないために，右上腹部から時計回りに腹腔内全体を検索することを推奨する。肝臓，胆囊，胃，脾臓，大網，結腸，小腸および骨盤および腹水の有無を観察する。（図 3–7, 3–8）

2. 腫瘍の検索

下部直腸癌は腹膜翻転部の下に位置するので（図 3–9），腫瘍の位置，腫瘍径および深達度をより正確に診断するために，腹腔鏡下観察と共に直腸指診を行う。（図 3–10）

3. 解剖学的構造の検索

切除範囲をより正確に決定するため，S 状結腸から直腸の腸間膜および血管の解剖学的構造を評価する。（図 3–11, 図 3–12）

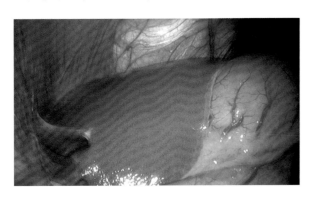

図 3–7　肝臓と胃

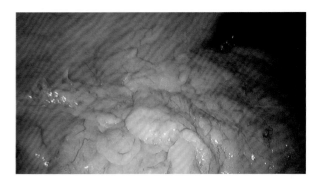

図 3–8　大網

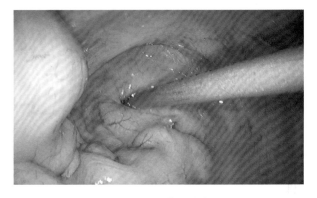

図 3–9　腫瘍の検索

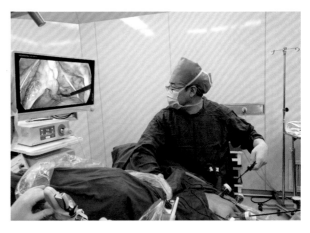

図 3–10　腹腔鏡下に無傷把持鉗子を用いると共に直腸診を行い，腫瘍を詳細に検索する

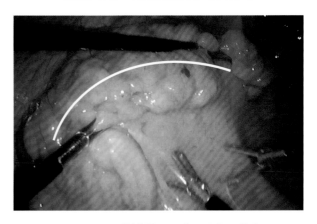

図 3–11　S 状結腸と間膜の長さの検索

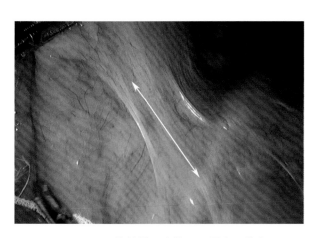

図 3–12　S状結腸の血管弓の長さの検索

【切離と授動】

1. 切離操作の開始

　臍部ポートからの気腹が確立した後，4つのポートを前述の位置に留置する。小腸を術野から排除するために，患者を頭低位に（Trendelenburg position）する。小ガーゼを用いて小腸を排除・保護することで，さらに良好

な術野展開が可能である。切離操作は，岬角から 3 ～ 5cm 尾側へ腹膜を切開することから開始する。この付近の腹膜は薄いため（特に肥満患者の場合），最初の切開位置として最適である（図 3–13）。

2. 下腸間膜血管の切離

　下腸間膜動脈および下腸間膜静脈は，助手にS状結腸間膜を左側に挙上させて露出する。次に，腹膜切開のウィンドウを下腸間膜血管の左側に向けて鈍的に剥離し，血管茎を内側および外側で切開露出する。術者は把持鉗子で血管茎を腹側に挙上し，鉗子先端または超音波メスを用いて腹膜切開のウィンドウを拡げる（図 3–15）。内側から外側への視野により，左尿管と性腺血管が明瞭に視認できる（図 3–16）。切離操作で容易に出血するので，下腸間膜動静脈の根部は慎重に露出しなければならない。血管周囲の組織を十分に剥離することで，クリッピングと切離を行うためのスペースを形成する（図 3–19, 図 3–20）。

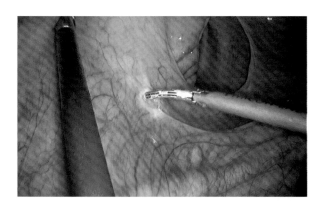

図 3–13　切離開始部位

> 協力スキル：直腸と下腸間膜血管を助手に2本の鉗子で腸間膜とともに腹側に持ち上げさせ，切離部位を明確に露出させる。

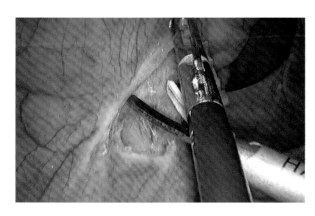

図 3–14　Toldt's space への侵入

> 経験のシェア：超音波メスの先端で鈍的切開を行うことは常に良い選択肢である。白い粗製結合織は，右側の剥離面を意味する（図 3–14）。

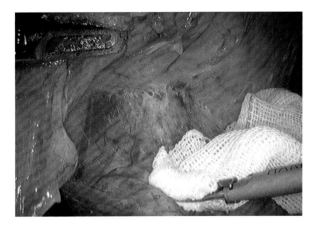

> ガーゼの使い方のヒント：ガーゼを超音波メスの先端に置くことで，鈍的切開の効率が高まる。

図 3-15　腹膜切開のウィンドウを鈍的剥離により拡げる

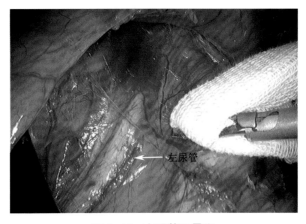

←左尿管

図 3-16　左尿管の露出

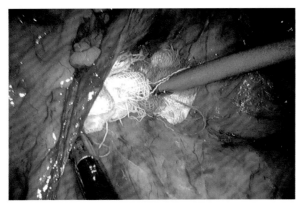

> ガーゼの使い方のヒント：S 状結腸間膜の背側にガーゼを置くことは，識別と保護の役割を果たす（図 3-17）。

図 3-17　S 状結腸間膜の背側にガーゼを置く

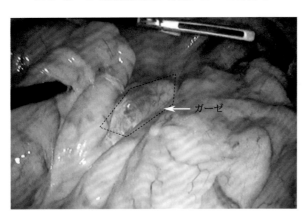

←ガーゼ

> 手術スキル：S 状結腸間膜を内側に戻すと，小ガーゼが腸間膜を通してはっきりと見える（図 3-18）。

図 3-18　S 字結腸間膜を通して小ガーゼがはっきり見える

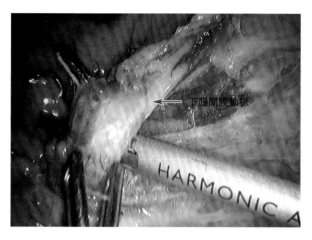

下腸間膜動脈

手術スキル：下腸間膜血管切離の際に，下腹神経を慎重に確認して温存しなければならない。

図 3-19　リンパ節は下腸間膜動脈根部の周囲に遊離される

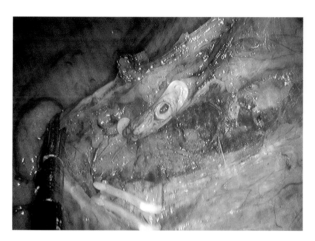

図 3-20a　下腸間膜動脈をクリップして切離する

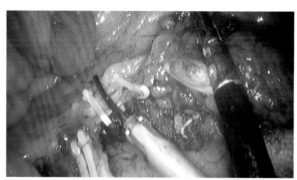

図 3-20b　下腸間膜静脈をクリップして切離する

3. 直腸間膜の切離

　下腸間膜血管を切離した後，術野の明瞭な展開のために，助手は左上腹部トロカールからの把持鉗子で，下腸間膜血管切離端付近の腸間膜を腹側左方に緩やかに牽引する。次に，尿管および性腺血管を確認・温存しながら，内側から外側方向へのＳ状結腸間膜授動を右の総腸骨動脈（図 3-21）レベルまで行う。Ｓ状結腸間膜の背側にガーゼを置いた後（図 3-22），骨盤腔への操作を進める。直腸間膜を前方に圧排してその背側を剥離し，仙骨前面を近位から遠位へ授動する。下腹神経および遠位側骨盤神経叢を注意深く確認し温存する（図 3-23）。直腸固有筋膜と仙骨前筋膜を，鋭的あるいは鈍的に剥離する（図 3-24，図 3-25）。直腸間膜の授動が骨盤深部に進み尾骨のレベルに到達すると，両側の肛門挙筋が視認できるようになる（図 3-26）。

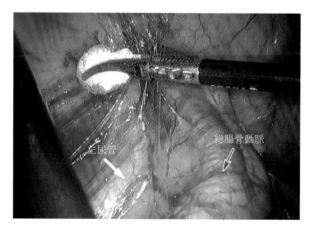

左尿管　　　　総腸骨動脈

図 3-21　Ｓ状結腸間膜を内側から外側に向かって連続的に授動する

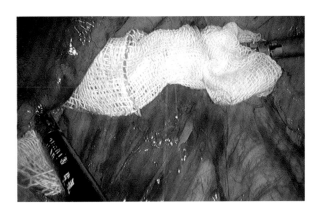

図 3-22　S 状結腸間膜の背側にガーゼを配置

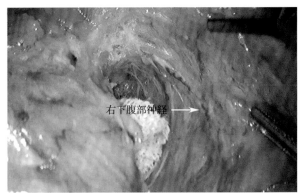

図 3-23　右下腹神経とその枝が露出されている

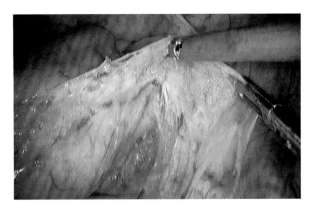

図 3-24　仙骨前の授動を正中から右側に広げる

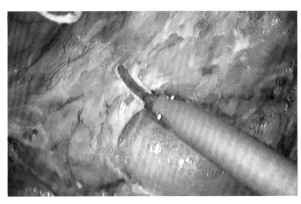

図 3-25　仙骨前面のスペースを正中から左側に広げる

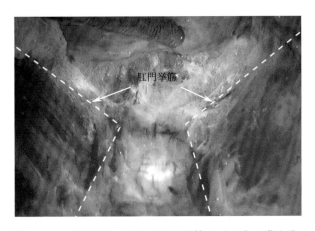

図 3-26　直腸間膜の授動を肛門挙筋レベルまで進める

> 手術スキル：仙骨前スペースの授動は正しい層で行わなければならない。切離層が深すぎると,仙骨前静脈の出血が起こりやすくなる。浅すぎると直腸の筋膜固有層が損傷する。

4. 直腸右側の切離

　直腸間膜背側を十分に授動することにより,直腸右側の切離は容易になる。膀胱（男性患者）または子宮（女性患者）を,左下腹部トロカールからの把持鉗子を用いて腹側に挙上する。直腸を,左上腹部からの把持鉗子で緩やかに骨盤の左方に牽引する。術者は直腸の右側の腹膜を腹膜翻転部に向けて（図 3-27）切開し,さらに翻転部腹膜を左側まで切開しておく（図 3-28）。

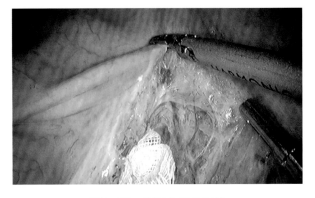

図 3-27　直腸右側の切離

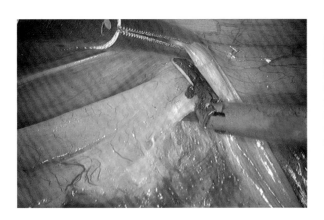

図 3-28　腹膜翻転部を右側から左側へ切開する

手術スキル：Ｓ状結腸外側の癒着を切離して，Ｓ状結腸を遊離する。

5. Ｓ状結腸から直腸左側の切離と授動

　Ｓ状結腸外側の癒着を切離し，Ｓ状結腸を完全に授動する（図 3-29）。助手はＳ状結腸を右側に牽引する。尿管の上に配置したガーゼがＳ状結腸間膜から透見される（図 3-30）。そこで外側腹膜を切開し，その際，尿管および生腺血管を損傷することなく確認・温存する。結腸脾弯曲の授動は，低位直腸癌切除術のほとんどの症例で必要ない。術者が直腸左側を腹膜翻転部に向けて切開する際（図 3-31, 図 3-32），助手が直腸間膜を骨盤の右側に牽引することで切離が容易になる。

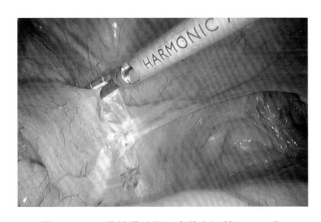

図 3-29　Ｓ状結腸外側の癒着を切離している

経験のシェア：直腸両側の切離は同じレベルにあるべきだ。直腸指診が，適切な切離ラインが腫瘍下縁より 2cm 下にあることを確認するのに役立つ。

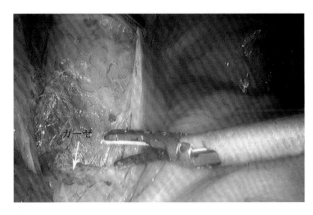

図 3-30　Ｓ状結腸間膜を外側
から内側へ授動する

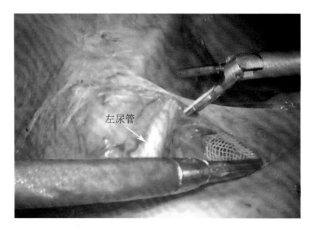

図 3-31　直腸間膜左側を頭側
から尾側へ切開する

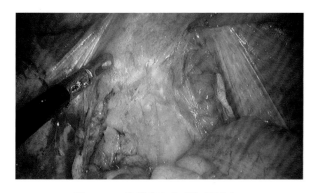

図 3–32　腹膜翻転部が切開され，
Denonvilliers 筋膜が露出する

6. 遠位直腸切離

腹膜翻転部で腹膜を切開すると，膣後壁（女性患者）または精囊（男性患者）を露出できる。直腸を骨盤背側方向に牽引することで直腸前方のスペースにテンションがかかり，剥離層の認識および切離が容易になる。直腸の前壁を遠位に向け連続的に授動する。直腸右側に張力を加えつつ，設定した遠位側切離ラインで直腸間膜を直腸右壁で切離するが，その際直腸壁の損傷に注意する。同様に，直腸間膜を左側から切離して直腸壁を露出し，直腸背側で右側からの切離線と連続させる（図 3–33，図 3–34）。

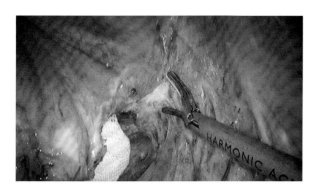

図 3–33　直腸の右側壁が露出している

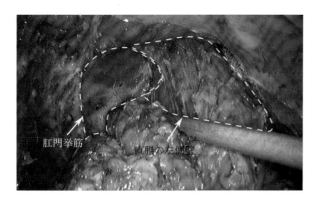

肛門挙筋　　直腸の左側壁

図 3–34　直腸の左側壁が露出している

7. S状結腸およびS状結腸間膜近位部の切離

S状結腸を左側に牽引し，S状結腸間膜を展開する。ガーゼをS状結腸間膜の背側に配置する（図 3–35）。間膜切離範囲および近位側結腸切除レベルを視覚的に測定する（図 3–36）。S結腸間膜を腸管壁に至るまで切開する。S状結腸への血管分枝を結紮切離する（図 3–37）。ヘモクリップを腸管近傍で使用することは推奨できない。S状結腸壁を 2 ～ 3cm 露出することが望ましい（図 3–38）。

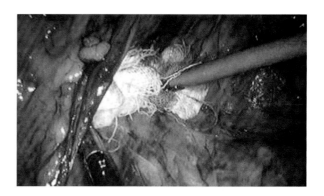

図 3–35　S状結腸間膜の
背側にガーゼを配置

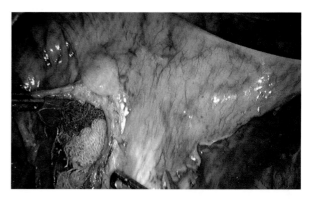

図 3–36　S状結腸間膜が腸
管壁まで切開されている

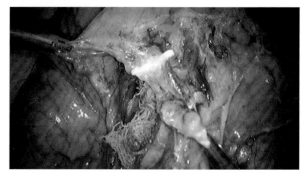

図 3–37　S状結腸血管をクリップして切離する

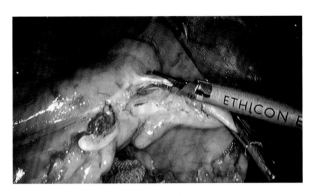

図 3-38　S 状結腸壁を露出する

【標本摘出および消化管再建】

1. NOSES ⅠA

（1）標本摘出

　肛門管を愛護的に拡張した後，滅菌プラスチックスリーブを直腸内に挿入し，スリーブの上

端が腫瘍の上縁より 5cm 以上口側にあることを確認する。次にアンビルを S 状結腸切離予定線に向けて，スリーブを通して腸管内に導入する（図 3-39, 図 3-40）。近位の結腸を右下腹部トロッカーから挿入した 60mm のリニアステイプラー（図 3-41）で切離し，アンビルを S 状結腸内に残しておく。イソジンガーゼで両側の切離端を消毒する。大きなクランプ鉗子を肛門管から腸管内に挿入し，直腸断端を把持して愛護的に体外に引き抜く。（図 3-42, 図 3-43）。反転した直腸を体外で細胞障害性溶液（例えば 1% ポビドンヨード, 500ml）にて洗浄する。腫瘍から 1～2cm のマージンを確保して，弯曲したステープラーを用いて遠位側直腸を切離, 標本を摘出する（図 3-44）。その後, 直腸断端を骨盤腔に還納する。

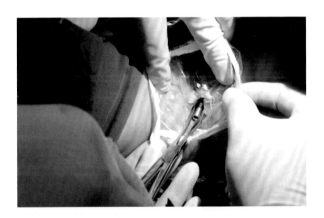

図 3-39　（a）アンビルを結腸内に挿入する

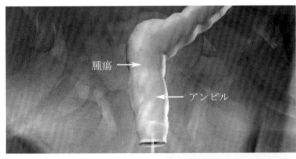
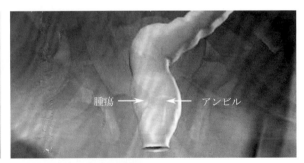
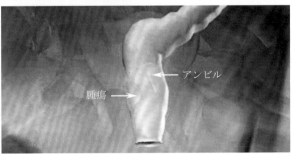

図 3-39　（b）アンビルは S 状結腸内に導入する

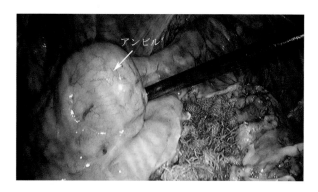

図3-40　アンビルがS状結腸内に導入された

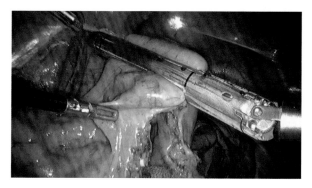

図3-41　S状結腸を切離する

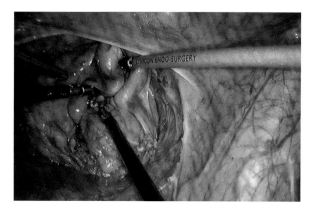

図3-42　標本を経肛門的に摘出する

手術スキル：標本採取の間,外科医は腹腔鏡器具で標本を骨盤腔外に引き出す手助けをするべきだ。

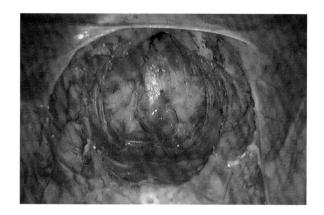

図3-43　標本摘出後の骨盤腔

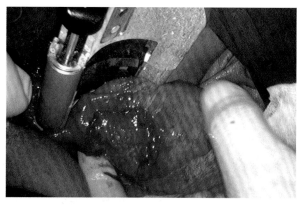

図3-44　遠位側直腸を体外で切離する。その後,直腸断端を骨盤腔に還納する

（2）消化管再建

直腸拡張後,直腸洗浄を細胞傷害性溶液（例えば1% ポビドンヨード,500ml）を用いて行う。次に,アンビルヘッドのセンターロッドを近位の腸管腔から引き抜く（図3-45）。サーキュラーステイプラーを肛門から挿入して端々吻合するが,この際周囲の組織を吻合部に挟みこまないように,非常に慎重に行わなければならない（図3-46 ～図3-48）。

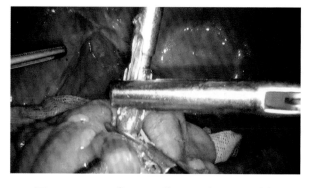

図3-45　アンビルヘッドのセンターロッドをS状結腸から引き抜く

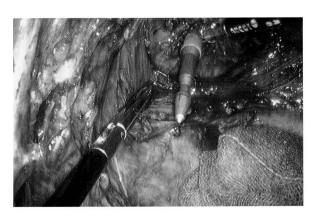

図 3-46　サーキュラーステイ
プラーを肛門から挿入

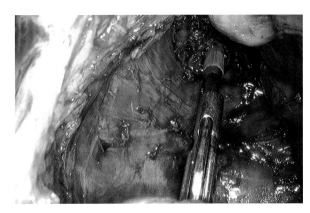

図 3-47　端々吻合

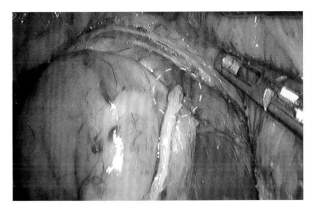

図 3-48　"Risk triangle"

経験のシェア：「リスクトライアングル」
の領域は，吻合部の漏出のリスクを最小
限に抑えるために，「8 の字のような」縫
合を進めるべきる（図 3-48）。

2. NOSES IB

（1）標本摘出

　肛門を愛護的に拡張した後，近位の結腸を右
下腹部トロッカーから挿入した 60mm のリニ
アステイプラーで切離する（図 3-49）。イソジ
ンガーゼで両側の切離端を消毒する。大きな
クランプ鉗子を肛門管から腸管内に再挿入し，
直腸断端を把持して愛護的に体外に引き抜く
（図 3-50）。体外で直腸壁を切開し（図 3-51），
アンビルを切開孔から骨盤腔に挿入する
（図 3-52）。反転した直腸を，体外で細胞障害
性溶液（例えば 1% ポビドンヨード，500ml）に
て洗浄する。腫瘍から 1 ～ 2cm のマージン
を確保して，弯曲したステープラーを用いて
遠位側直腸を切離（図 3-53，図 3-54），標本
を摘出する。その後，直腸断端を骨盤腔に還
納する。

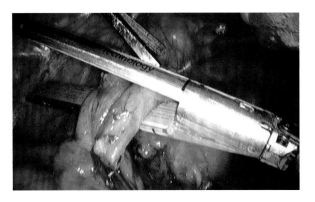

図 3-49　S 状結腸を切離する

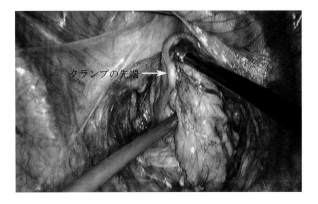

クランプの先端

図 3-50　標本を経肛門的に摘出する

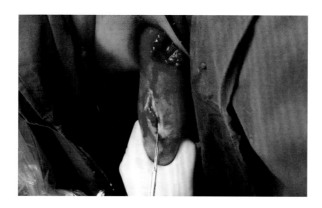

図 3-51　直腸壁に切開を加える

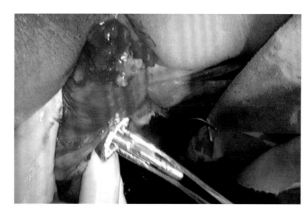

経験のシェア：このアプローチは，アンビルが腫瘍に直接触れるのを防ぐことができ，これは厳密に行うには非接触技術および無菌原理に従う。

図 3-52　（a）アンビルを切開孔から骨盤腔に挿入する

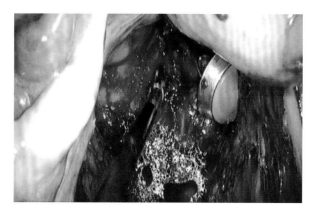

図 3-52　（b）アンビルが骨盤腔に挿入された

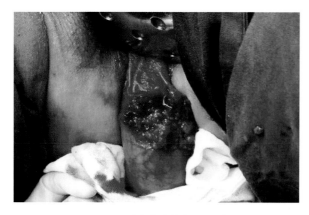

図 3-53　腫瘍を直接視認できる

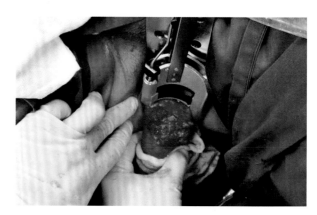

図 3-54　遠位側直腸を体外で切離する

（2）消化管再建

術者はＳ状結腸の断端に小切開を施し，イソジンガーゼで同部を消毒する（図3-55）。アンビルをＳ状結腸に挿入した後（図3-56），切開口を60mmのリニアステイプラーで閉鎖する（図3-57）。アンビルヘッドのセンターロッドを近位の腸管腔から引き抜く（図3-58）。周囲の組織を吻合部に挟みこまないように，非常に慎重に端々吻合を施行する（図3-59）。近位および遠位リングの完全性を確認する。エアリークテストで縫合不全の有無をチェックする。通常，吻合部近傍の骨盤腔両側にドレーンを留置している（図3-60, 図3-61）。超低位吻合例では，吻合部を体外から補強縫合するべきである（図3-62）。

【腹壁と標本】

（図3-63と図3-64）

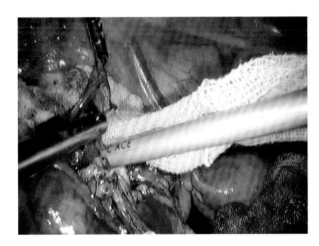

図3-55　Ｓ状結腸の小切開をイソジンガーゼで消毒する

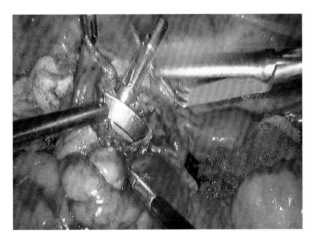

図3-56　アンビルをＳ状結腸に挿入する

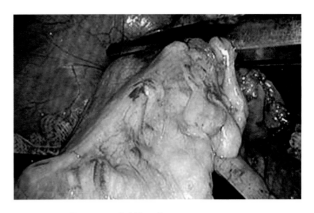

図3-57　切開口を60mmのリニアステイプラーで閉鎖する

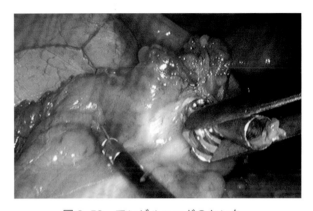

図3-58　アンビルヘッドのセンターロッドを近位の腸管腔から引き抜く

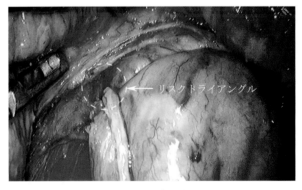

図3-59　端々吻合

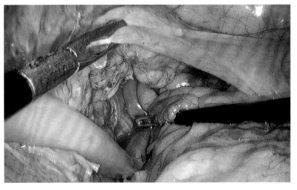

図3-60　骨盤腔左側にドレーンを留置

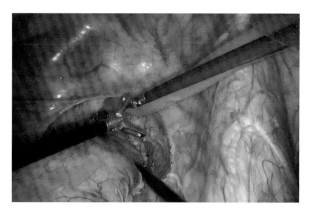

図 3-61　骨盤腔右側にドレーンを留置

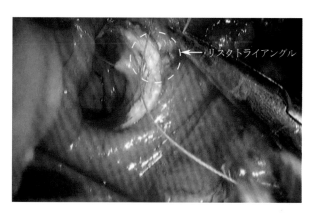

図 3-62　吻合部を体外から補強縫合する

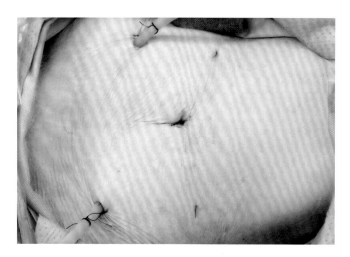

図 3-63　腹壁の外観

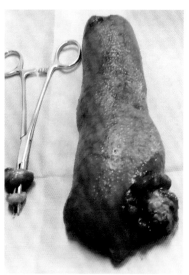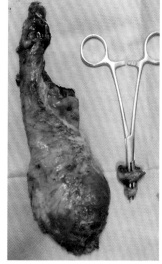

図 3-64　直腸標本

3.1.4 操作に関連する要点

【直腸区分の再定義と，直腸切除時の低位，超低位吻合の概念】

現在のところ，直腸を区分する共通した基準は存在しない。慣習的に，直腸は腹膜翻転部を基準として上部および下部に区分される。腹膜は直腸の半分から3分の1のみを覆っている。腹膜との関係性からは，直腸は腹腔内直腸と腹腔外直腸に分けることもできる。腹膜翻転部と肛門縁の距離は，男性は約7–9cm，女性では約5–7.5cmである。しかし外科医は，肛門括約筋が温存可能かどうかに，より関心がある。したがって，通常直腸は腫瘍下縁と肛門縁の距離に基づいて，上部直腸（10–15cm），中部直腸（6–10cm），および下部直腸（3–6cm）に区分される。通常は直腸の下部1/3を下部直腸とみなすが，他の下部直腸のより直感的な概念は，直腸指診が可能な領域である。

われわれは，直腸の区分は歯状線に基づくべきと考える。歯状線は，内胚葉由来と外胚葉由来の直腸の接合部で，不変の解剖学的ランドマークと考えられる。歯状線からその上部1.5cmまでは，排便を制御する上で重要な役割を果たす。歯状線は測定が容易であるだけでなく，実地臨床での統一基準として利用可能である。したがって，われわれは直腸の区分を以下のように見直している：歯状線から5cm以内を下部直腸，5–10cmを中部直腸，10cm以上が上部直腸である（図3–65）。同様に，歯状線を解剖学的ランドマークに用いて，直腸切除時の低位および超低位吻合の新しい基準を提案する。すなわち，低位吻合は歯状線の口側2〜5cm，超低位吻合は歯状線から2cm以内と定義する（図3–66）。歯状線の位置は一定であるが体表面からは測定できないため，外科医は開肛器で歯状線を露出し，吻合部を確認する必要がある。一般に，上部直腸癌は肛門括約筋温存手術が可能である。しかしながら下部直腸癌の場合，外科的アプローチの選択は，身長，体重，性別，組織型，T因子（TNM分類における）および他の因子など，個々の患者の特性に基づくべきである。包括的な評価は難しく，妥当な判断を得るためには詳細な術前検査が必要である。それでも依然として一部の

患者では，アプローチ法を術中に決定しなければならない。

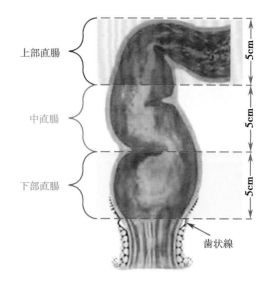

図3–65 直腸のセグメンテーション

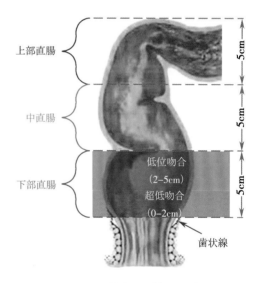

図3–66 低位および超低位吻合

【直腸切除時の低位および超低位吻合における上直腸動脈の"Vascular Bridge"テクニック】

肛門括約筋温存手術では，吻合部の癒合には良好な血流が不可欠である。消化管再建後，遠位直腸への血流が減少する。したがって，吻合部に十分な血流を供給するために上直腸動脈を温存すべきかどうかを決定することは重要である。吻合部の血流は手術手技と密接に関連している。結腸および直腸の血流は，辺縁血管から直接流入する。辺縁血管の保護は，腸管壁への十分な血液供給を確保するための鍵である。S状結腸動脈と直腸動脈の間の"Sudeck"ポイ

ントは直腸切除術において損傷する危険性が高く，注意深く保護する必要がある。

上直腸動脈の "Vascular bridge" テクニックの要点：リンパ節郭清後，下腸間膜動脈は血管鞘を剥離したうえで結紮する。遠位方向に上直腸動脈の外膜を露出し，S状結腸動脈最終枝の分岐部直上でこれを結紮する。これにより，上直腸動脈とS状結腸動脈の分岐から，十分な血流が吻合部口側結腸に供給される（図3-67）。この技術は直腸切除において安全かつ実現可能であり，吻合のための血流を効果的に増加させる。この技術はまた腸間膜が短い下部直腸癌症例で，括約筋温存の可能性を向上させるかもしれない。

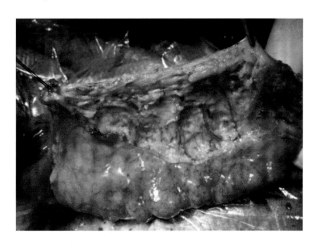

図 3-67　上直腸動脈の "vascular bridge"

【低位および超低位吻合手術で一時的人工肛門を設置する利点と欠点】

低位および超低位直腸吻合手術では，縫合不全は最も重篤な合併症の1つである。一時的人工肛門は糞便の流れを一時的に変更し，腸内容および腸管内圧を低減させることによって縫合不全の頻度を減少させる役割を果たす。しかしながら縫合不全の原因は，主として吻合部の血流，緊張，局所の感染および患者の栄養状態にある。一時的人工肛門はこれらの原因を根本的に改善することはできない。さらに，一時的人工肛門自体も瘻孔形成，ヘルニア，感染，壊死など様々な合併症を起こす可能性がある。一時的人工肛門の閉鎖術もまた縫合不全，腸閉塞，創感染のリスクがある。

私たちの経験によれば，長期の腸閉塞，栄養状態不良，重度の全身感染，そして術前放射線療法後などの縫合不全の危険因子を有する低位または超低位吻合症例において，常に一時的人工肛門を置くことは推奨しない。さらに一時的人工肛門を設置する患者には，局所の瘢痕収縮と糞便分流に起因する吻合部狭窄や閉塞を回避するために，定期的な直腸拡張や直腸洗浄を実施する必要がある。

3.2　経肛門的標本摘出による腹腔鏡下部直腸癌切除（NOSES IC Parks）

低位直腸癌は特別な解剖学的位置にあるため，肛門温存手術を行うのがより困難である。現在，直腸癌はダブルステイプリング法で吻合することで，肛門括約筋の温存率が上昇している。しかしながら，ステイプラーのサイズの制限のために，骨盤の狭い症例および肥満患者では，肛門挙筋レベルで直腸を閉鎖することは困難である。1982年にParksは経腹的直腸切離と経肛門吻合を提案し，それが長期成績に影響を与えず直腸癌患者に有益であることを，多くの研究者が確認してきた。本法は肛門温存のチャンスを増やし，低位直腸癌におけるダブルステイプリングの欠点を補う。NOSES ICは超低位での直腸切除およびS状結腸-肛門管吻合を腹部の補助切開なしで行う。これは，従来のParks手術の昇華であるだけでなく，低位直腸癌に対するNOSES理論体系の一端でもある。この手技の特徴は次のとおりである：(1) 直腸癌の根治性を担保しながらNOSESの低侵襲性が十分に発揮され，術後の創傷は小さく，痛みも軽く，回復も早い。(2) 標本は経肛門的に摘出される。S状結腸と肛門管は一層で吻合され，吸収糸を用いることで創傷治癒が良好になり，ステープルと組織の適合性が悪いという欠点が減少し，吻合部の炎症と吻合部狭窄も減少する。(3) 肛門管の内外肛門括約筋を最大限保護して肛門機能を温存し，術後の排便コントロール機能を維

持する。

3.2.1 適応症および禁忌事項

【適応症】

（図3-68 ～図3-70）

1. 腫瘍の局在は下部直腸。
2. 腫瘍径は腸管壁の1/2周未満でなければならない。
3. 隆起型腫瘍の場合，腫瘍の長径は3cm未満でなければならない。
4. 腫瘍下縁から歯状線までの距離は2 ～ 3cmでなければならない。

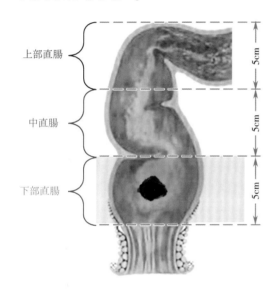

図3-68　NOSES IC に適した腫瘍の位置

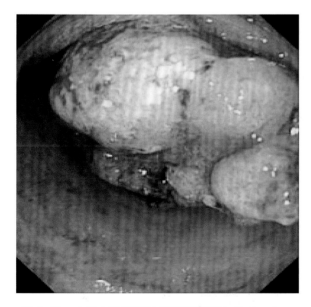

図3-69　大腸内視鏡検査：腫瘍は肛門から3 ～ 5cm
離れた浸潤潰瘍型で，最大径は2.5cm である

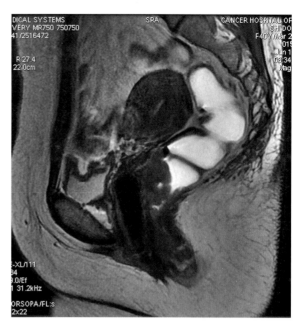

図3-70　MRI：女性，T3，腫瘍下縁は歯状線から
2.0cm，腫瘍最大径は2.8cm

【禁忌事項】

1. 腫瘍の長径が3cm以上。
2. 粘液癌，印環細胞癌，腫瘍の肛門側縁が不明瞭な症例。
3. 高度肥満患者（BMI>35kg/m^2）。

3.2.2 麻酔，患者の配置，トロッカー配置および手術チームポジショニング

【麻酔】

全身麻酔。硬膜外麻酔を併用する場合としない場合がある。

【患者体位】

Modified lithotomy position で，右大腿部を水平に近くする（図3-71）。

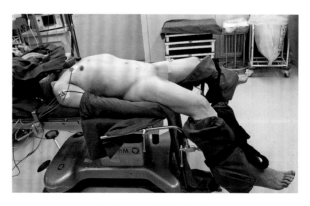

図3-71　患者の体位

【トロッカー位置】

1. 腹腔鏡用のトロッカー A（10mm）：臍部。
2. 術者用のトロッカー B（12mm）：右上前腸骨棘と臍の間の外側 1/3 の部位。骨盤深部の操作とリニアステイプラーの操作を容易にする。
3. 術者用のトロッカー C（5mm）：臍の高さで約 10cm 右側。腹腔鏡用トロッカーに近すぎると，視野の妨げになる。
4. 助手用のトロッカー D（5mm）：臍と左上前腸

骨棘との間の外側 1/3 の部位。ドレーン留置にも用いる。
5. 助手用のトロッカー E（5mm）：臍の高さで腹直筋左縁（図 3-72）。

【チームのポジション】

術者は患者の右側，助手は患者の左側に立ち，スコピストは術者と同じ側に位置する（図 3-73）。

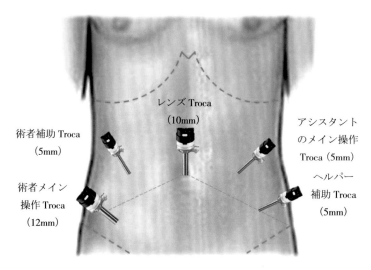

図 3-72　NOSES IC 用トロッカーの位置

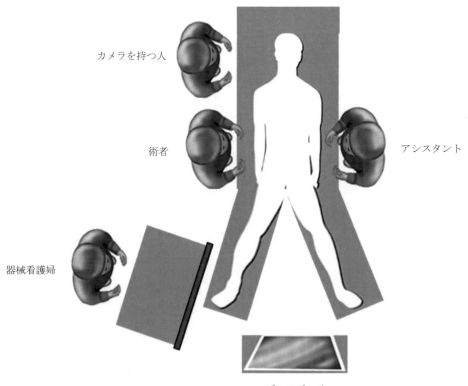

図 3-73　外科医の配置

【NOSES IC 特定の手術器具】

トロッカー（1 × 10mm, 1 × 12mm, 3 × 5mm）	5
解離装置（超音波メス）	1
内視鏡ステープラー（直線リニアカッター, 60mm）	1
円形ステープラー（29mm）	1
カーブ　カッターステイプラー	1
無菌ビニールセット	1
腹腔鏡下解剖器具	1
腹腔鏡下無損傷組織ピン	2–3

3.2.3　操作手順とスキル

【腹腔内検索と手術のプランニング】

詳細な術前検査と手術プランの検討に基づいて，術中検索は主に3つのステップを踏む：

1. 腹腔内全体の検索

腹腔鏡を臍部ポートから挿入し，重大な異常を見落とさないために，右上腹部から時計回りに腹腔内全体を検索することを推奨する。肝臓，胆囊，胃，脾臓，大網，結腸，小腸および骨盤および腹水の有無を観察する。（図3–74）

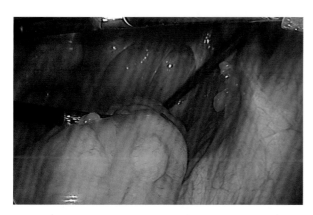

図 3–74　骨盤腔

2. 腫瘍の検索

下部直腸癌は腹膜翻転部の下に位置するので，腫瘍の位置，腫瘍径および深達度をより正確に診断するために，腹腔鏡下観察と共に直腸指診を行う。

3. 解剖学的構造の検索

切除範囲をより正確に決定するため，S状結腸から直腸の腸間膜および血管の解剖学的構造を評価する。

【切離と授動】

1. 切離操作の開始

臍部ポートからの気腹が確立した後，4つのポートを前述の位置に留置する。小腸を術野から排除するために，患者を頭低位に（Trendelenburg position）する。小ガーゼを用いて小腸を排除・保護することで，さらに良好な術野展開が可能である（図3–76）。切離操作は，岬角の3～5cm尾側から頭側方向へ腹膜を切開することから開始する。この付近の腹膜は薄いため，最初の切開位置として最適である（図3–75）。超音波切開装置の先端で鈍的剥離を行うことは常に良い方法である。白い疎性結合織は右側の剥離面を意味する（図3–77）。仙骨前のスペースに入ると，しばしば下腹神経叢を視認できる（図3–78）。

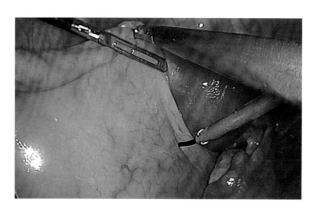

図 3–75　操作部位の展開

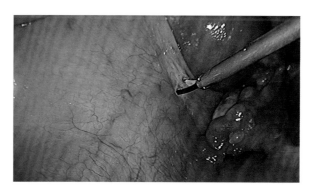

図 3–76　切離開始部位

第三章

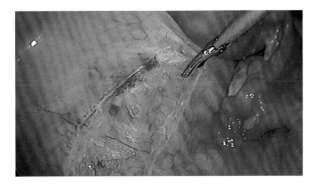

図 3-77　Toldt's space への侵入

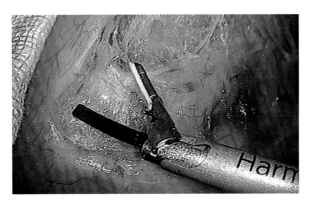

図 3-78　下腹部神経叢がすべて明瞭に視認できる

2. 下腸間膜血管の切離

　下腸間膜動脈および下腸間膜静脈は,助手に
S状結腸間膜を左側に挙上させて露出する。次
に,腹膜切開のウィンドウを下腸間膜血管の左
側に向けて鈍的に剥離し,血管茎を内側および
外側で切開露出する（図 3-79）。術者は把持鉗
子で血管茎を腹側に挙上する。内側から外側へ
の視野により,左尿管と性腺血管が明瞭に視認
できる。切離操作で容易に出血するので,下腸
間膜動静脈の根部は慎重に露出しなければなら
ない。下腸間膜動脈静脈は2重にクリッピング
して処理する（図 3-80 〜図 3-83）。

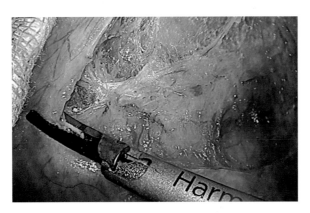

図 3-79　血管茎を下腸間膜動脈根部に向けて遊離する

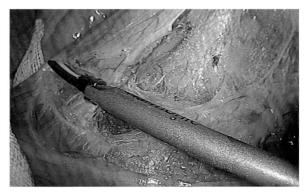

図 3-80　リンパ節を下腸間膜動脈根部の周囲に遊離する

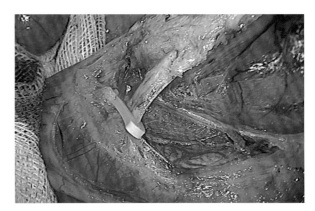

図 3-81　下腸間膜動脈をクリップする

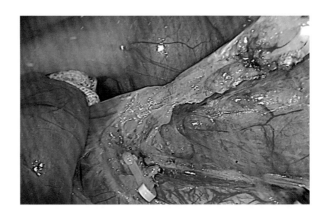

図 3-82　下腸間膜動脈を切離する

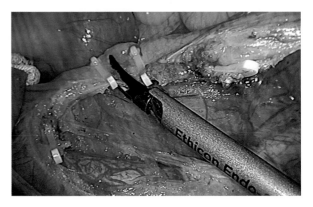

図 3-83　下腸間膜静脈を切離する

40

3. 直腸間膜の切離

　下腸間膜血管を切離した後，尿管および性腺血管を確認・温存しながら（図 3-84），内側から外側方向への S 状結腸間膜授動を右の総腸骨動脈（図 3-85）レベルまで行う。Toldt's space を鋭的あるいは鈍的に剝離して拡張する（図 3-86）。S 状結腸間膜の背側にガーゼを置いた後（図 3-87），骨盤腔への操作を進める。直腸間膜を前方に圧排してその背側を剥離し，仙骨前面を近位から遠位へ授動する（図 3-88）。

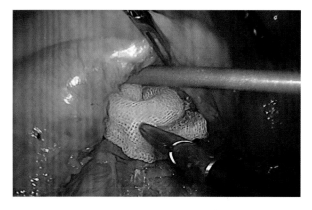

図 3-87　S 状結腸間膜の背側にガーゼを配置

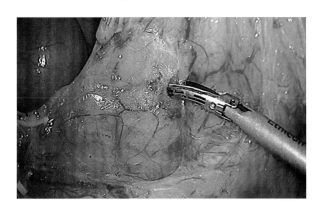

図 3-84　S 状結腸間膜を内側から
外側に向かって連続的に授動する

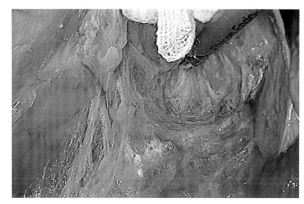

図 3-88　仙骨前の授動を近位から遠位へ進める

4. 直腸右側の切離

　直腸間膜背側を十分に授動することにより，直腸右側の切離は容易になる（図 3-89）。直腸を左上腹部からの把持鉗子で緩やかに骨盤の左方に牽引する。仙骨前面をさらに授動する（図 3-90）。術者は直腸の右側の腹膜を腹膜翻転部に向けて切開し，さらに翻転部腹膜を左側まで切開しておく（図 3-91）。直腸間膜の授動を肛門挙筋レベルまで進める。

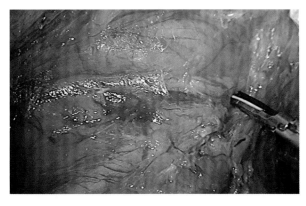

図 3-85　尿管と生腺血管を同定して温存する

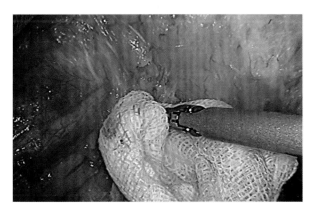

図 3-86　Toldt's space を鋭的，鈍的剝離で拡張する

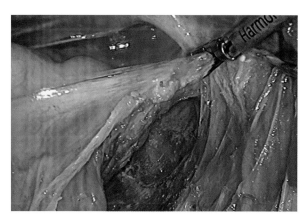

図 3-89　直腸右側の切離

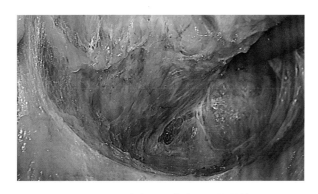

図 3-90　近位から遠位への仙骨前
スペースの授動

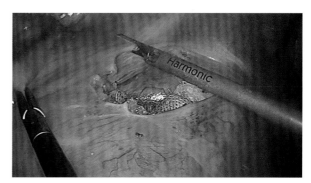

図 3-93　S 状結腸の授動を頭側へ進める

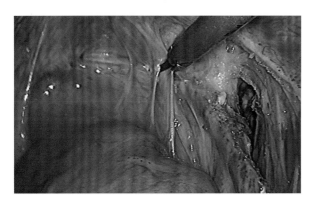

図 3-91　腹膜翻転部を右側から左側へ切開する

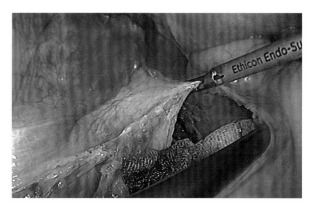

図 3-94　直腸間膜の左側を
頭側から尾側に切開する

5. S 状結腸から直腸左側の切離と授動

　S 状結腸外側の癒着を切離し，S 状結腸を完全に授動する。助手は S 状結腸を右側に牽引する。尿管の上に配置したガーゼが S 状結腸間膜から透見される（図 3-92）。S 状結腸の授動を頭側に進める（図 3-93）。結腸脾弯曲の授動は，低位直腸癌切除術のほとんどの症例で必要ない。術者が直腸左側を腹膜翻転部に向けて切開する際（図 3-94），助手が直腸間膜を骨盤の右側に牽引することで切離が容易になる（図 3-95）。最後に，直腸間膜の前方を近位から遠位へと授動する（図 3-96）。

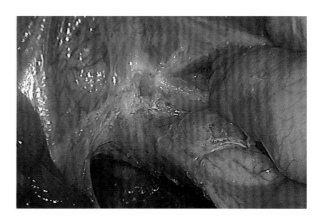

図 3-95　腹膜翻転部を左側
から右側へ切開する

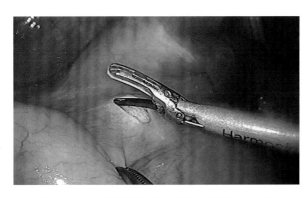

図 3-92　S 状結腸外側の癒着を切離している

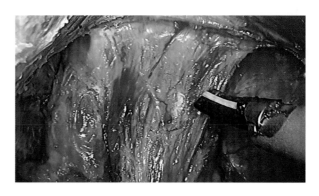

図 3-96　直腸の前壁が露出している

6. S状結腸およびS状結腸間膜近位部の切離

S状結腸を左側に牽引し，S状結腸間膜を展開する。ガーゼをS状結腸間膜の背側に配置する（図3-97）。間膜切離範囲および近位側結腸切除レベルを視覚的に測定する。S結腸間膜を腸管壁に至るまで切開する。S状結腸への血管分枝を結紮切離する（図3-98）。それらの血管分枝はヘモクリップをかけて切離した方がよい（図3-99）。S状結腸壁を2～3cm露出することが望ましい（図3-100）。

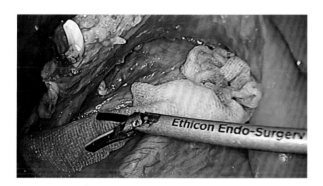

図3-97　S状結腸間膜の
背側にガーゼを配置

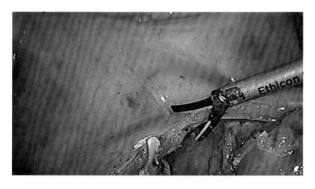

図3-98　S状結腸間膜を腸
管壁に至るまで切開する

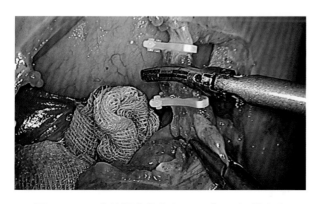

図3-99　S状結腸血管をクリップして切離する

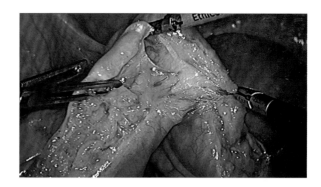

図3-100　S状結腸壁を露出する

【標本摘出および消化管再建】

1. 標本摘出

近位側結腸を右下腹部トロッカーから挿入したリニアステイプラーで切離する（図3-101）。肛門管を愛護的に拡張した後，経肛門操作を行う。ポビドンガーゼで肛門から直腸内を消毒する（図3-102）。遠位側直腸切離は経肛門的に直視下で行い（図3-103），腫瘍からのマージンを1～2cm確保する（図3-104）。その後標本を経肛門的に摘出する（図3-105）。

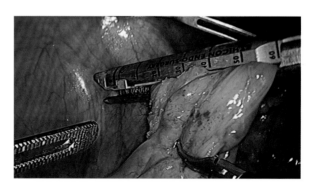

図3-101　S状結腸の切離

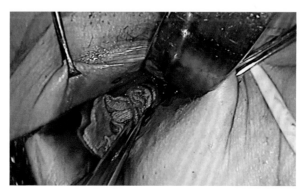

図3-102　ポビドンガーゼを
用いて直腸を消毒する

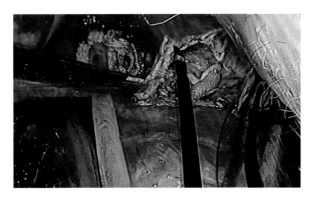

図 3-103　遠位側直腸を経肛門的に切離する

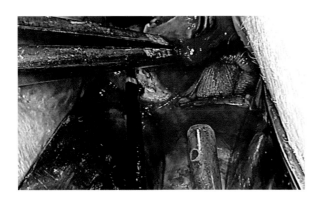

図 3-104　腫瘍からの遠位側マージンを直視下に決定する

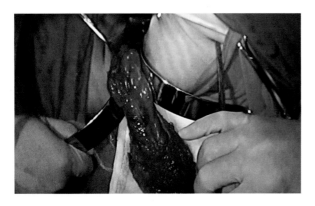

図 3-105　標本が肛門から摘出された

2．消化管再建

　細胞毒性溶液（例えば 1％ ポビドンヨード，1 000ml）で骨盤腔を洗浄した後，大きなクランプ鉗子を肛門から直腸内に挿入し，S状結腸の遠位端をしっかりと保持して，ゆっくり愛護的に患者の体外に引き出す。S状結腸の遠位側断端を肛門外で開放する。S状結腸と肛門管の吻合はまず3, 6, 9, 12 時の 4 点に針糸をかける（図3-106，図3-107）。その後，隣接する 2 本の縫合糸を牽引しながら，その間に 2 ～ 3 針ずつ全層縫合をかける（図3-108）。全周に縫合した後，吻合部を経肛門的にチェックする（図3-109）。

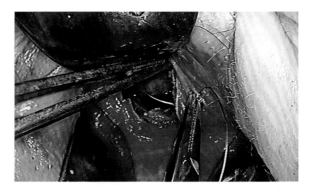

図 3-106　S状結腸と肛門管の吻合は経肛門的に行われる

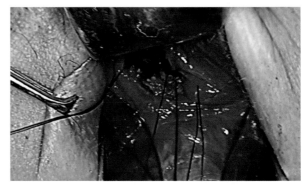

図 3-107　肛門管上縁の直腸断端の
3, 6, 9, 12 時に針糸をかける

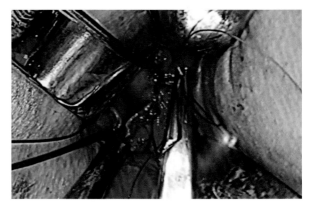

図 3-108　全層縫合でしっかりと吻合する

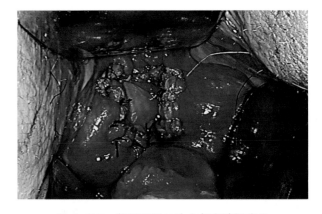

図 3-109　経肛門的に吻合部を確認する

【腹壁と標本】

（図 3-110, 図 3-111）

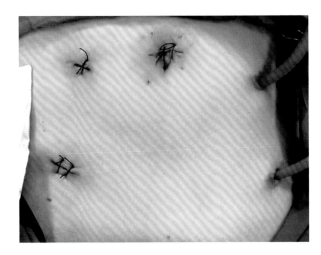

図 3-110　腹壁

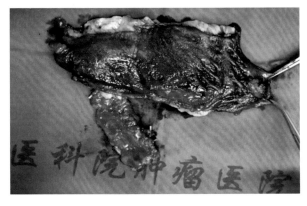

図 3-111　直腸標本

3.2.4　操作に関連する要点

【Parks 法の適応選択】

現在, 下部直腸癌に対する肛門温存手術は, 常にこの領域においてホットスポットである。この手術の適応と合併症に対処する方法は, 未だ統一された結論を欠いている。Parks 法は腹腔内での直腸癌切除および経肛門的結腸肛門吻合を提案した。この手術の主な手順は腹腔鏡下に直腸間膜を肛門管上縁まで授動し, 直視下に肛門管上縁で直腸を切離することである。結腸は経肛門的に体外に引き出され, 結腸と直腸歯状線間で吻合を行う。

この手術方法の導入以来, Parks 法は患者の予後に影響を与えることなく, 肛門の機能を最大限に維持できることが多くの臨床成績で確認されてきた。Parks 法は特に男性患者や狭骨盤の肥満患者の, 腫瘍肛門間距離が 5cm の低位直腸癌に適している。ステイプラーでの吻合ができず, 経肛門的に手縫い吻合のみが可能な症例である。腫瘍の局在がこの手技の適応を決定する唯一の条件ではない。腫瘍の組織学的分化度は中・高分化型腺癌でなければならず, 深達度は T1 または T2 とすべきである。さらに, 患者の術前肛門機能は正常でなければならない。医師は術後に肛門機能障害や排便習慣の変化が起こりうることを, 術前に十分に患者に知らせておく必要がある。

Parks 法の主な合併症には縫合不全と便失禁がある。縫合不全のいくつかの高リスク要因のうち, Parks 法では吻合部の緊張に特に注意を払う必要がある。直腸および腸間膜は完全に除去されているので, 吻合部結腸は骨盤腔内でなかば吊り上がった状態になりやすく, これが縫合不全のリスクを高める可能性がある。したがって吻合部に緊張がないことが保証されなければならず, 必要であれば脾弯曲を授動するべきである。他方, 便失禁は Parks 法の手術後早期に患者が直面する問題である。術中の肛門括約筋損傷は, 術後排便コントロールを悪化させることにつながる。

Parks の手術は, 低位直腸癌の肛門温存手術において依然として非常に有利である。開腹手術と比較して, 腹腔鏡手術では直腸間膜のより低位での切除が可能となり, これにより Parks 手術の難易度が大幅に低減される。さらに骨盤自律神経の温存にも, 腹腔鏡手術がより貢献すると考えられる。

【下部直腸吻合における 4-points stitching technique】

肛門管の狭い操作空間のために, 吻合における縫合手技は容易ではない。4-points stitching technique は, この技術的困難を効果的に解決できる。まず, 針糸を肛門管の 3, 6, 9, 12 時の 4 方向にかけておく。次いで, S 状結腸を肛門から引き出して方向を調整した後, さきにかけた針糸で S 状結腸断端の 3, 6, 9 および 12 時に全層縫合を行う。縫合後, S 状結腸をゆっくりと肛門管内に戻す。結腸－肛門管吻合部の口径は, 縫合技術に依存する。4 点の縫合後, 隣接する 2 つの縫合糸間に等間隔に縫合を追加し, S 状結腸と肛門の全層手縫い吻合を完了する。吻合終了後, 出血や縫合不全を防ぐために吻合部を注意深くチェックする。

3.3 経肛門的標本摘出による腹腔鏡下下部直腸癌切除（NOSES ID）

　NOSES ID は，主に低位および超低位直腸の小さな腫瘍に適している。従来の腹腔鏡下根治的切除術と同様に，NOSES でも TME の原則，適正な層での切離を厳密に遵守しなくてはならない。骨盤底の切離はより正確に行う必要があり，会陰側から内外括約筋間を切離する操作とあわせて，この手術を完遂させるカギとなる。NOSES ID の特性は，腹腔鏡下での十分な授動，肛門側からの内外括約筋間の切離，経肛門標本摘出，および近位 S 状結腸と肛門管の吻合である。

　NOSES ID の特徴には以下のものが含まれる。1. 腹腔内での S 状結腸切離。2. 直腸間膜全切除に続いて，骨盤底では内外括約筋間まで直腸を十分に剥離する。3. 内外括約筋間の剥離層に正確にアプローチする。この手技を実施する際には，骨盤腔最深部での操作における執刀医と助手の共通認識と，厳密な無菌手術，腫瘍を播種しない手技が要求される。NOSES ID 手術は，超低位直腸癌患者の根治性を担保するだけでなく，肛門機能を最大限に維持できる。同時に，腹壁のさらなる切開も減少させる。したがって，この手技は機能温存手術および低侵襲手術が完全に調和したものである。

3.3.1　適応症および禁忌事項

【適応症】
　（図 3–112, 図 3–113, 図 3–114）
1. 腫瘍の局在は下部または超下部直腸。
2. 浸潤潰瘍型の場合，浸潤程度が限られている。
3. 隆起型腫瘍の場合，腫瘍の長径は 2cm 未満でなければならない。
4. 深達度が T1–2。
5. 高分化または中分化型腺癌。

【禁忌事項】
1. 腫瘍下縁から歯状線までの距離が 3cm 以上である。
2. 腫瘍の長径が 3cm 以上。
3. 深達度 T3 以上。
4. 粘液癌，印環細胞癌，腫瘍の肛門側縁が不明瞭な症例。
5. 高度肥満患者（BMI>35kg/m^2）。
　腫瘍は肛門から 2~4cm，隆起型，最大径 2cm である
　男性，深達度 T2，腫瘍は歯状線から 1.5cm 離れており，腫瘍の最大径は 2.5cm である。

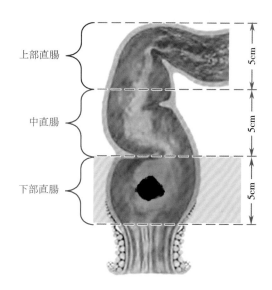

図 3–112　NOSES I に適した腫瘍の位置

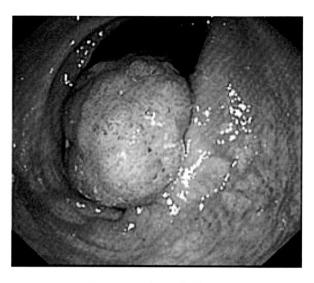

図 3–113　大腸内視鏡検査

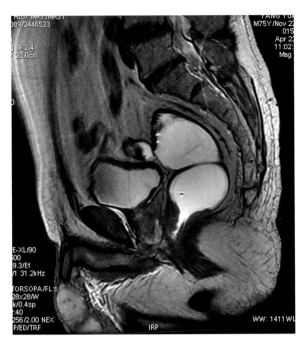

図 3-114　MRI 検査

3.3.2　麻酔，患者の配置，トロッカー配置および手術チームポジショニング

【麻酔】

全身麻酔。硬膜外麻酔を併用する場合としない場合がある。

【患者体位】

Modified lithotomy position で，右大腿部を水平に近くする（図 3-115）。

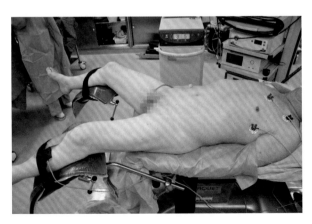

図 3-115　患者の体位

【トロッカー位置】

1. 腹腔鏡用のトロッカー A（10mm）：臍部。
2. 術者用のトロッカー B（12mm）：右上前腸骨棘と臍の間の外側 1/3 の部位。骨盤内の

操作とリニアステイプラーの操作を容易にする。

3. 術者用のトロッカー C（5mm）：臍の高さで約 10cm 右側。腹腔鏡用トロッカーに近すぎると，視野の妨げになる。
4. 助手用のトロッカー D（5mm）：臍と左上前腸骨棘との間の外側 1/3 の部位。ドレーン留置にも用いる。
5. 助手用のトロッカー E（5mm）：臍の高さで腹直筋左縁（図 3-116）。

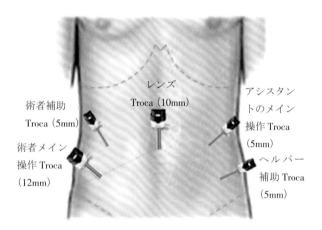

図 3-116　NOSES Ⅰ D のトロッカーの位置

【チームのポジション】

腹腔鏡操作：術者は患者の右側，助手は患者の左側に立ち，スコピストは術者と同じ側に位置する。会陰操作：患者の脚間に立つ。（図 3-117）

【NOSES ID 特定の手術器具】

Needle type electrosurgical knife, ultrasonic scalpel, anal retractor

3.3.3　操作手順とスキル

【腹腔内検索と手術のプランニング】

詳細な術前検査と手術プランの検討に基づいて，術中検索は主に 3 つのステップを踏む：

1. 腹腔内全体の検索

腹腔鏡を臍部ポートから挿入し，重大な異常を見落とさないために，右上腹部から時計回りに腹腔内全体を検索することを推奨する。肝臓，胆嚢，胃，脾臓，大網，結腸，小腸および骨盤および腹水の有無を観察する。（図 3-118，図 3-119）。

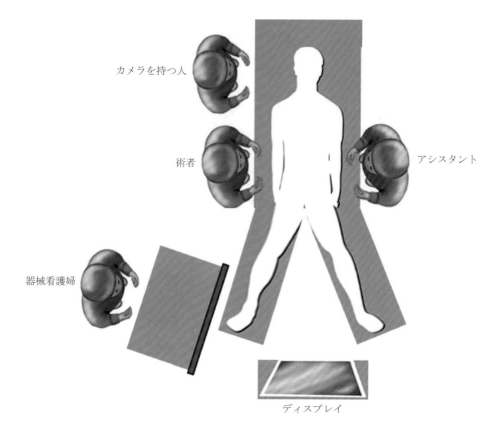

図 3-117　腹腔鏡操作時の外科医の配置

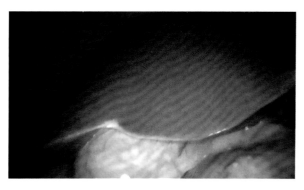

図 3-118　肝右葉

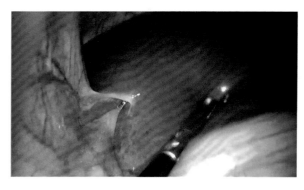

図 3-119　肝左葉

2. 腫瘍の検索

　下部直腸癌は腹膜翻転部の下に位置するので,腫瘍の位置,腫瘍径および深達度をより正確

に診断するために,腹腔鏡下観察と共に直腸指診を行う（図 3-120）。

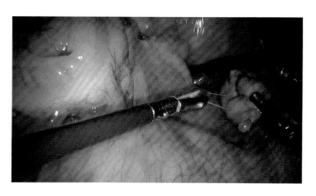

図 3-120　腫瘍の検索

3. 解剖学的構造の検索

　切除範囲をより正確に決定するため,S 状結腸から直腸の腸間膜および血管の解剖学的構造を評価する（図 3-121）。

【切離と授動】

1. 切離操作の開始

　小腸を術野から排除するために,患者を頭低位に（Trendelenburg position）する。小ガーゼを用いて小腸を排除・保護することで,さらに

良好な術野展開が可能である。S状結腸間膜を左側に牽引して，下腸間膜動脈および下腸間膜静脈を露出する。助手が2本の把持鉗子で直腸および下腸間膜血管を把持し，腸間膜とともに腹側に持ち上げて操作部位を明瞭に露出させる（図3-122）。切離操作は，岬角から3~5cm尾側で腹膜を切開することから開始し，そこから頭側へ切開を進める。この付近の腹膜は薄いため（特に肥満患者の場合），最初の切開位置として最適である（図3-123）。超音波切開装置の先端は熱を発生して組織を切開する。これを上あるいは下方向に押し当てるようにして，直腸後腔を剥離していく。白い疎性結合織は右側の剥離面を意味する（図3-124）。

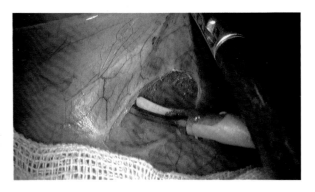

図 3-124　Toldt's space への侵入

2. 下腸間膜血管の切離

Toldt's space を上下に分けるようにして（図3-125）左側へ授動を進め，下腸間膜動脈の根部に至る。Toldt's 筋膜の剥離は小ガーゼを用いて鈍的に行ってもよい。下腹神経叢の同定に注意を払う（図3-126）。下腸間膜動脈の根部を超音波切開装置で露出するが，上下の面の剥離では使用しないほうがいい（図3-127）。血管根部は結紮するのに十分な長さを露出し，下腸間膜動静脈をそれぞれ結紮する（図3-128，図3-129）。背側の剥離面は平滑で，左尿管の蠕動が明瞭に確認できる（図3-130）。下腸間膜血管の背側に小ガーゼを配置する（図3-131）。

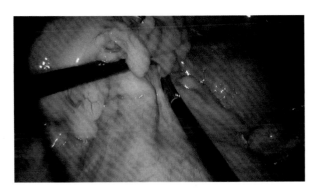

図 3-121　S 状結腸と間膜の長さの検索

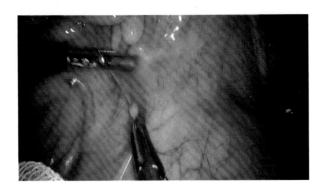

図 3-122　操作部位を十分に展開している

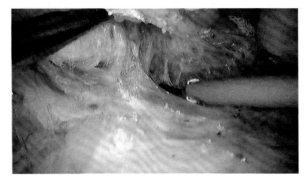

図 3-125　Toldt's space に沿った授動

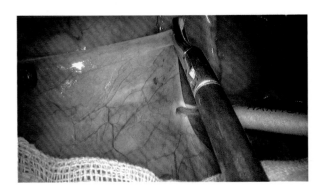

図 3-123　切離開始部位

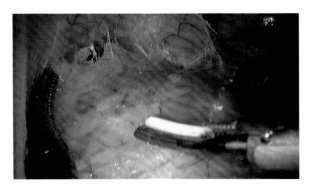

図 3-126　下腹神経叢を露出し，慎重に温存する

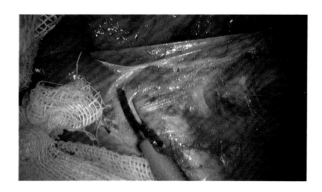

図 3-127　IMA の根部を露出している

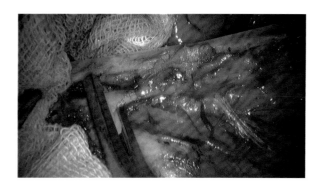

図 3-128　IMA の結紮

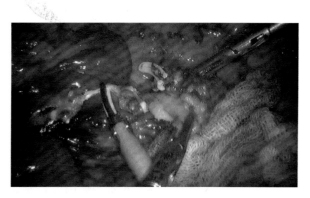

図 3-129　IMV の結紮

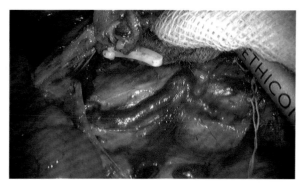

図 3-130　左尿管の露出

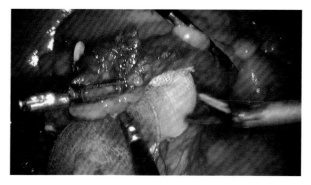

図 3-131　S 状結腸間膜の背側にガーゼを置く

3. 直腸間膜の切離

　執刀医はさらに Toldt's 筋膜に沿って，総腸骨動脈分岐部まで S 状結腸間膜を授動する（図 3-132）。直腸後腔（図 3-133）に沿って授動すると下腹神経叢の左右分岐部が現れ，超音波切開装置で神経の表面を露出していく。直腸後腔は正しい層で授動しなくてはならず，これを誤ると仙骨前静脈叢の損傷は出血につながり，あるいは逆に直腸間膜切除が不完全になる。直腸後腔の剥離を左右両サイドに拡げると下腹神経叢から 3-5 本の分枝が尾骨レベルまで降下するのが確認できる（図 3-134, 図 3-135）。肛門挙筋が両側に見られる（図 3-136）。

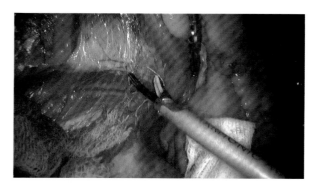

図 3-132　S 状結腸間膜を内側から外側
へ連続的に授動する

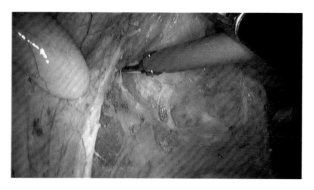

図 3-133　直腸後腔を拡げる

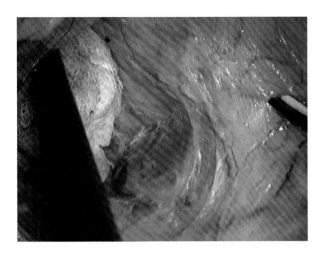

図 3-134　下腹神経の露出

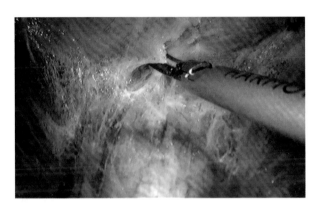

図 3-135　尾骨レベルまでの授動

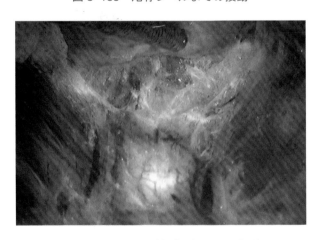

図 3-136　肛門挙筋が両側に見られる

4．直腸右側の切離

　直腸背側は直腸固有筋膜を露出する層で十分に授動することにより，直腸右側の切離が容易になる。助手は膀胱を左下腹部トロッカーからの把持鉗子を用いて腹側に挙上する。女性では子宮をマニピュレーターで挙上する。直腸間膜を左上腹部からの把持鉗子で挙上すると直腸右側の切離ラインが明瞭になる（図 3-137）。術

者は直腸右側の腹膜を腹膜翻転部に向けて切開し，さらに翻転部腹膜を左側まで切開しておく（図 3-138）。

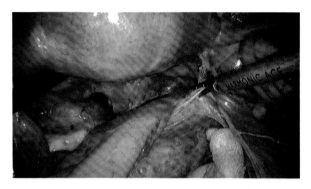

図 3-137　直腸右側の切離

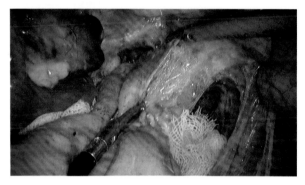

図 3-138　腹膜翻転部を右側から左側へ切開する

5．S 状結腸から直腸左側の切離と授動

　S 状結腸外側は生理的癒着により固定されている。これを外側から内側へ切離し，S 状結腸を完全に授動する（図 3-139）。S 状結腸間膜の背側にガーゼを配置し，尿管および生腺血管を損傷することなく確認・温存する（図 3-140）。結腸脾弯曲の授動は，ほとんどの症例で必要ない。次いで，直腸左側を腹膜翻転部に向けて切開する（図 3-141）。

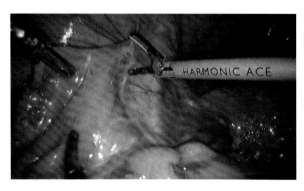

図 3-139　S 状結腸外側の癒着を切離している

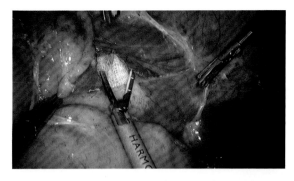

図 3-140　S 状結腸間膜を外側から内側に授動する

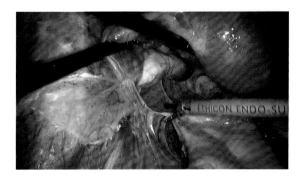

図 3-141　直腸間膜の左側を頭側から尾側に切開する

6. 遠位直腸切離

　腹膜翻転部で腹膜を切開すると，膣後壁（女性患者）を露出できる。直腸前壁の授動を遠位に向けて進める（図 3-142）。同様に直腸間膜の両サイドを授動する（図 3-143）。助手は腫

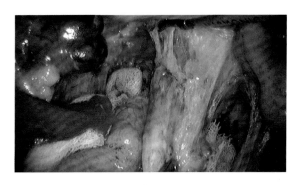

図 3-142　直腸前壁の剥離

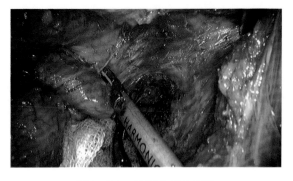

図 3-143　直腸右側の授動

瘍の位置を再度確認するために直腸指診を行う。腫瘍の下端に到達し，さらに内外括約筋間を剥離する。最終到達点は内外括約筋間の隔壁である。

7. S 状結腸および S 状結腸間膜近位部の切離

　S 状結腸を左側に牽引し，S 状結腸間膜背側にガーゼを配置する（図 3-144）。近位側結腸切除レベルを視覚的に決定する。S 結腸間膜を腸管壁に至るまで切開する。切開ラインで S 状結腸への血管分枝を結紮切離する（図 3-145）。S 状結腸壁を 2~3cm 露出することが望ましい（図 3-146）。リニアステイプラーを使用して近位の S 状結腸を切離する（図 3-147）。断端は消毒した後，吻合に備えて左腹部に置いておく。

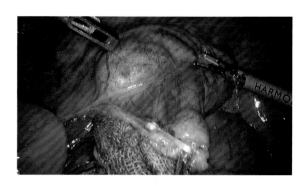

図 3-144　S 状結腸間膜の切除ラインを評価する

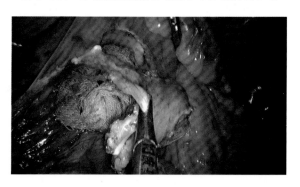

図 3-145　S 状結腸血管の結紮

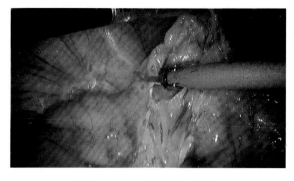

図 3-146　S 状結腸の授動

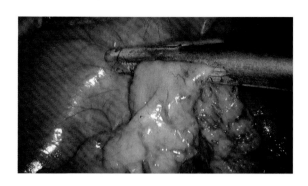

図 3-147　近位 S 状結腸の切離

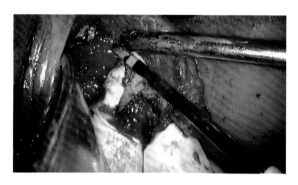

図 3-150　直腸の前壁を切離する

【標本摘出および消化管再建】

1. 標本摘出

　肛門を十分に展開し，遠位側切離ラインを腫瘍の肛門側約 1~2cm で決定する。粘膜，粘膜下層から内肛門括約筋まで層を意識して切離し（図 3-148），全周に切離した後は後壁から側壁へと筋間を剥離する。括約筋間の剥離が腹腔に到達したら，最後に前壁側を切離する（図 3-149，図 3-150）。直腸を経肛門的に摘出し，断端が腫瘍陰性であることを確認する（図 3-151）。楕円形のクランプ鉗子で愛護的に近位 S 状結腸を肛門外に引き抜き，腸間膜に捻じれがないことに注意を払う。括約筋を過度に拡張して損傷しないよう慎重に行う。

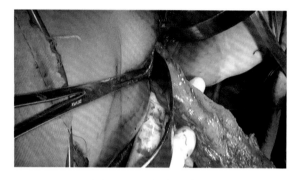

図 3-151　標本の摘出

2. 消化管再建

　近位 S 状結腸を肛門外で切離し（図 3-152），肛門管と手縫い縫合して吻合を完了する（図 3-153）。出血のないことを確認し，局所を消毒する（図 3-154）。骨盤底に 1～2 本のドレーンを留置した後，トロッカー創を閉鎖する。

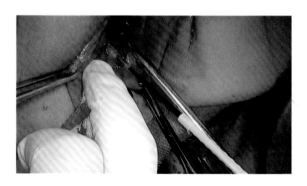

図 3-148　粘膜から層ごとに切離する

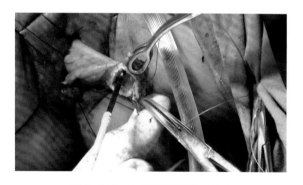

図 3-152　S 状結腸断端を開く

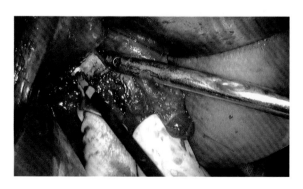

図 3-149　直腸の側壁を切離する

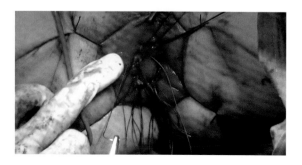

図 3-153　S 状結腸を肛門管に縫合した

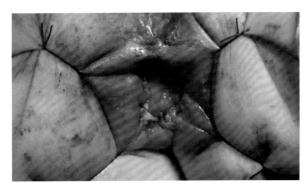

図 3-154　吻合部の確認

【腹壁と標本】

（図 3-155，図 3-156）

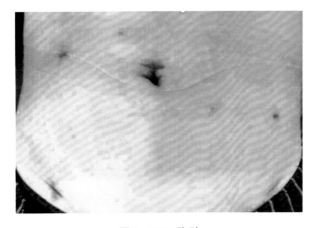

図 3-155　腹壁

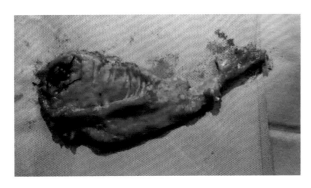

図 3-156　直腸標本

3.3.4　操作に関連する要点

1. 術者右手のトロッカーは尾側に置くべき，超低位直腸を露出するときに triangulation を形成するのに適する。そして "chopstick effect" を避けるように心がける。

2. 切離操作は，岬角尾側の腹膜が薄いエリアから開始すると，右側の切離面に容易に入ることができる。

3. 下腸間膜動脈根部の背側に小ガーゼを置く

と，根部周囲組織の層構造を認識しながら切離しやすくなる。思わぬ出血をコントロールするのにも有用で，他の構造物に対する偶発的な損傷を回避できる。

4. S 状結腸外側の癒着を十分に切離すると，結腸を牽引して固定することができる。

5. 直腸の授動は後壁から始めて，次いで側壁，最後に前壁へと行うべきである。

6. 下腹神経叢の保護：助手と術者が切離面に適切なカウンタートラクションをかけて，神経表面を骨盤壁の曲面に沿って一定のスピードで露出する。骨盤神経叢の 3-5 本の神経分岐を確認できればベターである。

7. Denovilier's 筋膜は，適切なテンションをかけると自然に剥離できる。必要がなければ，精嚢を完全に露出するべきでない。

8. 直腸の十分な授動と腫瘍の位置決定は，手術の成功に不可欠である。腫瘍位置決定には，直腸指診と鉗子での評価が必要である。

9. S 状結腸間膜の授動は，肛門から引き出して吻合をするために，十分に行うべきである。

10. 腸管内腔を腹腔内で開放するときは，細菌および腫瘍細胞による汚染を避けるよう最大限配慮する。

11. 腫瘍から遠位側切離ラインまでの距離は，腫瘍の大きさ，タイプ，および組織学的分化度に基づいて決定するべきである。

12. TME の操作は肛門尾骨靱帯を越えて，直腸の肛門挙筋付着部まで十分におこなう。

13. 直腸両サイドを肛門挙筋付着部まで授動し，さらに直腸縦走筋に沿って歯状線の近傍まで剥離する。

14. 会陰操作で肛門管を十分に展開したら，切離ラインを確認し，粘膜および粘膜下層を切開して内肛門括約筋に至る。括約筋間剥離が腹腔側と交通した後は，後壁から側壁，前壁へと剥離を進める。

3.4　経肛門的標本摘出による腹腔鏡下下部直腸癌切除（NOSES IE Bacon）

NOSES Ⅰ 手技は，主に，病変が大きい低位直

腸癌患者に適用される。NOSES Ⅰ法は,全直腸間膜切除（TME）の原則に厳密に従うべきである。従来の腹腔鏡手術と比較して,切除範囲およびリンパ節郭清に違いはない。主な違いは,消化管の再建法と標本摘出法にある。NOSES ⅠE の主な特徴は,直腸を肛門側から切離し,それを肛門外に引き出す。そして直腸標本を肛門外で切除した後,腸管の一部を肛門外に引き出したまま肛門周囲に縫合固定する。2~3 週間肛門を安静にした後,肛門外の余剰直腸を切除する。したがってこの手技では,術者と助手の高度な技術と緊密な協力を必要とする。さらに,細菌汚染や腫瘍細胞播種の防止策を厳密に実施しなければならない。NOSES ⅠE 法は腫瘍の根治性を担保するだけでなく,肛門括約筋を温存する可能性を最大限にする。それゆえ本法は,機能温存の要件を満たす理想的な術式である。

3.4.1　適応症および禁忌事項

【適応症】

（図 3-157 〜図 3-159）

1. 腫瘍の局在は下部直腸。
2. 腫瘍径は腸管壁の 1/2 周未満でなければならない。
3. 肛門括約筋に腫瘍浸潤がない。

【禁忌事項】

1. 経肛門的に摘出不能な大きな腫瘍や,直腸間膜が高度に肥厚した症例。

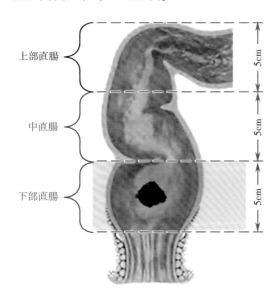

図 3-157　NOSES Ⅰに適した腫瘍の位置

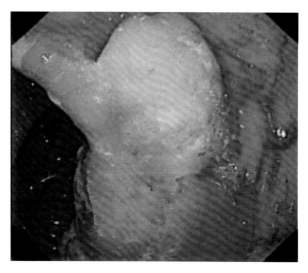

図 3-158　大腸内視鏡検査:腫瘍は肛門から 2~4cm
離れた潰瘍浸潤型で,最大径は 3.0cm である

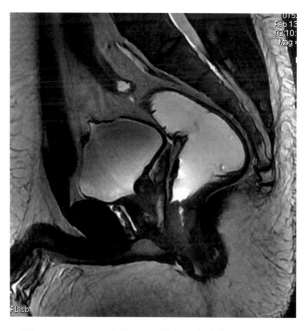

図 3-159　MRI:女性, T2, 腫瘍は歯状線から 0.5cm
離れていて,腫瘍の最大径は 3.0cm である

2. S 状結腸と S 状結腸間膜が非常に短い。
3. 肥満患者（BMI>30kg/m²）。
4. 直腸膣瘻は,深刻な局所炎症を引き起こす。

3.4.2　麻酔,患者の配置，トロッカー配置および手術チームポジショニング

【麻酔】

　全身麻酔。硬膜外麻酔を併用する場合としない場合がある。

【患者体位】

Modified lithotomy position で, 右大腿部を水平に近くする（図3-160）。

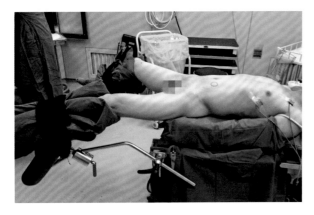

図3-160　患者の体位

【トロッカー位置】

1. 腹腔鏡用のトロッカーA（10mm）: 臍部。
2. 術者用のトロッカーB（12mm）: 右上前腸骨棘と臍の間の外側1/3の部位。骨盤深部の操作とリニアステイプラーの操作を容易にする。
3. 術者用のトロッカーC（5mm）: 臍の高さで約10cm右側。腹腔鏡用トロッカーに近すぎる

と, 視野の妨げになる。

4. 助手用のトロッカーD（5mm）: 臍と左上前腸骨棘との間の外側1/3の部位。ドレーン留置にも用いる。
5. 助手用のトロッカーE（5mm）: 臍の高さで腹直筋左縁（図3-161）。

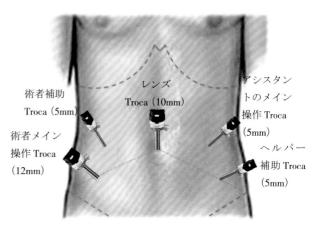

図3-161　トロッカー位置

【チームのポジション】

術者は患者の右側, 助手は患者の左側に立ち, スコピストは術者と同じ側に位置する（図3-162）。

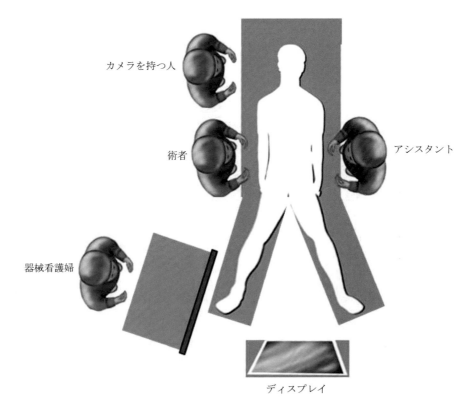

図3-162　外科医の配置

【NOSES IE 特定の手術器具】

トロッカー（1×10mm, 1×12mm, 3×5mm）	5
解離装置(超音波メス)	1
内視鏡ステープラー（直線リニアカッター, 60mm）	1
円形ステープラー（29mm）	1
カーブ　カッターステイプラー	1
無菌ビニールセット	1
腹腔鏡下解剖器具	1
腹腔鏡下無損傷組織ピン	2~3

3.4.3　操作手順とスキル

【腹腔内検索と手術のプランニング】

　詳細な術前検査と手術プランの検討に基づいて, 術中検索は主に3つのステップを踏む:

1. 腹腔内全体の検索

　腹腔鏡を臍部ポートから挿入し, 重大な異常を見落とさないために, 右上腹部から時計回りに腹腔内全体を検索することを推奨する。肝臓, 胆囊, 胃, 脾臓, 大網, 結腸, 小腸および骨盤および腹水の有無を観察する。（図3-163）

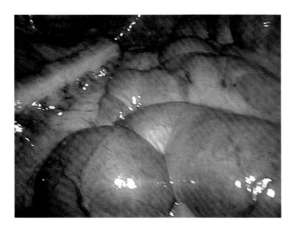

図 3-163　小腸

2. 腫瘍の検索

　下部直腸癌は腹膜翻転部の下に位置するので, 腫瘍の位置, 腫瘍径および深達度をより正確に診断するために, 腹腔鏡下の検索と共に直腸指診を行う。（図3-164）

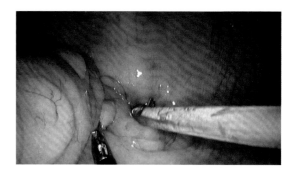

図 3-164　腫瘍の検索

3. 解剖学的構造の検索

　切除範囲をより正確に決定するため, S状結腸から直腸の腸間膜および血管の解剖学的構造を評価する。（図3-165, 図3-166）

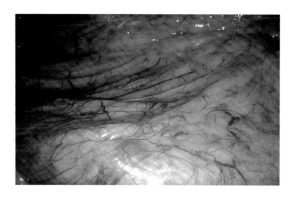

図 3-165　下腸間膜血管の評価

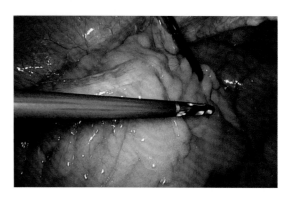

図 3-166　結腸間膜の評価

【切離と授動】

1. 切離操作の開始

　臍部ポートからの気腹が確立した後, 4つのポートを前述の位置に留置する。小腸を術野から排除するために, 患者を頭低位に（Trendelenburg position）する。切離操作は, 岬角から3~5cm尾側で腹膜を切開することから開始し, それを頭側へ進める。この付近の腹膜は薄いため, 最初の切開位置として最適である（図3-167）。

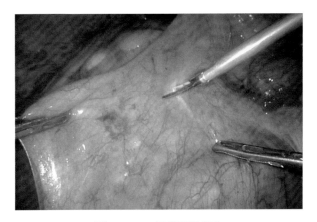

図 3-167　切離開始部位

2. 下腸間膜血管の切離

　下腸間膜動脈および下腸間膜静脈は，助手に
S 状結腸間膜を左側に挙上させて露出する。次
に，腹膜切開のウィンドウを下腸間膜血管の左
側に向けて鈍的に剥離し，血管茎を内側および
外側で切開露出する（図 3-168）。左尿管と性
腺血管を明瞭に視認したうえで，確実に温存す
る。下腸間膜血管周囲の組織を十分に剥離する
ことで，クリッピングと切離を行うためのスペ
ースを形成する（図 3-169 〜図 3-172）。

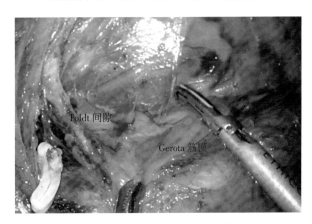

図 3-168　Toldt's space への侵入

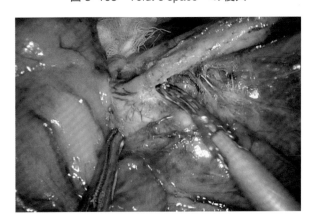

図 3-169　リンパ節を下腸間膜動脈根部の周囲に遊離する

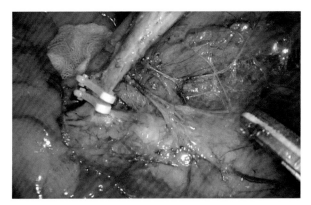

図 3-170　下腸間膜動脈をクリップする

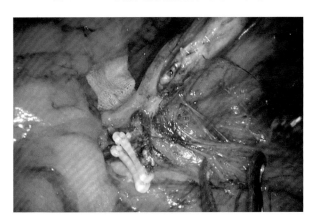

図 3-171　下腸間膜動脈を切離する

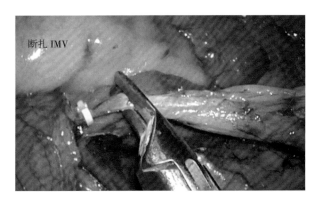

図 3-172　下腸間膜静脈をクリップして切離する

3. 直腸間膜の切離

　下腸間膜血管を切離した後，その背側を
内側から外側に向けて S 状結腸間膜を授動す
る（図 3-173）。尿管および性腺血管を確認・
温存する（図 3-174）。次いで骨盤腔への操作
を進め，直腸間膜を前方に圧排してその背側を
剥離し，仙骨前面を近位から遠位へ授動する
（図 3-175）。下腹神経および遠位側骨盤神経叢
を注意深く確認し温存する（図 3-176）。直腸固
有筋膜と仙骨前筋膜を，鋭的あるいは鈍的に剥離
する。

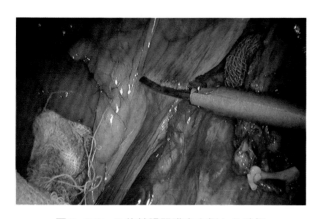

図 3-173　S状結腸間膜を内側から外側
へ連続的に授動する

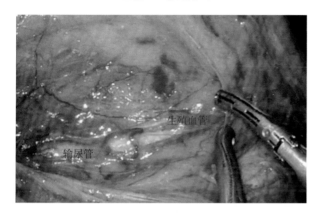

図 3-174　尿管と生腺血管が露出して温存されている

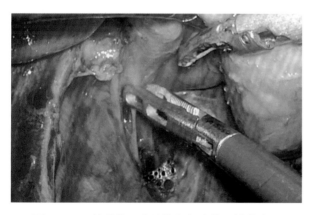

図 3-175　仙骨前面を近位から遠位へ授動する

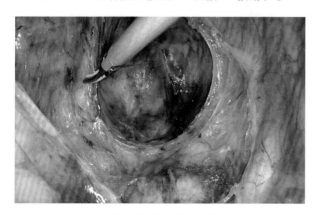

図 3-176　下腹神経と遠位側骨盤神経叢が温存されている

4. 直腸右側の切離

　直腸間膜背側を十分に授動した後，間膜右側を背側から前方へと剥離する（図 3-177）。直腸を，左上腹部からの把持鉗子で緩やかに骨盤の左方に牽引する。仙骨前面をさらに授動する。術者は直腸の右側の腹膜を腹膜翻転部に向けて切開し，さらに翻転部腹膜を左側まで切開しておく（図 3-178）。直腸間膜の授動を腫瘍の5cm肛門側まで進める。

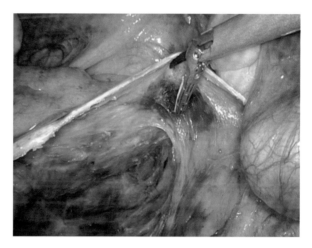

図 3-177　直腸間膜の右側面の剥離

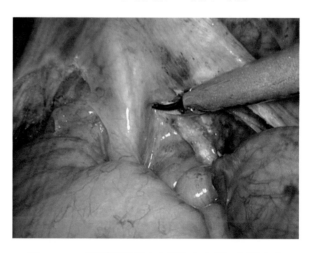

図 3-178　腹膜翻転部を右側から左側へ切開する

5. S状結腸から直腸左側の切離と授動

　S状結腸外側の癒着を切離し，S状結腸を完全に授動する（図 3-179）。助手はS状結腸を右側に牽引する。授動は外側から内側へ，次いで尾側から頭側へ進める（図 3-180，図 3-181）。その後，直腸左側を腹膜翻転部に向けて切開する（図 3-182）。

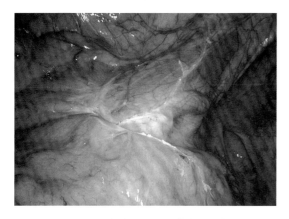

図 3-179　S状結腸外側の癒着を切離する

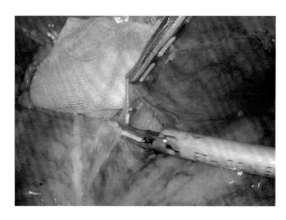

図 3-180　S状結腸間膜を外側から内側に授動する

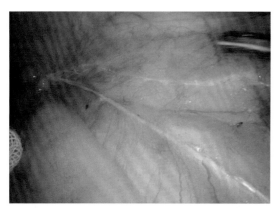

図 3-181　直腸間膜の左側を尾側から頭側に切開する

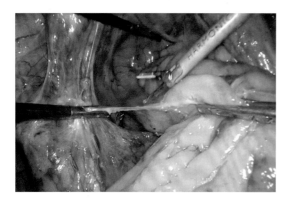

図 3-182　直腸間膜左側の剥離

6. 遠位直腸切離

　腹膜翻転部で腹膜を切開すると,精嚢(男性患者)または腟後壁(女性患者)を露出できる(図 3-183,図 3-184)。直腸の前壁を遠位に向け連続的に授動する。直腸を骨盤背側方向に牽引することで直腸前方のスペースにテンションがかかり,剥離層の認識および切離が容易になる。腫瘍下縁から 5cm 肛門側まで直腸を授動する(図 3-185)。直腸間膜を,まず直腸右壁側で切離し,同様に左側を切離する。

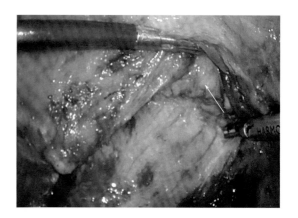

図 3-183　直腸前壁の剥離(男性患者)

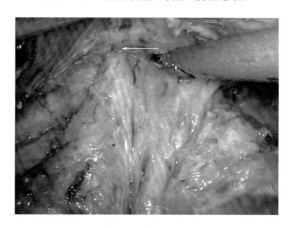

図 3-184　直腸前壁の剥離(女性患者)

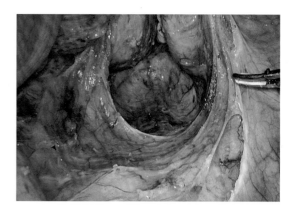

図 3-185　直腸間膜を近位から遠位へ授動する

7. 近位S状結腸およびS状結腸間膜の切離

　S状結腸を左側に牽引し，S状結腸間膜を展開する。近位側結腸切除レベルを視覚的に決定する。S結腸間膜を腸管壁に至るまで切開する（図3-186）。切開ラインでS状結腸への血管分枝を結紮切離する。S状結腸壁を2~3cm露出することが望ましい。

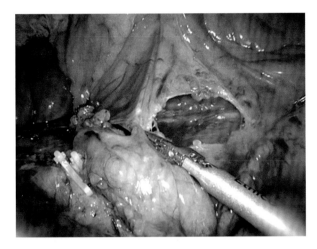

図3-186　S状結腸間膜を切開する

【標本摘出および消化管再建】

1. 標本摘出

　肛門を十分に展開し，遠位側切離ラインを腫瘍の肛門側約1~2cmで決定し（図3-187），肛門管内を消毒する（図3-188）。腫瘍の肛門側1~2cmに巾着縫合をかけて，内腔をしっかりと閉鎖する（図3-189）。粘膜，粘膜下層から内肛門括約筋まで層を意識して切離し（図3-190），全周に切離した後は後壁から側壁へと筋間を剥離し，最後に前壁側を切離する。直腸を慎重に経肛門的に摘出する（図3-191）。近位S状結腸を，過度に緊張をかけて損傷しないよう愛護的に肛門外に引き抜く。骨盤腔を洗浄した後，ドレーンを1本留置する（図3-192，図3-193）。最後に肛門外で標本を切除する（図3-194）。

2. 肛門リモデリング

　2~3週間後，2期的な肛門リモデリングを行う。会陰部を十分に露出しなければならない（図3-195）。肛門縁における血流が良好であることを確認して，余剰な腸管を切除する（図3-196）。間膜内の血管を確実に結紮処理する。結腸粘膜と肛門縁の皮膚を縫合する。結腸粘膜が余剰だと，吻合後に粘膜壊死や粘膜脱を引き起こすので，長く残しすぎないほうがよい（図3-197）。

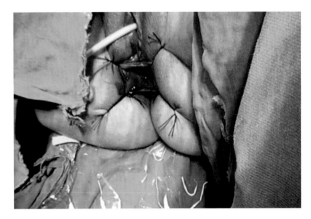

図3-187　肛門を十分に展開する

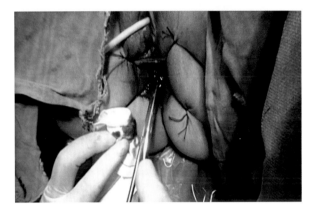

図3-188　肛門管内を消毒する

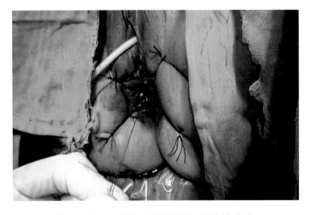

図3-189　肛門を巾着縫合で閉鎖する

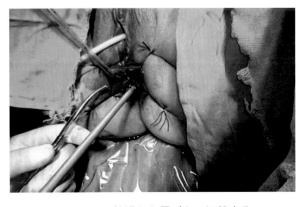

図3-190　粘膜から層ごとに切離する

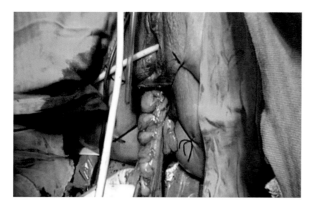

図 3-191　直腸標本を慎重に摘出する

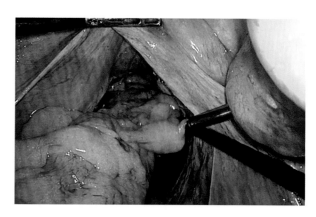

図 3-192　骨盤腔の洗浄

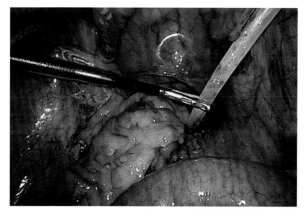

図 3-193　ドレーンを1本ルーチンに留置している

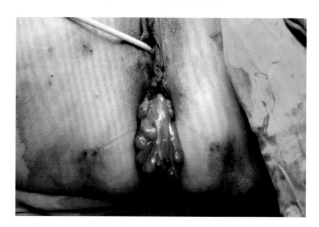

図 3-194　直腸上部を肛門外で切離する

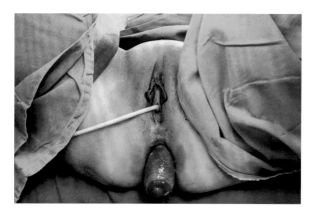

図 3-195　会陰部を十分に露出する

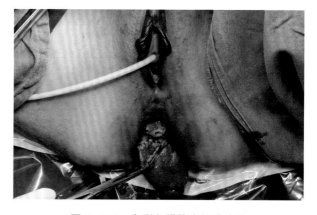

図 3-196　余剰な腸管を切除する

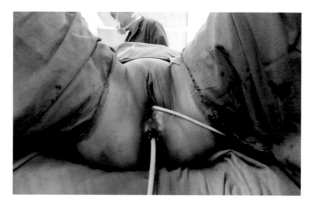

図 3-197　肛門リモデリング

【腹壁と標本】

（図 3–198，図 3–199）

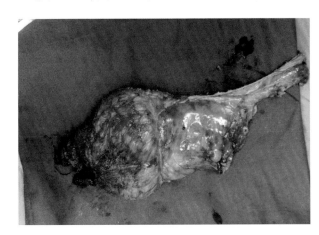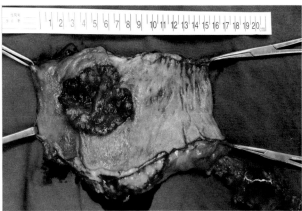

図 3–198　直腸標本

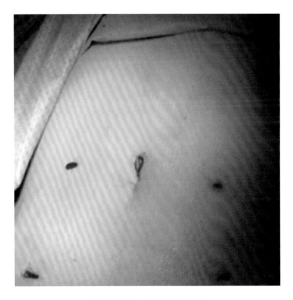

図 3–199　腹壁の外観

経肛門標本抽出による腹腔鏡下
中部直腸癌切除（NOSES Ⅱ）

【はじめに】

NOSES Ⅱ は, 主に中部直腸の小さな腫瘍の患者に適用される。直腸癌の従来の腹腔鏡下根治的切除と同様に, NOSES Ⅱ は全直腸間膜切除術（TME）の原則に従うべきである。NOSES Ⅱ の主な手術手順には, 経肛門的標本摘出, 体外での直腸標本の切除, および完全腹腔鏡下のS状結腸―直腸吻合などが含まれている。標本摘出における NOSES Ⅱ の特徴は（1）腹腔鏡下での腸管腔の開放および（2）肛門からの直腸標本の摘出を含む。この技術は, 術中に術者と助手の緊密な協力を必要とする。

さらに, 無菌原則および non-touch technique を厳密に実施しなければならない。

4.1　適応症および禁忌事項

【適応症】

（図 4-1 ～図 4-3）
1. 腫瘍は中部直腸に位置する。
2. 腫瘍の長径は 3cm 未満でなければならない。
3. 腫瘍が漿膜浸潤していない。

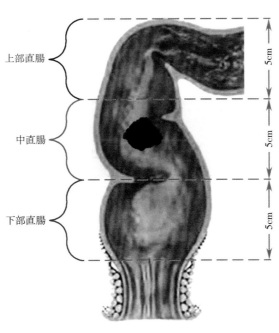

図 4-1　NOSES Ⅱ に適した腫瘍位置

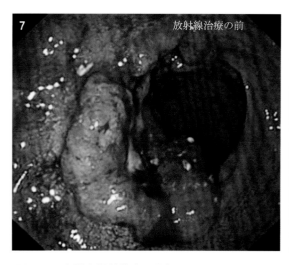
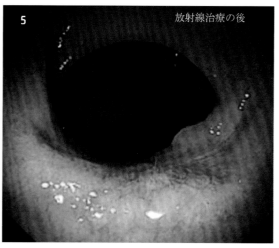

図 4-2　大腸内視鏡検査：腫瘍は肛門より 8cm 口側に位置し，隆起型で，放射線治療前の最大径は 4.5cm。放射線治療後に病変は瘢痕組織へと明らかに縮小した

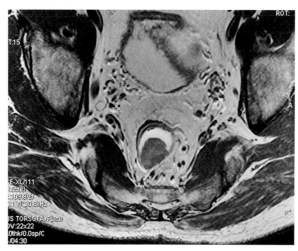
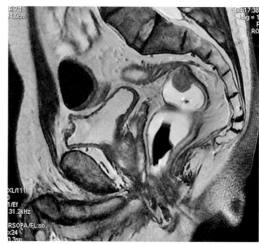

図 4-3　MRI：T2 の腫瘍は歯状線から 9.2cm 離れており，最大径は 2.3cm である

【禁忌事項】

1. 経肛門的摘出が困難な大きな腫瘍。
2. S 状結腸とその間膜が短い。
3. 直腸間膜が高度に肥厚している。
4. 高度肥満患者（BMI>35kg/m^2）。

4.2　麻酔，患者の配置，トロッカー配置および手術チームポジショニング

【麻酔】

　全身麻酔。硬膜外麻酔を併用する場合としない場合がある。

【患者体位】

　Modified lithotomy position で，右大腿部を水平に近くする（図 4-4）。

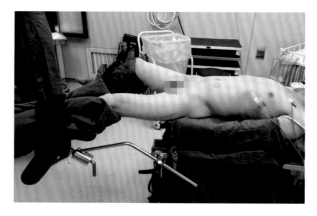

図 4-4　患者の体位

【トロッカー位置】

1. 腹腔鏡用のトロカール A（10mm）：臍部。
2. 術者用のトロカール B（12mm）：右上前腸骨棘と臍の間の外側 1/3 の部位。
3. 術者用のトロカール C（5mm）：臍の高さで右側中央。
4. 助手用のトロカール D（5mm）：臍と左上前腸骨棘との間の外側 1/3 の部位。
5. 助手用のトロカール E（5mm）：臍の高さで腹直筋左縁（図 4-5）。

【チームのポジション】

　術者は患者の右側，助手は患者の左側に立ち，スコピストは術者と同じ側に位置する（図 4-6）。

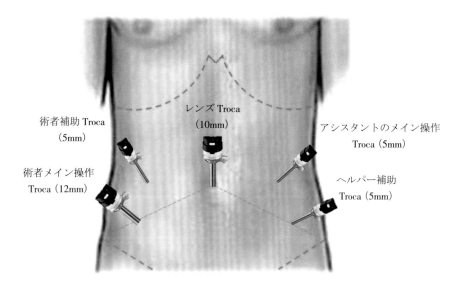

図 4-5　NOSES Ⅱ用トロッカーの位置

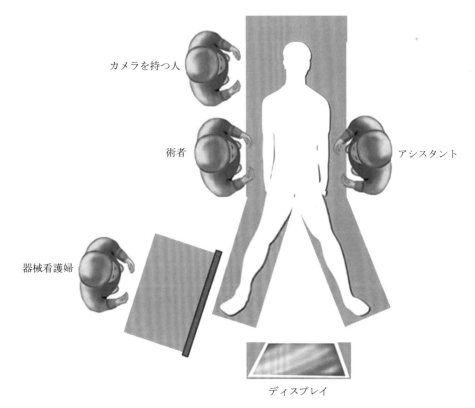

図 4-6　術者の位置

【NOSES Ⅱ特定の手術器具】

トロッカー（1 × 10mm, 1 × 12mm, 3 × 5mm）	5
解離装置（超音波メス）	1
内視鏡ステープラー（直線リニアカッター, 60mm）	1
円形ステープラー（29mm）	1
無菌ビニールセット	1
腹腔鏡下解剖器具	1
腹腔鏡下無損傷組織ピン	2-3

4.3　操作手順とスキル

【腹腔内検索と手術のプランニング】

　詳細な術前検査と手術プランの検討に基づいて, 術中検索は主に3つのステップを踏む：

1. 腹腔内全体の検索

　異常を見落とさないために, 中腹部から時計回りに腹腔内全体を検索することを推奨する。重要臓器には, 肝臓, 胆嚢, 胃, 脾臓, 大網, 結腸, 小腸および骨盤腔が含まれる（図4-7, 図4-8）。

2. 腫瘍の検索

　中部直腸癌は, 腹膜翻転部付近に位置する（図4-9）。

3. 解剖学的構造の検索

　経肛門的標本摘出の可能性をより正確に決定するため, S状結腸から直腸の腸間膜および血管の解剖学的構造を評価する。（図4-10）

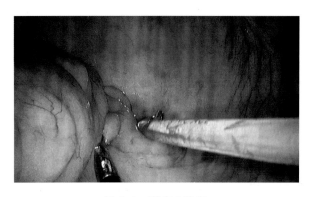

図4-9　腫瘍の検索

【切離と授動】

1. 切離操作の開始

　臍部ポートからの気腹が確立した後, 4つのポートを前述の位置に留置する。小腸を術野から排除するために, 患者を頭低位に（Trendelenburg position）する。切離操作は, 岬角から3〜5cm尾側へ腹膜を切開することから開始する。この付近の腹膜は薄いため, 最初の切開位置として最適である（図4-11, 図4-12）。

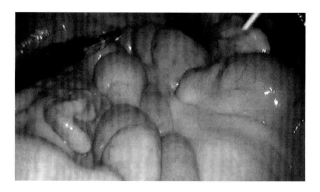

図4-7　小腸

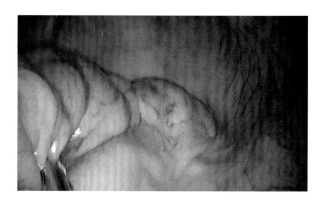

図4-8　骨盤腔

経験のシェア：術者は腹腔鏡器具と組み合わせた直腸指診によって腫瘍に触れることができ, 腫瘍の位置, 腫瘍の大きさ, および腫瘍の浸潤の深さを正確に判断することができる。

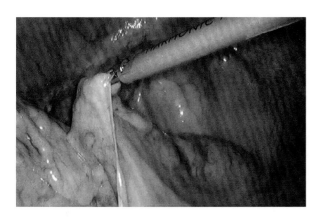

図 4-10　S 状結腸と間膜の長さの検索

経験のシェア：NOSES Ⅱを受ける患者においては，S 状結腸の長さは患者の体から引き抜かれるのに十分な長さであるべきだ。

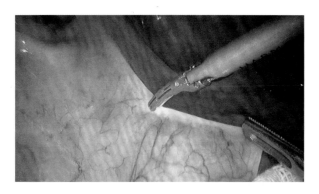

図 4-11　切離開始部位

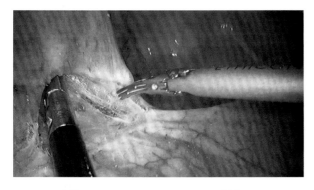

図 4-12　Toldt's space への侵入

操作スキル：(1) 白い疎性結合織は，右側の剥離面を意味する（図 4-12）。(2) 助手の 2 本の把持鉗子により直腸および下腸間膜血管を腸間膜と共に腹側に持ち上げて，骨盤腔および下腸間膜動脈を露出させる。

2. 下腸間膜血管の切離

　下腸間膜動脈および下腸間膜静脈は，（助手に）S 状結腸間膜を左側に挙上させて露出する。次に，腹膜切開のウィンドウを下腸間膜血管の左側に向けて鈍的に剥離し，血管茎を内側および外側で切開露出する（図 4-13）。術者は把持鉗子で血管茎を腹側に挙上し，鉗子先端または超音波メスを用いて腹膜切開のウィンドウを拡げる。左尿管と性腺血管を明瞭に露出し，保護しなければならない。その後，ガーゼを S 状結腸間膜の背側に置く（図 4-14, 図 4-15）。次に，下腸間膜血管周囲の組織を十分に剥離し，クリッピングと切離を行う（図 4-16, 図 4-17）。

3. 直腸間膜の授動

　下腸間膜血管を切離した後，尿管および性腺血管を確認・温存しながら（図 4-19），切離した下腸間膜血管の背側で内側から外側方向への S 状結腸間膜授動を右の総腸骨動脈（図 4-18）レベルまで行う。次いで骨盤内へ操作を進める。直腸間膜を前方に圧排してその背側を剥離し，仙骨前面を近位から遠位へ授動する。下腹神経および遠位側骨盤神経叢を注意深く確認し温存する（図 4-20, 図 4-21）。仙骨前のスペースを，鋭的あるいは鈍的に剥離する。骨盤内の直腸間膜授動を，腫瘍下縁より 5cm 遠位まで進める。

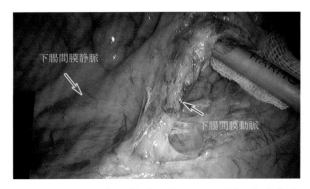

図4-13　下腸間膜動脈根部周囲のリンパ節を郭清する

手術スキル：ガーゼを超音波メスの先端に置くことで，鈍的切開の効率が高まる。

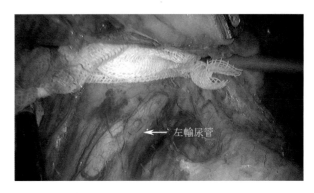

図4-14　ガーゼはS状結腸間膜背側に配置されている

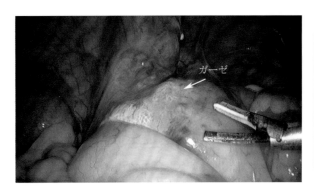

図4-15　S状結腸間膜を通してガーゼがはっきり見える

ガーゼの使用法のヒント：左尿管と性腺血管を識別して保護するために，ガーゼパッドをS状結腸の裏側に置く（図4-15）。

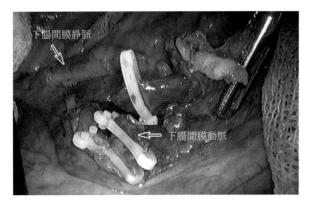

図4-16　下腸間膜動脈をクリップして切離する

経験のシェア：（1）下腸間膜動脈根部周囲のリンパ節に対して一括切除を行うべきである。（2）下腸間膜動脈が静脈の近くにある場合は，一緒にまたは別々にクリップすることができる。

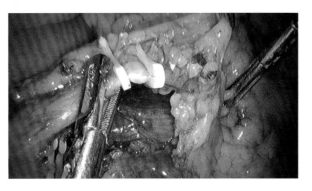

図 4-17　下腸間膜静脈をクリップして切離する

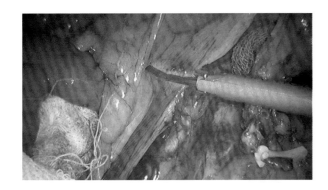

図 4-18　S状結腸間膜を内側から外側へ連続的に授動する

経験のシェア：メソシグモイドはあまりに解剖されるべきではない。それはS状結腸の動員の程度を増加させ，さらなる手術を妨げるおそれがある。

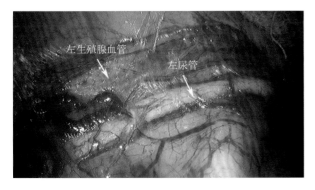

左生殖腺血管
左尿管

図 4-19　尿管と性腺血管が露出して温存されている

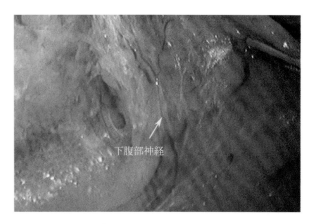

下腹部神経

図 4-21　仙骨前のスペースを中央から左側へ拡げる

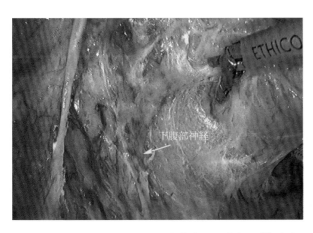

下腹部神経

図 4-20　仙骨前のスペースを中央から左側へ拡げる

4. 直腸右側の切離

　膀胱（男性患者）または子宮（女性患者）を，左下腹部トロッカーからの把持鉗子を用いて腹側に挙上する。直腸間膜背側を十分に授動したうえで，直腸右側は背側から前方へと連続的に剥離しなければならない（図 4-22）。直腸を，左上腹部からの把持鉗子で緩やかに骨盤の左方に牽引する。術者は直腸の右側の腹膜を腹膜翻転部に向けて切開し，さらに翻転部腹膜を左側まで切開しておく（図 4-23）。直腸間膜の授動を腫瘍の 5cm 遠位まで進める。

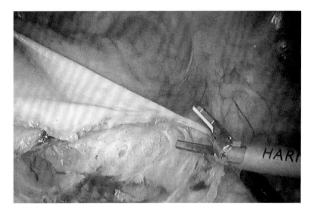

図 4-22　直腸間膜右側の切離

5. S 状結腸から直腸左側の切離と授動

　S 状結腸外側の癒着を切離し，S 状結腸を完全に授動する（図 4-24）。助手が S 状結腸を右側に牽引し，授動を尾側から頭側へと進める（図 4-25）。結腸脾弯曲の授動は，直腸癌切除術のほとんどの症例で必要ない。その後術者は直腸左側を腹膜翻転部に向けて切開する（図 4-26）。

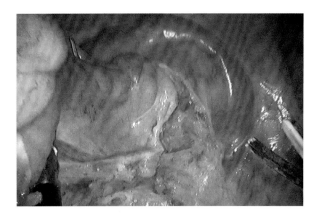

図 4-23　腹膜翻転部を右側から左側に切開する

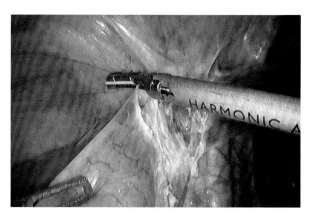

図 4-24　S 状結腸外側の癒着を切離し授動する

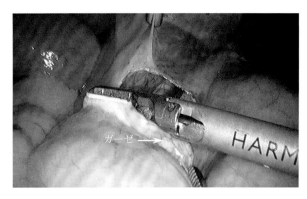

ガーゼ

図 4-25　S 状結腸間膜を外側から内側に授動する

> ガーゼの使用法のヒント：尿管または生性腺血管の損傷を避けるために，S 状結腸の背側にガーゼパッドを置く。

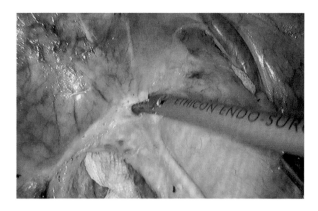

図 4-26　直腸間膜の左側を頭側から尾側へ切開する

6. 遠位直腸切離

　腹膜翻転部で腹膜を切開すると，精嚢（男性患者）（図4-27a）または膣後壁（女性患者）（図4-27b）を露出できる。直腸を骨盤背側方向に牽引することで直腸前方のスペースにテンションがかかり，剥離層の認識および切離が容易になる。直腸の前壁を腫瘍下縁の5cm遠位に向け授動する。直腸間膜を直腸右壁から切離していくが（図4-28），その際直腸壁の損傷に注意する。同様に，直腸間膜を左側から切離して直腸壁を露出し（図4-29），直腸背側で右側からの切離線と連続させる（図4-30）。

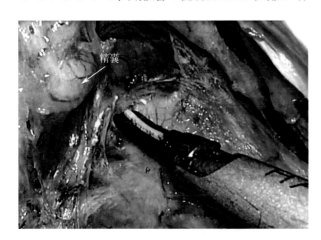

図4-27a　直腸前壁の剥離（男性）

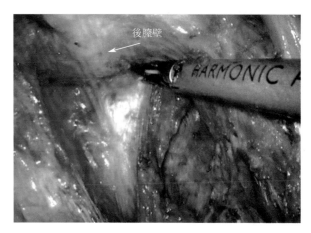

図4-27b　直腸前壁の剥離（女性）

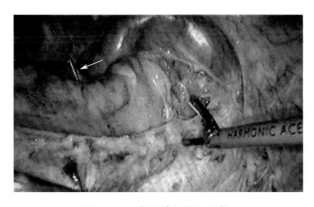

図4-28　直腸壁右側の切離

経験のシェア：銀製のクリップは，腫瘍の位置を示すために使用することができる。

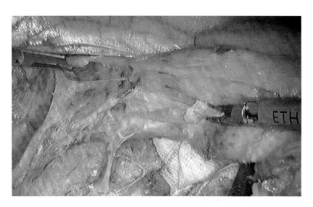

図4-29　直腸壁左側の切離

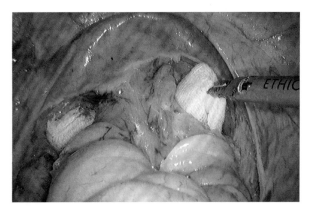

図4-30　ガーゼが直腸の背側に置かれている

経験のシェア：(1) 術者は直腸の下に小さなガーゼを置いて，直腸の両側を同じ高さにすることができる（図4-30）。(2) 直腸の腸壁の露出長は吻合を行うのに十分な長さでなければならない。

7. S状結腸およびS状結腸間膜近位部の切離

S状結腸を左側に牽引し，S状結腸間膜を展開する。ガーゼをS状結腸間膜の背側に配置する（図4-31）。間膜切離範囲および近位側結腸切除レベルを視覚的に測定する。S結腸間膜を，下腸間膜血管に沿って腸管壁に至るまで切開する。S状結腸への血管分枝を結紮切離する（図4-32）。S状結腸壁を約2cm露出することが望ましい（図4-33）。遊離されたS状結腸の長さは，肛門から標本を摘出するのに十分でなくてはならない。

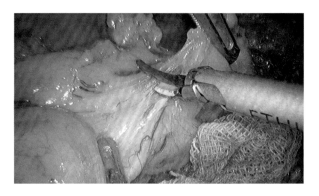

図4-33　S状結腸の腸管壁が露出されている

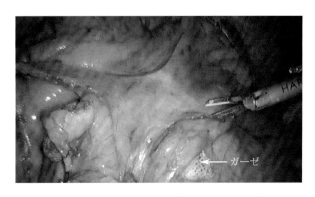

図4-31　S状結腸間膜は腸壁に至るまで切開する

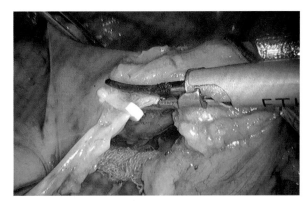

図4-32　S状結腸血管をクリップして切離する

【標本摘出および消化管再建】

1. 標本摘出

肛門を愛護的に拡張した後，ポビドンヨードガーゼを腫瘍下縁付近の直腸内に挿入する（図4-34）。助手は，直腸切開時に腸内容物が腹腔に漏出するのを防ぐために，鏡視下用吸引管を保持している必要がある。術者は超音波切開装置で，腫瘍の2cm肛門側の直腸壁を切開する（図4-35）。その後，滅菌プラスチックスリーブを肛門を通して骨盤腔に導入する（図4-36）。標本は，経肛門的に摘出する前に滅菌プラスチックスリーブに収める（図4-37）。大きなクランプ鉗子を肛門から腸管内に挿入し，標本の断端を把持して愛護的に体外に引き抜く。標本を引き抜いた状態で，体外操作を行う。必要であれば間膜を血流の良好な部位で再度処理してS状結腸を切離し，標本が摘出される（図4-38）。

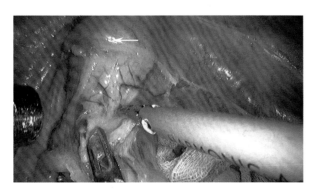

図 4-34　ポビドンガーゼを直腸内に挿入

手術スキル：直腸に導入されたポビドンガーゼは，直腸内腔を消毒し，腹腔鏡下で直腸を切開する位置を選択するために利用可能である。

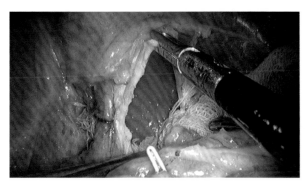

図 4-35　直腸を腹腔内で超音波切開装置にて切断する

手術スキル：こぼれた腸内容物の場合には，適切な吸引力が体液および他の破片を除去するために利用可能であるべきだ。　さらに，ポビドンガーゼはまた，腹部の汚染の危険性を減らすために直腸の切り株を消毒するために使用できる。

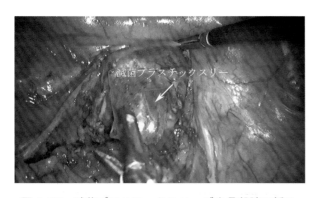

図 4-36　滅菌プラスチックスリーブを骨盤腔に挿入

手術スキル：滅菌プラスチックスリーブは，肛門からの標本摘出を円滑にし，腫瘍細胞播種のリスクを最小限に抑えるために利用可能である。

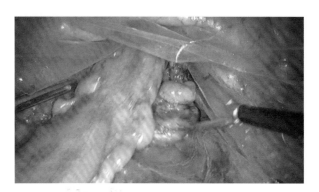

図 4-37　標本を肛門から引き出す

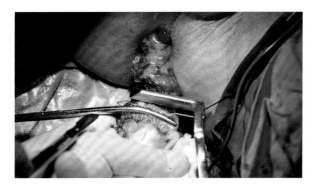

図 4-38　直腸上部は体外で切離する

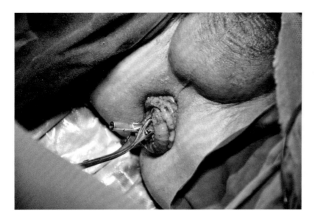

図 4-39　アンビルを腸管腔に挿入し，巾着縫合で固定

2. 消化管再建

　アンビルを腸管内に挿入し，巾着縫合で固定する。その後，S状結腸を腹腔内に還納する（図4-39）。再気腹するために，助手が肛門をブロックする。直腸洗浄を，細胞傷害性溶液（例えば1％ポビドンヨード，1 000mL）を用いて行う。右下腹部トロッカーから挿入した 60mm のリニアステイプラーを使用して，直腸開口部を閉鎖する（図4-40）。

　サーキュラーステイプラーを直腸に挿入し，センターロッドを直腸縫合線の際から出す（図4-41）。センターロッドとアンビルをドッキングさせた後，周囲の組織を吻合部に挟みこんでいないか確認する必要がある（図4-42）。近位および遠位リングの完全性を確認することと，エアリークテストで縫合不全の有無をチェックする（図4-43）。通常，吻合部近傍の骨盤腔両側にドレーンを留置している（図4-44）。

【腹壁と標本】

　（図4-45, 図4-46）

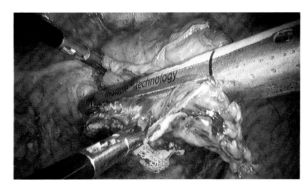

手術スキル：術者は直腸の長軸に対してできるだけ直角に鏡視下用リニアステイプラーを導入し，直腸を頭側に牽引してファイアする。ステープラーの1つ目のカートリッジで直腸を切り切れなかった場合は，最初の縫合線の肛門側と重なるように2回目をファイアする。

図 4-40　開いている直腸断端を 60mm のリニアステイプラーで閉鎖する

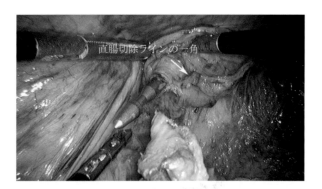

直腸切除ラインの一角

図 4-41　センターロッドをステイプルラインの片側の端から突き

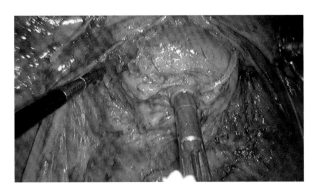

図 4-42　端々吻合が行われている

手術スキル：サーキュラーステイプラーのセンターロッドとアンビルがドッキングしたら，結腸と腸間膜のねじれを確認する必要がある。

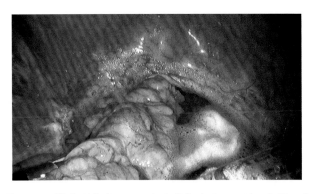

図 4-43　縫合不全をチェックするためのエアリークテスト

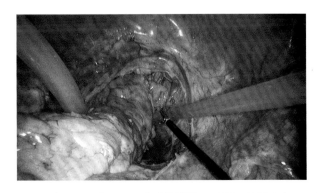

経験のシェア：骨盤腔を生理食塩水で満たし，吻合部の口側腸管をクランプした状態で，直腸から空気を注入してリークテストが行われる。

図 4-44　ドレナージチューブが骨盤腔の両側に配置されている

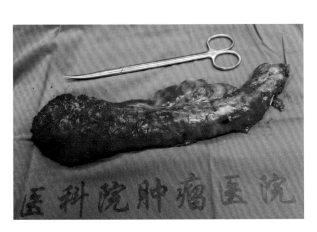

図 4-45　直腸標本

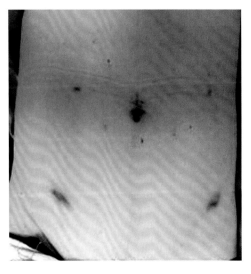

図 4-46　腹壁の外観

4.4　操作に関連する要点

【「Risk Triangle」の概念】

　直腸切除における「risk triangle」とは,吻合後の直線ステープルライン（リニアステイプラーによって形成される）と円形ステープラーライン（サーキュラーステイプラーによって形成される）の交点を指す。ステープルの重なりによって吻合部の片側または両側に「risk triangle」が形成され,不完全な吻合および縫合不全につながりやすい（図4-47,図4-48）。低位および超低位吻合では,縫合不全のリスクを最小限に抑えるために,「risk triangle」に「8の字型」縫合を行う。

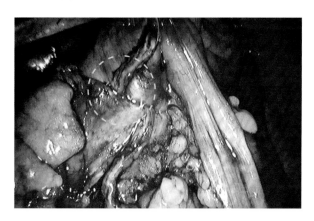

図4-47　腹腔側から見た「risk triangle」

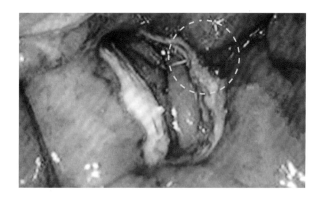

図4-48　腸管内腔側から見た「risk triangle」

【Denonvilliers筋膜の切除におけるテクニックの要点】

　Denonvilliers筋膜の適切な切除は,直腸切除術での全直腸間膜切除（TME）における最も困難な部分かもしれない。術中の不適切な操作は直腸壁の損傷を容易に引き起こし,環状切離断端陽性および性機能不全に関連する血管神経束の損傷につながる。したがって,腹腔鏡下直腸切除術においては,重要なDenonvilliers筋膜の解剖学的構造を理解する必要がある（図4-49）。この筋膜は,薄くてしっかりした結合組織からなる中隔,すなわち,男性における直腸膀胱中隔,女性の直腸膣中隔である。男性の場合,筋膜は膀胱,前立腺,精嚢と直腸の間に位置する。女性の場合,筋膜は膣後壁と直腸の間に位置する。この筋膜は,上方は腹膜翻転部から下方は会陰腱までで,直腸間膜の両側と癒合する。

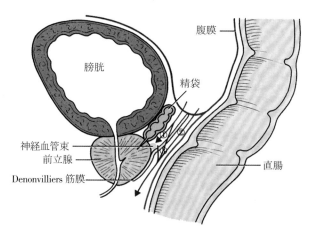

図4-49　Denonvilliers筋膜

　筋膜の両側に泌尿生殖器を支配する神経束があり,この組織の損傷は性機能障害をもたらす。したがってTMEの際,腫瘍がこの筋膜に浸潤していない場合は,骨盤自律神経を保護するため,Denonvilliers筋膜の背側で切離を行うべきである。腫瘍がこの筋膜に浸潤している場合は,Denonvilliers筋膜の腹側を剥離し,この筋膜を切除することを推奨する。また,前立腺被膜とこの筋膜は密着しているため,ここでの剥離は出血を引き起こしやすい。

【結腸直腸手術における3D腹腔鏡の適用】

　現在,腹腔鏡は結腸直腸手術で広く使用されている。この技術の安全性,ならびに短期および長期成績における有効性が十分に研究されている。従来の腹腔鏡手術では,術者は,「motion parallax」,「occlusion effect」,または「perspective projection」によって臓器の解剖学的構造および位置を把握できる。初心者,特に3D解剖学的思

考が未熟な若い外科医は，操作上の誤りや組織の損傷を避けるために特に注意する必要がある。

　3D 腹腔鏡およびロボットの出現は，従来の 2D 腹腔鏡手術の欠点を克服し，術者が術野の奥行きを感じ，実際の術野が復元され，外科手術の精度を向上させられる。現在，私たちのチームは NOSES に 3D 腹腔鏡を導入し，この技術の多くの利点を評価してきた。(1) 術者は縫合・結紮などの操作をより正確かつ迅速に行うことができた（図 4-50）。3D 腹腔鏡にはいくつかの利点がある：

1. NOSES の高い技術的要求を容易にする。
2. 仙骨前腔の露出など，術野を明瞭に視認できることは，血管および神経の温存に寄与する。側方リンパ節郭清においては特に有利である。
3. 3D 腹腔鏡が手術の困難さを軽減し，手術時間を短縮することが，いくつかの研究で確認されている。
4. ロボティックアームの優れた安定性は振戦などの欠点を軽減し，人的資源をも節約できる。

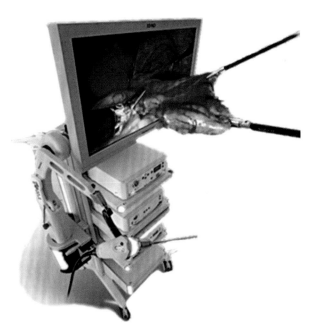

図 4-50　3D 腹腔鏡デバイス

【3D 腹腔鏡技術の欠点は次のとおりである】

　30° デュアルレンズは視野角を変えるために回転させることができないので，双眼画像の原理に従わない。したがって，骨盤内操作中に術野を完全に視認することは困難である。

　また初期の 3D 腹腔鏡は不完全な構造のために疲労が生じやすいが，新しい 3D 腹腔鏡ではこの欠点を克服できる。結論として，最小限の体壁破壊と最大の患者利益が低侵襲手術の目標であり，3D 腹腔鏡と NOSES の融合は，独自の魅力をもって完璧な低侵襲手術を可能にするであろう。

経膣標本抽出による腹腔鏡下
中部直腸癌切除（NOSES Ⅲ）

【はじめに】

NOSES Ⅲ は主にやや大きな直腸腫瘍を有する女性患者に適用される。NOSES Ⅲ の主なステップには，膣から標本を摘出すること，体外で標本を切離すること，および完全腹腔鏡下のS状結腸－直腸吻合が含まれる。

NOSES Ⅱ と比較して，NOSES Ⅲ の主な違いは次のとおりである。

(1) 腸管を腹腔内で開放する必要が無く，無菌手術の原則をより良好に満たす。

(2) 術前に，より徹底した膣洗浄が必要である。

(3) 膣の良好な伸展性により，NOSES Ⅲ の適応は NOSES Ⅱ よりも広いが，女性患者のみに限定される。NOSES Ⅲ と従来の腹腔鏡下直腸切除術との間には違いがあるが，この技術は外科医が明確な解剖学的理解と確かな手術手技を有する限り，完全に合理的かつ安全で，実現可能性がある。

5.1　適応症および禁忌事項

【適応症】

（図 5-1 〜図 5-3）

1. 中部直腸腫瘍を有する女性患者である。
2. 腫瘍の長径は 3 〜 5cm。
3. 漿膜浸潤のない腫瘍。
4. S状結腸および腸間膜の長さが，標本を引き出すのに十分である。

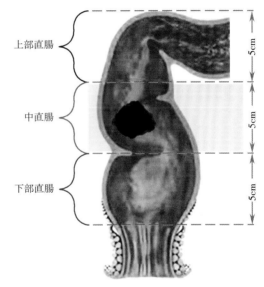

図 5-1　NOSES Ⅲ に適した腫瘍局在

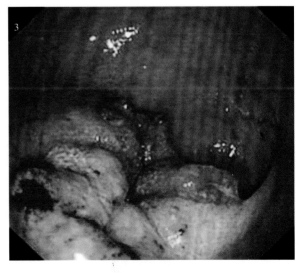

図 5-2　大腸内視鏡検査：腫瘍は肛門縁から 8cm に
存在する隆起型で，最大径 3.5cm

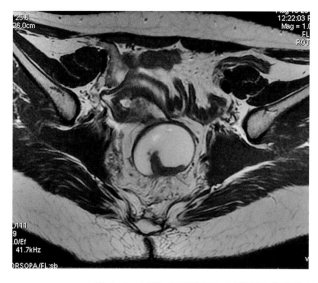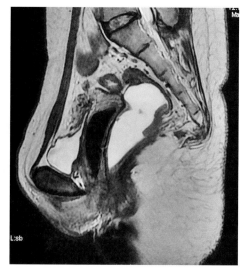

図 5-3　MRI：深達度 T2 の腫瘍は歯状線から 5.0cm 口側で，最大径 3.5cm

【禁忌事項】

1. 膣から摘出するのが困難な大きな腫瘍。
2. S 状結腸と腸間膜の長さが短すぎて引き出すことができない。
3. 高度肥満（BMI>35kg/m^2）。

5.2　麻酔，患者の配置，トロッカー配置および手術チームポジショニング

【麻酔】

　全身麻酔。硬膜外麻酔は併用する場合としない場合がある。

【患者体位】

　Modified lithotomy position で，右大腿部を水平に近くする（図 5-4）。

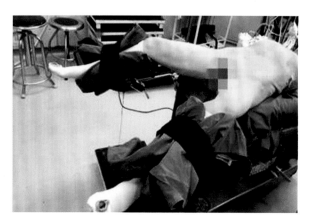

図 5-4　患者の体位

【トロッカー位置】

1. 腹腔鏡用のトロッカー A（10mm）：臍部。
2. 術者用のトロッカー B（12mm）：右上前腸骨棘と臍の間の外側 1/3 の部位。
3. 術者用のトロッカー C（5mm）：臍の高さで約 10cm 右側。
4. 助手用のトロッカー D（5mm）：臍と左上前腸骨棘との間の外側 1/3 の部位。
5. 助手用のトロッカー E（5mm）：臍の高さで腹直筋左縁（図 5-5）。

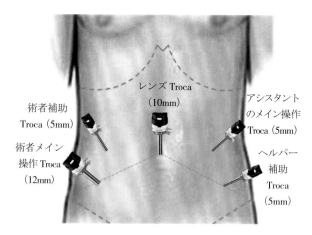

図 5-5　NOSES Ⅲ のトロッカーの位置

【チームのポジション】

　術者は患者の右側，助手は患者の左側に立ち，スコピストは術者と同じ側に位置する（図 5-6）。

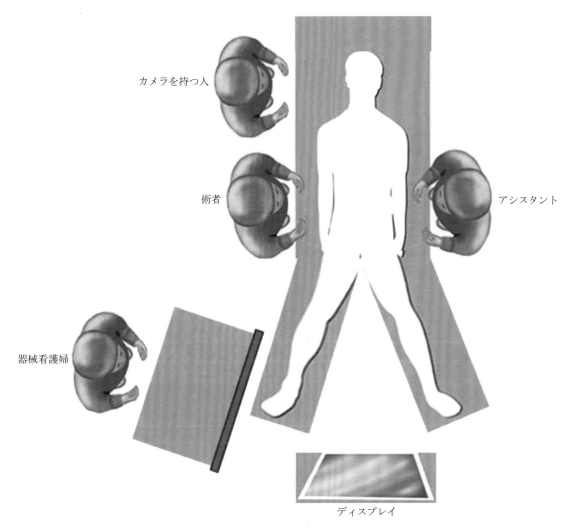

カメラを持つ人

術者

アシスタント

器械看護婦

ディスプレイ

図 5-6　外科医の配置

【NOSES Ⅲ特定の手術器具】

トロッカー（1 × 10mm, 1 × 12mm, 3 × 5mm）	5
解離装置（超音波メス）	1
内視鏡ステープラー（直線リニアカッター, 60mm）	1
円形ステープラー（29mm）	1
無菌ビニールセット	1
腹腔鏡下解剖器具	1
腹腔鏡下無損傷組織ピン	2-3

5.3　操作手順とスキル

【腹腔内検索と手術のプランニング】

　詳細な術前検査と手術プランの検討に基づいて，術中検索は主に 3 つのステップを踏む：

1. 腹腔内全体の検索

　腹腔鏡を臍部ポートから挿入し，重大な異常を見落とさないために，右上腹部から時計回りに腹腔内全体を検索することを推奨する。肝臓，胆嚢，胃，脾臓，大網，結腸，小腸および骨盤および腹水の有無を観察する。（図 5-7）。

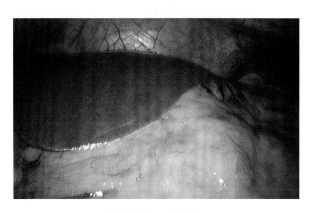

図 5-7　肝臓と大網

2. 腫瘍の検索

　中部直腸癌は腹膜翻転部の口側に位置する（図5-8）。外科医は術前大腸内視鏡検査で腫瘍の位置,腫瘍径および深達度を正確に診断しなければならない（図5-8）。

3. 解剖学的構造の検索

　切除範囲をより正確に決定するためS状結腸から直腸の腸間膜および血管の解剖学的構造を評価する（図5-9～図5-11）。

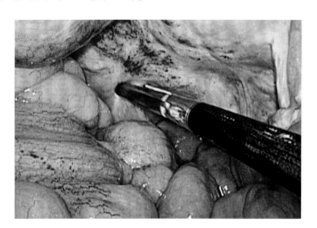

図5-8　腫瘍の詳細な検索

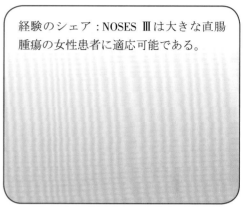

経験のシェア：NOSES Ⅲ は大きな直腸腫瘍の女性患者に適応可能である。

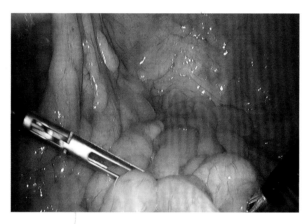

図5-9　S状結腸および間膜の長さの評価

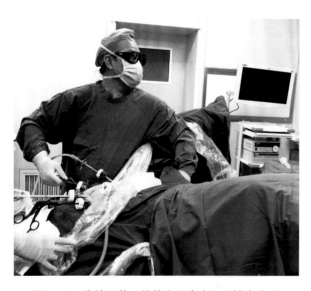

図5-10　後膣円蓋の状態を双方向から検索する

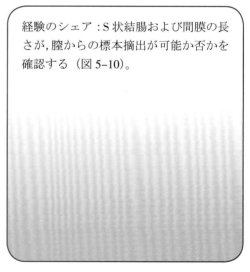

経験のシェア：S状結腸および間膜の長さが,膣からの標本摘出が可能か否かを確認する（図5-10）。

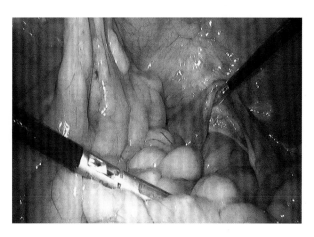

図 5-11　腹腔内からの後膣円蓋観察

【切離と授動】

1. 切離操作の開始

　臍部トロッカーからの気腹が確立した後，4 つのトロッカーを前述の位置に留置する。小腸を術野から排除するために患者を頭低位にする。切離操作は岬角から 3 ～ 5cm 尾側へ腹膜を切開し，そこから頭側に向かうことから開始する。

　白いハニカム状の組織は右側の切離面を意味する（図 5-12 ～図 5-14）。しばしば，左結腸～ S 状結腸を授動した際に，下腹神経を容易に視認する事ができる（図 5-15）。

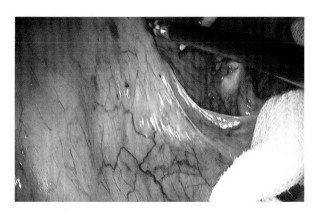

図 5-12　切離部位の展開

> 協力スキル：子宮を挙上することで，骨盤内でのこれらの解剖学的位置関係を検索できる。直腸と下腸間膜血管を助手に 2 本の鉗子で腸間膜とともに腹側に持ち上げさせ，切離部位を明確に露出させる（図 5-12）。

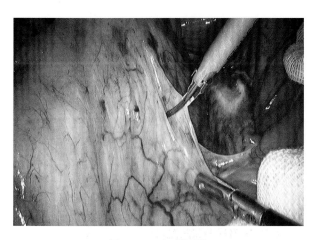

図 5-13　切離開始

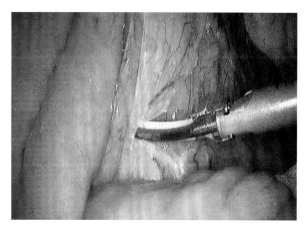

図 5-14　Toldt's space への侵入

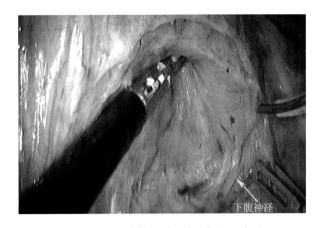

図 5-15　下腹神経が明瞭に視認できる

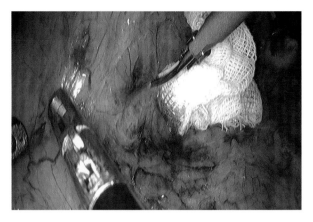

図 5-16　血管茎を内側および外側へと剥離する

2. 下腸間膜血管の切離

　術者は把持鉗子で下腸間膜血管を把持して腹側に挙上する。腹膜切開のウィンドウを，鈍的・鋭的に下腸間膜静脈の左側まで拡げ，血管茎を内側および外側で切開露出する（図 5-16）。ガーゼを超音波メスの先端付近に置いて，鈍的剥離に効率的に使用することもできる。（図 5-17）内側から下腸間膜血管の背側への剥離を進め，左尿管と性腺血管を慎重に確認する（図 5-18）。尿管および性腺血管の損傷を避けるために，S 状結腸腸間膜の背側にガーゼパッドを配置してもよい。（図 5-19）S 状結腸間膜を内側に戻すと，間膜上から小ガーゼを透見することができる。下腸間膜動脈根部周囲のリンパ節を郭清する（図 5-20）。出血を避けるために，下腸間膜動脈を 1.0 ～ 1.5cm にわたり露出する（図 5-21，図 5-22）。下腸間膜血管茎左側の腹膜を切開してスペースを作成したのちに，下腸間膜動脈根部および静脈を 2 重にクリップする（図 5-23，図 5-24）。

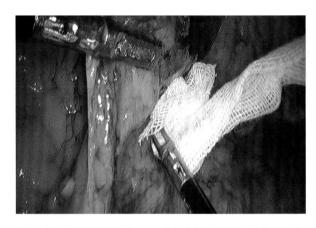

図 5-17　腹膜切開のウィンドウを鈍的剥離により拡げる

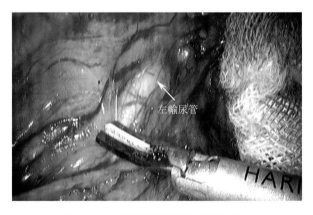

左輪尿管

図 5-18　左尿管が明瞭に確認できる

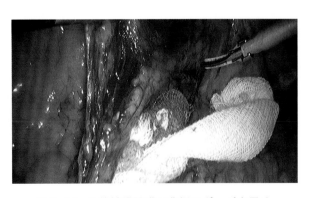

図 5-19　S 状結腸間膜の背側にガーゼを置く

協力スキル：直腸および下腸間膜血管を，助手の 2 本の把持鉗子によって腸間膜とともに腹側に挙上し，骨盤腔および下腸間膜動脈を露出させる。

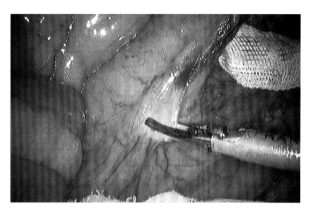

図 5–20　下腸間膜動脈根部周囲のリンパ節を郭清する

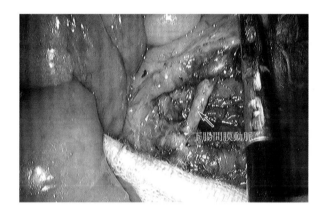

図 5–21　下腸間膜動脈を 1.0–1.5cm にわたり露出する

手術スキル：下腸間膜動脈は解剖学的に下腸間膜静脈に近い場合があり，それらを結紮できる。

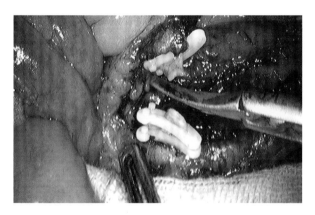

図 5–22　下腸間膜動脈が切離された

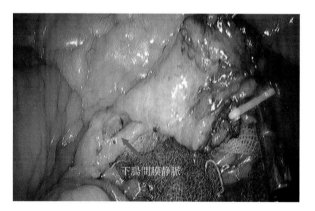

図 5–23　下腸間膜静脈を露出する

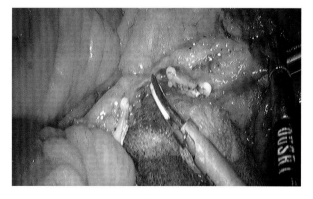

図 5–24　下腸間膜静脈を結紮して切離する

3. 直腸間膜の切離

　下腸間膜血管を切離した後,術野の明瞭な展開のために,助手は左上腹部トロッカーからの把持鉗子で,下腸間膜血管切離端付近の腸間膜を腹側左方に緩やかに牽引する。次に,尿管および性腺血管を確認・温存しながら(図5-26),内側から外側方向へのS状結腸間膜授動を左総腸骨動脈(図5-25)レベルまで行う。S状結腸間膜の背側にガーゼを置いた後(図5-27),骨盤腔への操作を進める。直腸間膜を前方に圧排してその背側を剥離し,仙骨前面を近位から遠位へ授動する(図5-28)。

4. 直腸右側の切離

　膀胱(男性患者)または子宮(女性患者)を,左下腹部トロッカーからの把持鉗子を用いて腹側に挙上する。直腸を左上腹部からの把持鉗子で緩やかに骨盤の左方に牽引する(図5-29)。術者は直腸の右側の腹膜を腹膜翻転部に向けて切開しさらに左側まで切開しておく(図5-30)。直腸間膜を腫瘍の5cm遠位まで授動する。

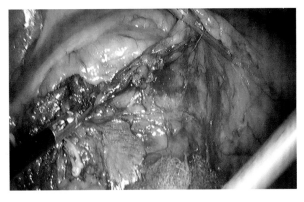

図5-25　S状結腸間膜を内側から外側へ連続的に授動する

> 経験のシェア:S状結腸の辺縁血管は慎重に保護しなければならない。この血管の損傷は吻合部への血液供給を減少させるおそれがある。

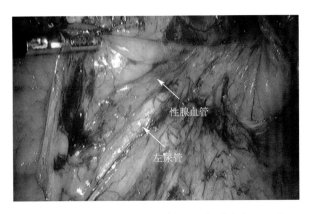

性腺血管

左尿管

図5-26　尿管と性腺血管が露出し保護されている

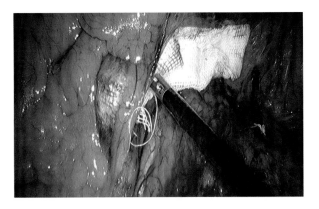

図5-27　S状結腸間膜の背側にガーゼを置く

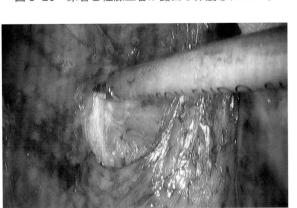

図5-28　仙骨前スペースの近位から遠位への授動

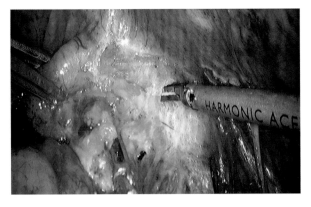

図5-29　直腸間膜右側の授動

5．S状結腸から直腸左側の切離と授動

　S状結腸外側の癒着を切離し，S状結腸を完全に授動する（図5-31）。助手はS状結腸を右側に牽引する。尿管の上に配置したガーゼがS状結腸間膜からはっきりと透見される（図5-32）。そこで外側腹膜の切開を頭側に進めるべきである。結腸脾弯曲の授動は，直腸癌切除術の大部分の症例で必要ない。その後，術者は直腸左側の切開を腹膜翻転部に向けて進める（図5-33，図5-34，図5-35）。

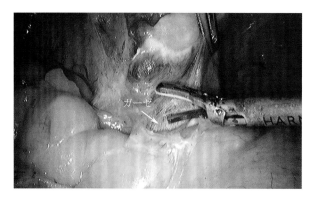

図5-32　S状結腸間膜を外側から内側へ授動する

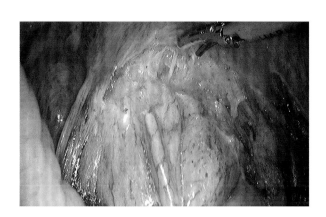

図5-30　腹膜翻転部を右側から左側へ切開する

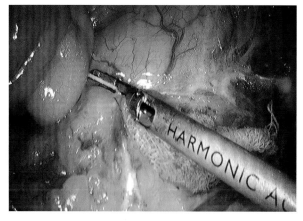

図5-33　直腸間膜左側を尾側から頭側へ切開する

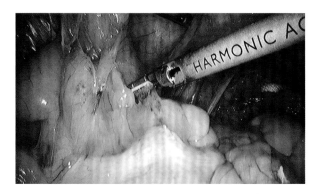

図5-31　S状結腸外側の癒着を切離している

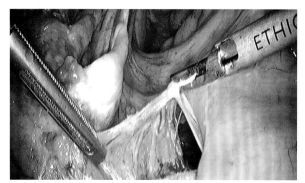

図5-34　直腸間膜左側を頭側から尾側へ切開する

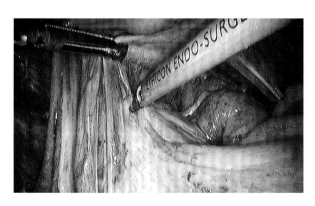

図5-35　腹膜翻転部を左側から右側へ切開する

経験のシェア：ほとんどの場合，このテクニックでは脾弯曲を授動する必要はない。

6．遠位直腸切離

　直腸を骨盤背側に牽引することで直腸前方のスペースにテンションがかかり，剥離層の認識および切離が容易になる。直腸の前壁を腫瘍下縁の3-5cm遠位まで授動する（図5-36）。直腸右側に張力を加えつつ，設定した遠位側切離ラインで直腸間膜を直腸右壁で切離するが，その際直腸壁の損傷に注意する。同様に，直腸間膜を左側から切離して直腸壁を露出し，直腸背側で右側からの切離線と連続させる。

7．S状結腸およびS状結腸間膜近位部の切離

　S状結腸を左側に牽引し，S状結腸間膜を展開する。ガーゼがS状結腸間膜の背側に配置されている。間膜切離範囲および近位側結腸切除レベルを視覚的に測定する。S状結腸間膜を腸管壁に至るまで切開する（図5-37）。S状結腸への血管分枝を結紮切離する（図5-38）。経腟的標本摘出を容易にするため，S状結腸壁を約2～3cm露出することが望ましい。

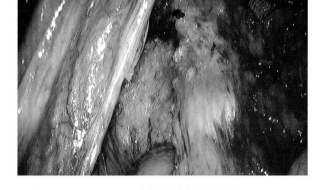

図5-36　直腸前壁を露出する

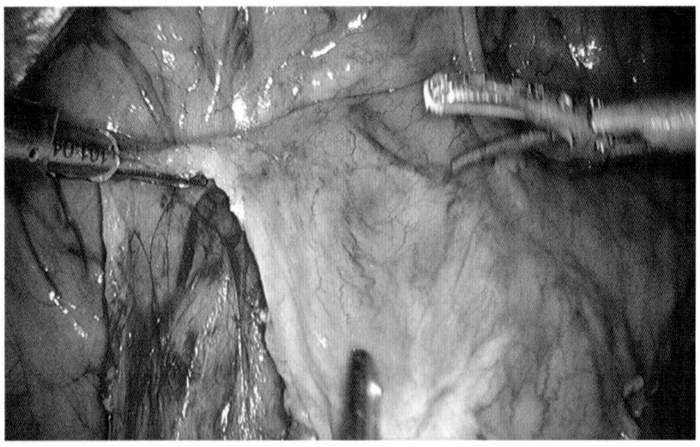

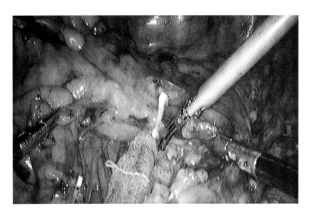

図5-37　S状結腸間膜が腸管壁まで切開されている

> 経験のシェア：S状結腸の分離された長さは5～7cmであるべきであり，これは腟からの標本抽出を容易にすることができた。

図5-38　S状結腸血管をクリップして切離する

【標本摘出および消化管再建】

1．標本摘出

　長い腸管把持鉗子で腫瘍のすぐ肛門側を把持したのち，直腸洗浄を行う。次に，直腸の長軸に対してできるだけ直交するように内視鏡手術用リニアステイプラーを導入し，直腸を頭側に牽引しながらステイプリングを行う（図5-39）。次いで，細胞障害性溶液（例えば，1％ポビドンヨード500mL）で，経腟的に留置したカテーテルを用いて腟洗浄を行う。膀胱リトラクターを腟内に挿入し，その先端が後腟円蓋を支えるようにする（図5-40）。執刀医は，超音波凝固切開装置を用いて後腟円蓋を切開する（図5-41）。その後，滅菌プラスチックスリーブを経腟的に骨盤腔に導入する（図5-42）。標本を滅菌プラスチックスリーブに収めた後，経腟的に摘出する。大きなクランプ鉗子を経腟的に挿入し，標本の片側の端をしっかりと把持して，患者の体外へ愛護的に標本を引き出す（図5-43）。体外操作を行い時，必要であれば間膜を再度処理して，血流の良好な部位でS状結腸を切離する。標本を体外に摘出する（図5-44）。

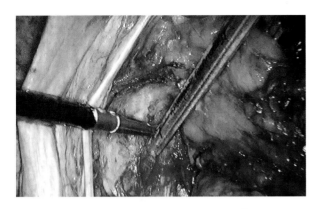

図 5-39　内視鏡手術用リニアステイプラーで
遠位切離線を切断する

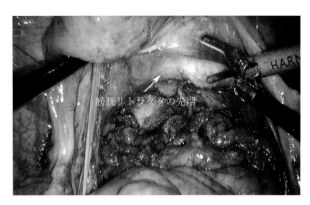

図 5-40　膀胱リトラクタが膣内に挿入され,
後膣円蓋を支持している

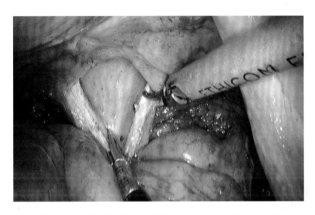

図 5-41　腹膣側から後膣円蓋に小切開をおく

経験のシェア：3cm の膣切開が利用可能であり，それは穏やかな拡張の後に 5 ～ 6cm に拡大される。

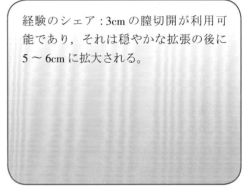

経験のシェア：滅菌プラスチックスリーブは,腫瘍細胞または腸によるあらゆる汚染を減らすために必要かつ重要であり，かつそれはまた標本抽出を容易にする。

図 5-42　滅菌プラスチックスリーブを膣を通して骨盤膣内に挿入する

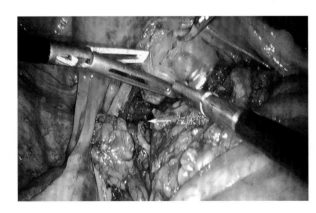

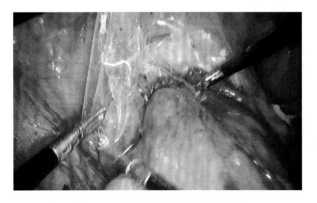

図 5-43　膣から標本を摘出する

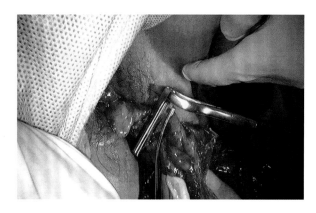

手術スキル：標本摘出の際,助手は標本を優しく引っ張るべきであり,それは辺縁血管の損傷を回避することにつながる。

図 5-44　体外で S 状結腸の近位側を切断する

2. 消化管再建

　標本を切除した後，アンビルを S 状結腸断端に挿入し巾着縫合で固定する（図 5-45 から図 5-49 まで）。その後,S 状結腸を腹腔内に還納する。膣の切開孔は,再気腹するためにガーゼでブロックする。小骨盤腔を直腸断端を含め十分に洗浄する。我々は通常,細胞障害性溶液（最初に 1% のポビドンヨード 100mL を数回,次いで生理食塩水）を使用する。サーキュラーステイプ

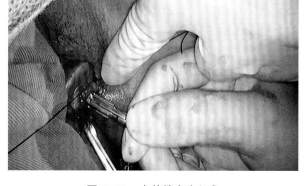

図 5-46　巾着縫合を行う

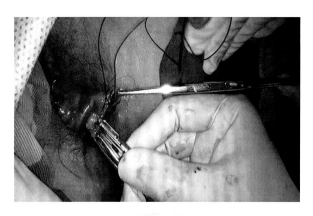

図 5-45　アンビルを体外で結腸断端に挿入する

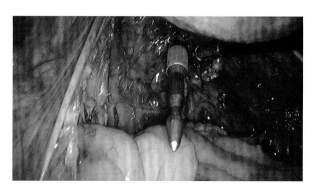

図 5-47　センターロッドが縫合線のわきから出ている

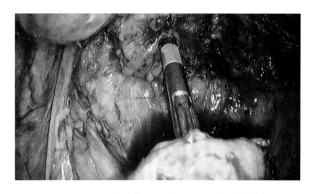

図 5-48　アンビルをセンターロッドに接続する

手術スキル：自動吻合器をファイアする前に,吻合部口側結腸の腸間膜にねじれがないことを確認する。

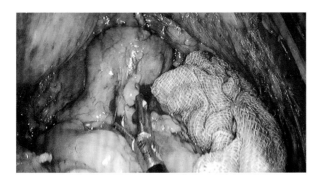

図 5-49 腹腔鏡下の端々吻合

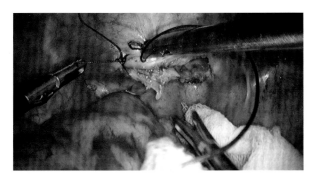

図 5-50 腹腔鏡下に腟切開口を閉鎖する

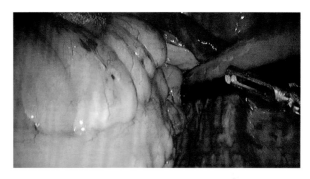

図 5-52 骨盤腟の右側に 1 本のドレナージチューブを留置

ラーを肛門から挿入してセンターロッドを縫合線のわきに出し，腹腔鏡下に端々吻合する（図 5-49）。この際周囲の組織（腟，骨盤側壁の組織）を吻合部に挟みこまないように，非常に慎重に行わなければならない。

腟切開口の閉鎖

腟切開口を腹腔鏡下に吸収糸で縫合閉鎖する（図 5-50）。次に，骨盤腟を 1 000mL の生理食塩水で洗浄する。通常，吻合部近傍の骨盤腟両側にドレーンを留置している（図 5-51 から図 5-54 まで）。

【腹壁と標本】

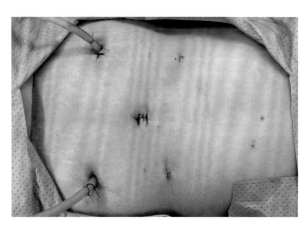

図 5-53 腹壁の外観

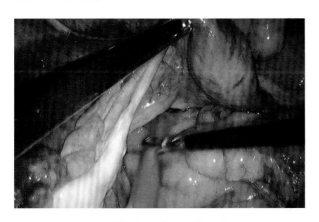

図 5-51 骨盤腟の左側に 1 本のドレナージチューブを留置

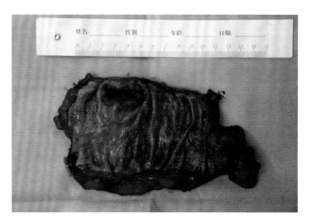

図 5-54 直腸標本

5.4 操作に関連する要点

【直腸周囲の神経の分布】

　直腸切除術においてその根治性を維持しながら骨盤の自律神経を温存することは,性機能および排尿機能を維持するうえで非常に重要である。Th11–12 および高位腰椎レベルの背髄由来の交感神経は,大動脈を取り囲み,上下腹神経叢（図5–55）へと続く。これは下腸間膜血管の背側に近接して腹部大動脈分岐部から岬角のレベルまで走行する。下腸間膜血管は,上下腹神経を見出すためのマーカーとなり得る。下腸間膜血管を処理する際には,腰内臓神経を損傷しないよう特別な注意を払うべきである。左右総腸骨動脈の間で,上下腹神経は左右の下腹神経に分岐する。下腹神経は,内腸骨動脈の内側を骨盤壁に沿って下行し,骨盤内臓神経（図5–56）と合流して骨盤神経叢と,それと識別が難しい lower plexus を形成する。

　神経叢は腹膜下に存在し,直腸,精嚢,前立腺および膀胱の外側に広がる。両側側方靱帯から2次分枝として直腸,前立腺,膀胱への神経叢と内腸骨動脈への分枝を形成する。神経叢の交感神経成分（図5–57, 図5–58）は,下腹神経および仙骨部交感神経節に由来し,副交感神経成分は第2–4仙骨レベルの骨盤内臓神経由来である。骨盤神経叢は直腸の1/3と隣接し,その分枝の一部は側方靱帯を構成する。骨盤神経叢の下角からは4つの枝が分岐し,異なる器官を支配する。直腸枝は直腸靱帯の主成分であり,尿管枝は尿管沿いで下腹神経と合流する。膀胱および前立腺枝は後側方に分布する。勃起神経は神経血管束前方を覆う Denonvilliers 筋膜の外側へと分布する。

　下腹神経は比較的太く,また固定されているので識別が容易である。骨盤内臓神経は比較的細く,直腸周囲の結合織で覆われている。副交感神経が陰茎の勃起を支配することを想起しなければならない。直腸切除に際し,側方靱帯の牽引で骨盤内臓神経は容易に

損傷され,勃起不全につながる。大動脈周囲および腸骨血管沿いのリンパ郭清では,下腹神経損傷をきたし易く,射精障害を引き起こす。さらに腹会陰式直腸切断術では,陰部神経およびその分枝の損傷,求心性繊維の切離により術後性機能障害を引き起こす可能性がある。開腹手術と比較して,腹腔鏡下手術は術野を明瞭に視認することができるため,神経を同定してその損傷を避けることに大きく寄与する。

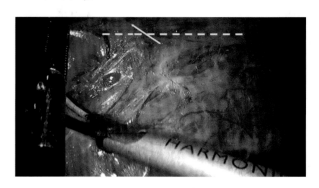

図5–55　右下腹神経とその分枝が露出されている

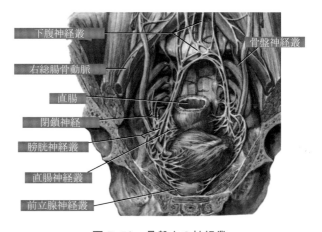

図5–56　骨盤内の神経叢

下腹神経叢
右総腸骨動脈
直腸
閉鎖神経
膀胱神経叢
直腸神経叢
前立腺神経叢
骨盤神経叢

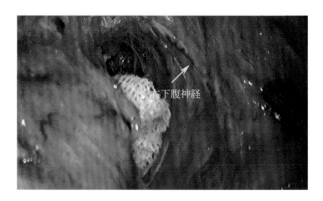

右下腹神経

図5–57　右下腹神経とその分枝

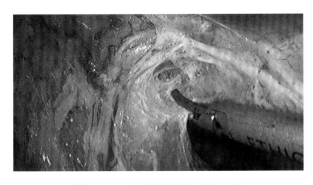

図 5-58　左下腹神経とその分枝

1.「新直腸」と前方切除後症候群の概念

　いわゆる新直腸は，一部または全ての直腸切除後の吻合で形成された新しい解剖学的構造を指す。直腸と同じ場所に存在しても，その構造と機能は大きく異なることがある。この現象を「新直腸」と呼んでいる（図5-59）。「新直腸」は血液供給，神経反射，蠕動，排便および排便を

コントロールする機能といった点で，自然の直腸とは異なる。直腸切除術を受けたほとんどの患者で，「新直腸」は糞便をある程度貯留する機能を有する。しかし，瘢痕の形成および腸管径の減少するので，「新直腸」の容量は有意に減少する。さらに元の直腸と比較して，「新直腸」の神経支配，蠕動および緊張はある程度変化し，そのコンプライアンスに変化をもたらす。その結果一部の患者は，「新直腸」形成後の前方切除後症候群を呈する。低位もしくは超低位での吻合を行う患者では，直腸機能障害を軽減するために骨盤自律神経を温存しなければならない。術中に細心の注意を払って操作することが，肛門括約筋の機能障害を減少させるであろう。さらに，術後の肛門括約筋収縮トレーニングおよび肛門周囲マッサージ療法は，前方切除後症候群の症状を最小限に抑える可能性がある。

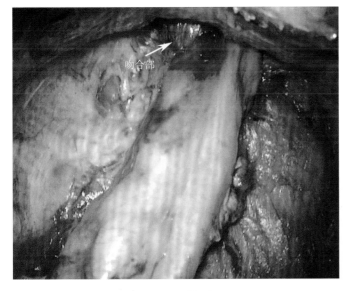

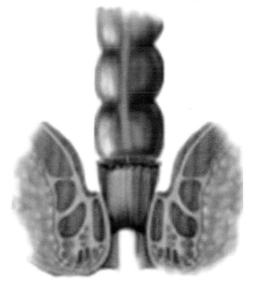

図 5-59　吻合後の「新直腸」

経肛門標本抽出による腹腔鏡下
上部直腸癌切除（NOSES Ⅳ）

【はじめに】

NOSES Ⅳは上部直腸と遠位 S 状結腸の小さな腫瘍に適用される。手術のステップは体内での標本切除，経肛門的標本摘出，および完全腹腔鏡下の S 状結腸─直腸吻合という 3 つの段階である。従来の腹腔鏡手術と比較して，NOSES Ⅳは腫瘍学的に適切な切除が可能であるだけでなく，腹壁の切開を最小限に抑える利点がある。

6.1 適応症および禁忌事項

【適応症】

（図 6-1，図 6-2 と図 6-3）

1. 腫瘍は上部直腸，直腸 S 状部，および遠位 S 状結腸に位置する。
2. 腫瘍の長径は 3 cm 未満。
3. 腫瘍が漿膜浸潤していない。

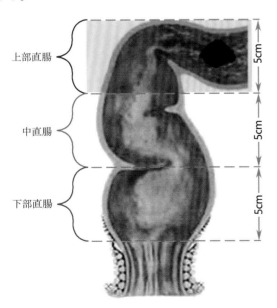
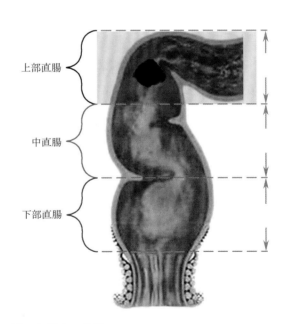

図 6-1　NOSES Ⅳに適した腫瘍の位置

【禁忌事項】

1. 肛門から摘出するのが困難な大きな腫瘍。
2. 直腸間膜が高度に肥厚している。
3. 高度肥満患者（BMI>35 kg/m^2）。

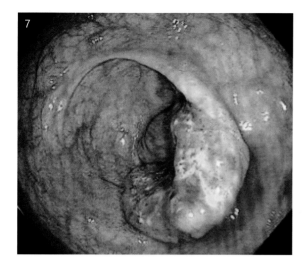

図 6-2　大腸内視鏡検査:腫瘍は肛門より 12cm
口側に位置し潰瘍限局型,最大径 2.5cm

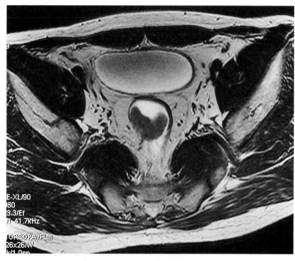

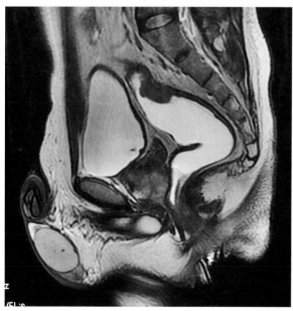

図 6-3　MRI:T3 の腫瘍は歯状線から 12cm 口側に位
置し,最大径 2.9cm

6.2　麻酔,患者の配置,トロッカー配置および手術チームポジショニング

【麻酔】

全身麻酔。硬膜外麻酔を併用する場合としない場合がある。

【患者体位】

Modified lithotomy position で,右大腿部を左よりやや水平にする。(図 6-4)

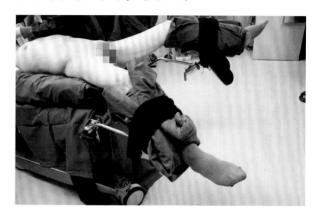

図 6-4　患者の体位

【トロッカー位置】

(図 6-5)

1. 腹腔鏡用のトロッカー A(10mm):臍の頭側
3~5cm。

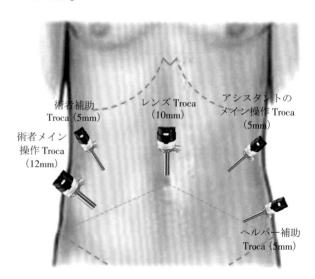

図 6-5　NOSES Ⅳ のトロッカーの位置

2. 術者用のトロッカー B（12mm）：右上前腸骨棘と臍の間の外側 1/3 の部位の 1–2cm 頭側。
3. 術者用のトロッカー C（5mm）：臍の高さで腹直筋右縁。
4. 助手用のトロッカー D（5mm）：臍と左上前腸骨棘との間の外側 1/3 の部位。ドレーン留置にも用いる。
5. 助手用のトロッカー E（5mm）：臍の高さで腹直筋左縁。

【チームのポジション】

執刀医は患者の右側に，助手は患者の左側に立つ。そして，スコピストは執刀医の同じ側の頭側に位置する（図 6–6）。

【NOSES Ⅳ特定の手術器具】

トロッカー（1 × 10mm, 1 × 12mm, 3 × 5mm）	5
解離装置（超音波メス）	1
内視鏡ステープラー（直線リニアカッター，60mm）	2
円形ステープラー（29mm）	1
無菌ビニールセット	1
腹腔鏡下解剖器具	1
腹腔鏡下無損傷組織ピン	2–3

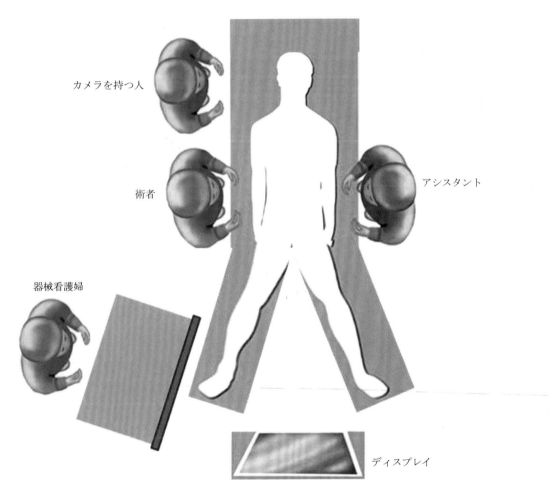

カメラを持つ人

術者

アシスタント

器械看護婦

ディスプレイ

図 6–6　術者の配置

6.3　操作手順とスキル

【腹腔内検索と手術のプランニング】

詳細な術前検査と手術プランの検討に基づいて，術中検索は主に 3 つのステップを踏む：

1. 腹腔内全体の検索

異常を見落とさないために，右上腹部から時計回りに腹腔内全体を検索することを推奨する。重要臓器には，肝臓，胆嚢，胃，脾臓，大網，

結腸,小腸および骨盤腔が含まれる。(図6-7,図6-8)

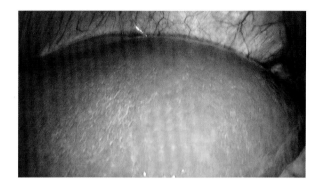

図6-7　肝左葉

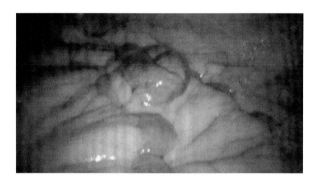

図6-8　小腸

2. 腫瘍の検索

　上部直腸癌は腹膜翻転部の上方に位置する。(図6-9)。術者は鏡視下に腫瘍の位置,サイズおよび深達度を確認しなくてはならない。

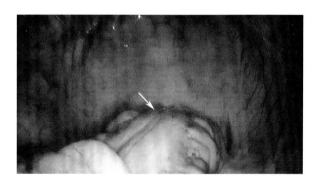

図6-9　腫瘍の検索

3. 解剖学的構造の検索

　経肛門的標本摘出の可能性をより正確に決定するため,S状結腸から直腸の腸間膜および血管の解剖学的構造を評価する。この評価は手術の早い段階で行うべきである。

【切離と授動】
1. 切離操作の開始

　臍部ポートからの気腹が確立した後,4つのポートを前述の位置に留置する。小腸を術野から排除するために,患者を頭低位に(Trendelenburg position)する。助手の2本の把持鉗子により直腸および下腸間膜血管を腸間膜と共に腹側に持ち上げて,切離部位を明瞭に展開する(図6-10)。切離操作は岬角の3-5cm尾側から頭側へと腹膜を切開することから開始する(図6-11)。この付近の腹膜は薄いため,最初の切開位置として最適である。白い疎性結合織は適切な剥離面であることを意味する(図6-12)。

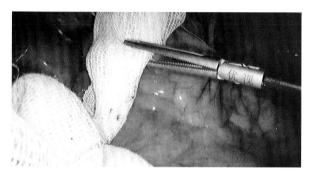

図6-10　ガーゼを小腸の排除と保護に用いる

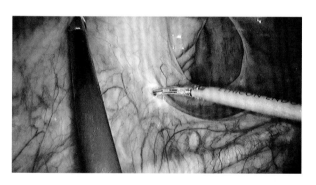

図6-11　切離開始

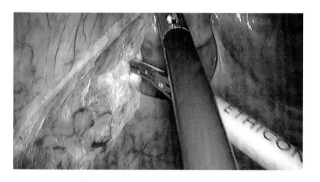

図6-12　Toldt's space への侵入

2. 下腸間膜血管の剥離

　助手がＳ状結腸間膜を左側に展開すると下腸間膜動静脈を確認できる。次に，腹膜を切開したウィンドウを下腸間膜血管の左側に向けて鈍的に剥離し，血管茎を内側および外側で切開露出する。結腸間膜を牽引させたまま，下腸間膜動脈根部に向けて腹膜を頭側に切開する（図6-13）。術者は把持鉗子で血管茎を腹側に挙上し，鉗子先端または超音波メスを用いて腹膜切開のウィンドウを拡げる。下腹神経叢を損傷しないよう神経叢を背側に落とす（図6-14）。内側から外側への視野で，左尿管と性腺血管を明瞭に確認することができる（図6-15）。ガーゼをＳ状結腸間膜の背側に置くことは，尿管と性腺血管の保護の役割を果たす。腸間膜を通して小ガーゼがはっきり見える（図6-16）。切離操作で容易に出血するので，下腸間膜動静脈の根部は慎重に露出しなければならない。血管周囲の組織を十分に剥離することで，クリッピングと切離を行うためのスペースを形成する（図6-17，図6-18，図6-19）。

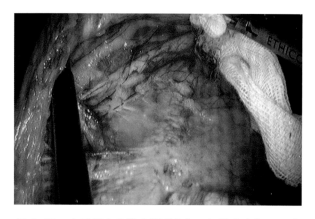

図6-15　左尿管と性腺血管がきれいに露出されている

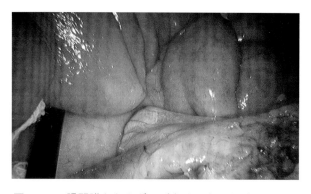

図6-16　腸間膜から小ガーゼをはっきりと透見できる

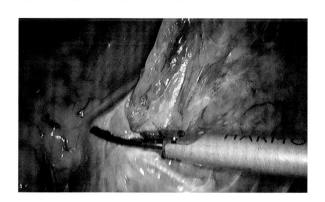

図6-13　下腸間膜動脈根部に向けて腹膜を頭側に切開する

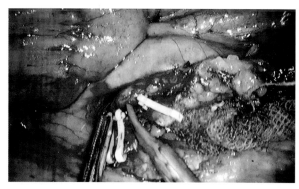

図6-17　下腸間膜動脈をクリップして切離する

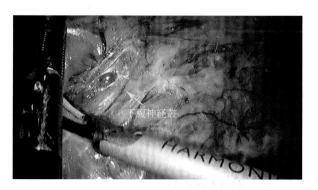

図6-14　下腹神経叢を確認して温存する

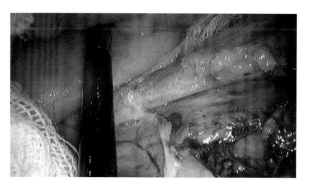

図6-18　下腸間膜静脈を露出する

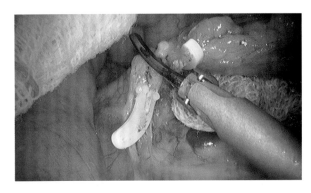

図6-19　下腸間膜静脈をクリップして切離する

3. 直腸間膜の授動

　下腸間膜血管を切離した後,術野の明瞭な展開のために,助手は左上腹部トロッカーからの把持鉗子で,下腸間膜血管切離端付近の腸間膜を腹側左方に緩やかに牽引する。切離した下腸間膜血管の背側で内側から外側方向へのS状結腸間膜授動を右の総腸骨動脈レベルまで行う。直腸間膜を前方に圧排してその背側を剥離し(図6-20),仙骨前面を近位から遠位へ授動する。適切な剥離面を進めば,まったく出血せずに容易に結合織を切離することができる。下腹神経および仙骨前面の血管を注意深く確認し温存する(図6-21)。直腸固有筋膜と仙骨前筋膜の間の

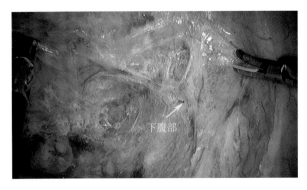

図6-20　直腸間膜を近位から遠位へ授動する

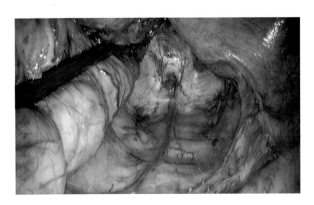

図6-21　仙骨前の静脈を露出する

スペースを,鋭的あるいは鈍的に剥離する。直腸間膜授動を,腫瘍下縁より5cm遠位まで進める。

4. S状結腸から直腸左側の切離と授動

　ガーゼをS状結腸間膜の背側に置き,血管と尿管を保護する。S状結腸外側の癒着を切離し,鋭的と鈍的にS状結腸を完全に授動する(図6-22)。そこであらためて,下腹神経,性腺血管および尿管を損傷することなく確認・温存することに最大限配慮する。助手はS状結腸を右側に牽引する。尿管の上に配置したガーゼがS状結腸間膜から透見される(図6-23)。結腸脾弯曲の授動は,直腸癌切除術のほとんどの症例で必要ない。その後,術者は直腸左側を腹膜翻転部に向けて切開する(図6-24)。

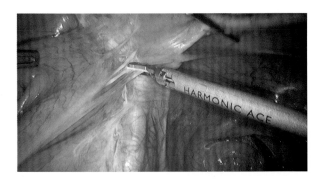

図6-22　S状結腸外側の癒着を鋭的に切離する

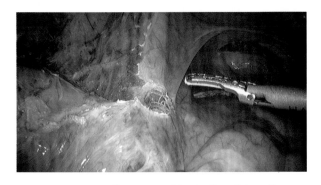

図6-23　尿管の上に配置したガーゼをS状結腸間膜から同定できる

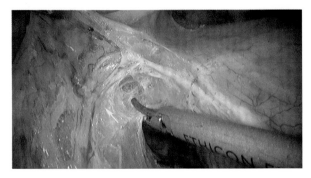

図6-24　直腸間膜左側を腹膜翻転部へと剥離する

5．遠位直腸切離

　腹膜翻転部で腹膜を切開すると，腟後壁（女性患者）または精嚢（男性患者）を露出できる。直腸を骨盤背側方向に牽引することで直腸前方のスペースにテンションがかかり，剥離層の認識および切離が容易になる（図6-25）。直腸の前壁を遠位に向け連続的に授動する。直腸右側に張力を加えつつ，設定した遠位側切離ラインで直腸間膜を直腸右壁で切離するが，その際直腸壁の損傷に注意する（図6-26）。同様に，直腸間膜を左側から切離して直腸壁を露出し（図6-27），直腸背側で右側からの切離線と連続させる。

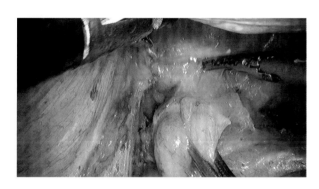

図6-25　直腸前壁を露出する

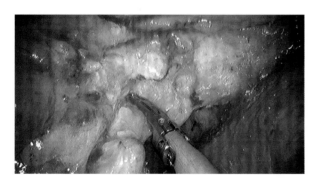

図6-26　直腸の右側壁を露出する

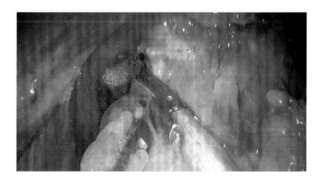

図6-27　直腸の左側壁を露出する

6．S状結腸およびS状結腸間膜近位部の切離

　S状結腸を左側に牽引し，S状結腸間膜を展開する。ガーゼをS状結腸間膜の背側に配置する。間膜切離範囲および近位側結腸切除レベルを視覚的に測定する。S状結腸間膜を腸管壁に至るまで切開する。S状結腸への血管分枝を結紮切離する（図6-28，図6-29）。S状結腸周囲の脂肪組織を処理して，結腸壁を2~3cm露出することが望ましい（図6-30）。

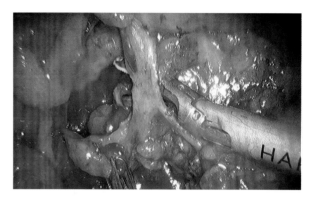

図6-28　S状結腸間膜が腸管壁まで切開されている

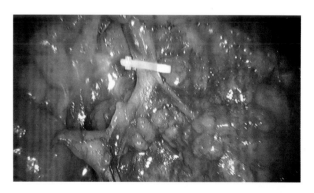

図6-29　S状結腸血管をクリップして切離する

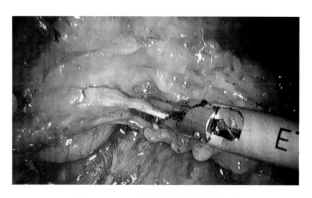

図6-30　S状結腸壁を露出する

【標本摘出および消化管再建】

1．標本摘出

　肛門を愛護的に拡張した後，細胞傷害性

溶液を用いて（例えば1％ポビドンヨード，500ml）直腸を洗浄する。アンビルを，アンビル把持鉗子を用いて肛門を通して直腸内に導入する（図6-31）。腹腔内で，腫瘍肛門側の直腸壁に小切開をおき，アンビルを直腸内腔から取り出して骨盤内に置いておく（図6-32）。腫瘍口側のS状結腸壁にもう一つの小切開をおき（図6-33），ポビドンヨードガーゼでS状結腸の近位側内腔を消毒する（図6-34）。アンビルをS状結腸の近位側内腔に導入する（図6-35，図6-36）。60mmのリニアステイプラーでS状結腸を縫合閉鎖し，近位結腸内にアンビルを留置する（図6-37）。腸管断端をポビドンヨードガーゼで殺菌する（図6-38）。術者は超音波切開装置で腫瘍肛門側の直腸壁を切開し，腹腔内で直腸を完全に切離する。その後，滅菌プラスチックスリーブを肛門を通して骨盤腔に挿入する（図6-39）。標本は，経肛門的に摘出する前に滅菌プラスチックスリーブに収める。助手はクランプ鉗子を肛門から腸管内に挿入し，しっかりと標本の断端を把持してゆっくりと経肛門的に引き抜く（図6-40）。

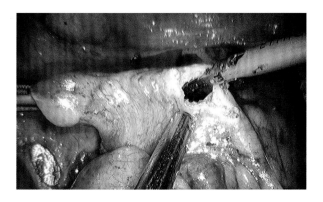

図6-33　腫瘍口側のS状結腸壁にもう一つの
小切開を加える

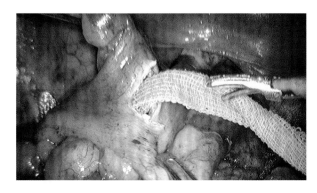

図6-34　S状結腸近位側の内腔を消毒するため
にポビドンヨードガーゼを挿入する

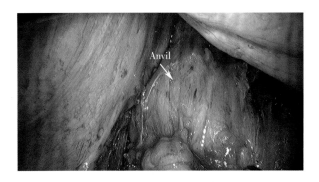

図6-31　アンビルを直腸内に導入する

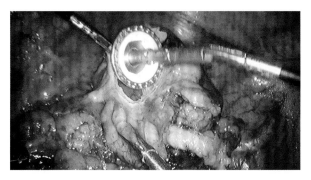

図6-35　アンビルを近位結腸の内腔に導入する

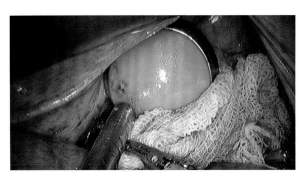

図6-32　アンビルを直腸内腔から取り出した後，
骨盤内に置いておく

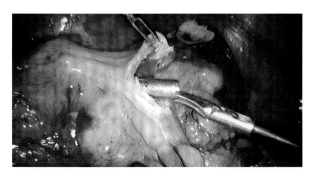

図6-36　アンビルを近位結腸の内腔に導入する

2. 消化管再建

　開口している直腸断端をリニアステイプラーで閉鎖する（図6-41）。断端組織は標本バッグに収めて12mmポートを介して摘出する。アンビルヘッドのセンターロッドをS状結腸の縫合線のわきから引き出す（図6-42, 図6-43）。サーキュラーステイプラーを，愛護的に拡張した肛門を通して直腸内に挿入する。直腸断端をサーキュラーステイプラーのヘッドで固定し，センターロッドを縫合線のわきから出す（図6-44）。センターロッドとアンビルをドッキングさせた後，結腸および結腸間膜の捻じれがないかをチェックする。隣接臓器を挟み込んでないのを確認したうえで吻合器をファイアする（図6-45）。吻合器を抜去した後，腹腔側から8の字縫合で「risk triangle」を補強する（図6-46, 図6-47）。近位および遠位リングの完全性を確認することと，エアリークテストで縫合不全の有無をチェックする（図6-48, 図6-49）。通常，吻合部近傍の骨盤腔両側にドレーンを留置している（図6-50, 図6-51）。

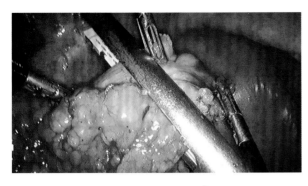

図6-37　リニアステイプラーで
S状結腸を縫合閉鎖する

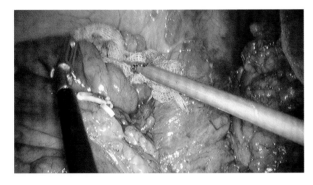

図6-38　S状結腸断端をポビドン
ヨードガーゼで殺菌する

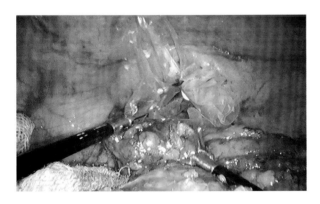

図6-39　滅菌プラスチックスリーブを肛門
を通して腹腔内に挿入する

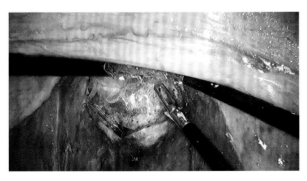

図6-40　標本を経肛門的に摘出する

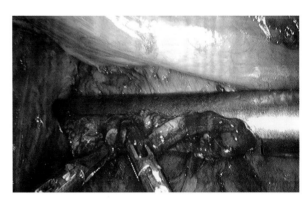

図6-41　開口した直腸断端をリニアステ
イプラーで閉鎖する

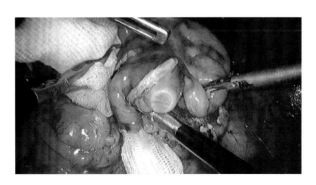

図6-42　アンビルヘッドのセンターロッドを
S状結腸から引き出す

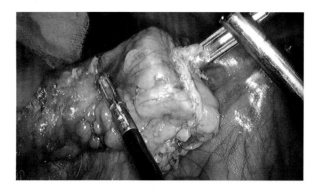

図 6-43　アンビルヘッドのセンターロッドを
S 状結腸から引き出す

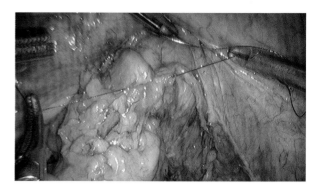

図 6-47　「risk triangle」を補強縫合する

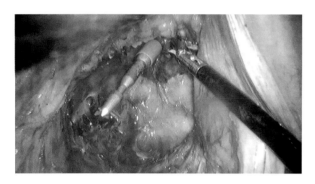

図 6-44　サーキュラーステイプラーを肛門から挿入する

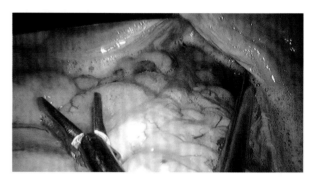

図 6-48　エアリークテストを行う

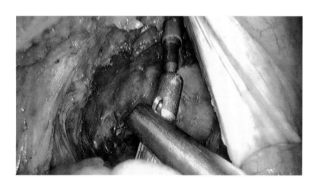

図 6-45　センターロッドとアンビルをドッキングする

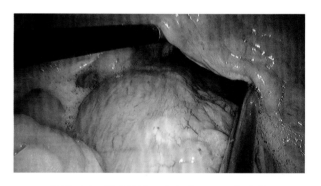

図 6-49　縫合不全の有無をチェックする

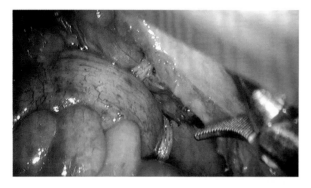

図 6-46　「risk triangle」

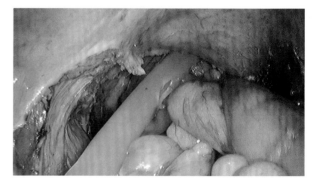

図 6-50　ドレナージチューブを骨盤腔左側に留置

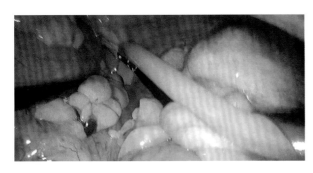

図 6-51　ドレナージチューブを骨盤腔右側に留置

【腹壁と標本】

（図 6-52, 図 6-53）

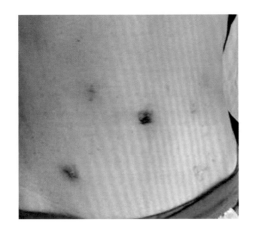

図 6-52　腹壁の外観

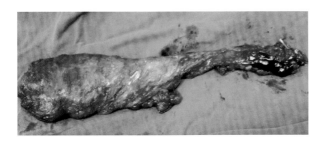

図 6-53　直腸標本

6.4　操作に関連する要点

【剥離層と TME の手順】

　TME の理想的な剥離層は，直腸背側から直腸周囲に拡がる。直腸後腔は直腸の背側にあり（図 6-54），両サイドは側方靭帯で，前方には 2 枚の denonvilliers 筋膜がある。直腸間膜を剥離する際は，まず直腸背側に入って直腸後壁を完全に授動してしまい，その後授動を全周に進める。この手順で TME を行うことで正しい Told's

space に入ることができ，神経損傷を回避し，切除の腫瘍学的妥当性を担保できる。さらに Told's space では，直腸後側方では直腸固有筋膜を露出していくべきであり，それが骨盤自律神経と仙骨前静脈を覆う仙骨前筋膜の温存に有効である。

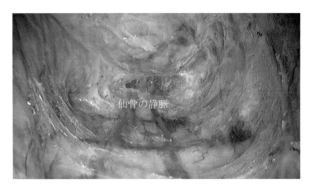

図 6-54　仙骨前面の剥離層

【側方靭帯の解剖】

　解剖学的に，直腸の両側には多量の疎性結合組織が存在するが，同部では血管や内臓神経が直腸壁に垂直に入るのが認められ，いわゆる側方靭帯を形成している（図 6-55）。外科医はしばしばこの靭帯の存在を強調するが，その形態，範囲，構造は未だ明らかではない。側方靭帯の索状形態はそれほど明瞭で強固なものではなく，解剖学的位置も一定でない。いくつかの研究によれば，71% の患者において顕微鏡下で直腸両側にこの繊維束構造が存在し，57% でのみ中直腸動脈が側方靭帯を貫く。直腸癌根治術では，直腸間膜の血管と比較するとこれは重要な構造物ではない。外科医の多くは中直腸動脈が側方靭帯の中に存在すると考えているが，切離操作中にこれを結紮する必要はない。

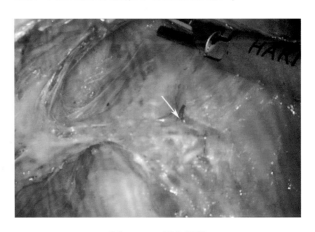

図 6-55　側方靭帯

<table>
</table>

第七章

経膣標本抽出による腹腔鏡下上部
直腸癌切除（NOSES Ⅴ）

【はじめに】

　NOSES Ⅴは主に遠位Ｓ状結腸と直腸上部の
やや大きな腫瘍に適用される。手術のステップ
は体内での標本切除，経膣的標本摘出，および
完全腹腔鏡下のＳ状結腸―直腸吻合という３つ
の段階である。NOSES Ⅳと比較して NOSES Ⅴ
は（1）膣の良好な伸展性により適応は広いが，
女性患者のみに限定される。（2）腫瘍口側のＳ
状結腸に小切開を置くだけでアンビルを挿入で
きるので，腹腔内の汚染を最小限にできる。無
菌操作および non-touch technique を実施する限

りでは，NOSES Ⅴは腫瘍学的に適切なだけでな
く，臓器機能も温存できる。

7.1　適応症および禁忌事項

【適応症】

　（図 7-1 から図 7-4 きで）

1. 腫瘍は上部直腸，直腸Ｓ状部，および遠位Ｓ
状結腸に位置する。
2. 腫瘍の長径は 3-5cm。
3. 腫瘍が漿膜浸潤していない。

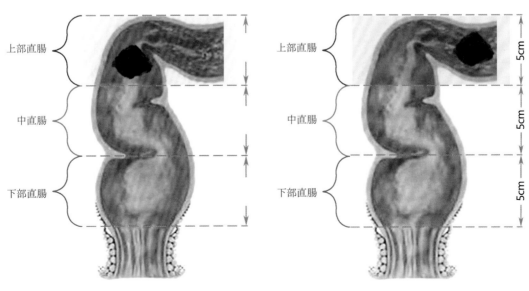

図 7-1　NOSES Ⅴの腫瘍の位置に適している

【禁忌事項】

1. 腟から摘出するのが困難な，長径 5cm を超える腫瘍。
2. 漿膜浸潤陽性の腫瘍。これは腹膜播種のリスクが増加する。
3. 高度肥満患者（BMI>35 kg/m²）。

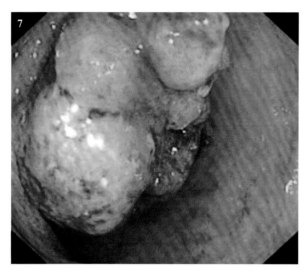

図 7-2　大腸内視鏡検査：腫瘍は肛門より 13cm 口側に位置する隆起型，最大径は 4 cm である

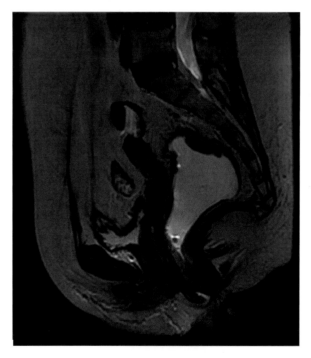

図 7-3　MRI：T2 の腫瘍は歯状線から 11cm 口側で，最大径 3.5cm

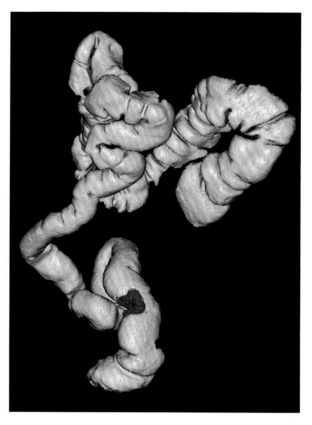

図 7-4　CT virtual colonoscopy：腫瘍は直腸上部に位置し，腸管環周の 1/3 以上である

7.2　麻酔，患者の配置，トロッカー配置および手術チームポジショニング

【麻酔】

全身麻酔。硬膜外麻酔を併用する場合としない場合がある。

【患者体位】

Modified lithotomy position で，右大腿部を左よりやや水平にすることで操作が容易になる（図 7-5）。

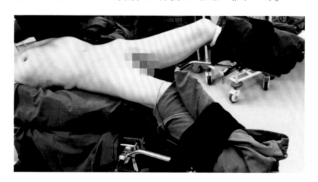

図 7-5　患者の体位

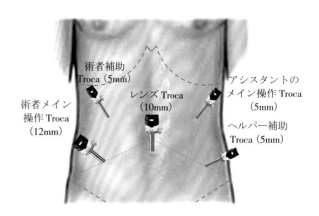

図 7-6　NOSES Ⅴ のトロッカーの位置

【トロッカー位置】

1. 腹腔鏡用のトロッカー A（10mm）：臍の頭側 3–5cm。
2. 術者用のトロッカー B（12mm）：右上前腸骨棘と臍を結ぶ外側 1/3 の部位の 1–2cm 頭側。
3. 術者用のトロッカー C（5mm）：臍の 5–10cm 右側。
4. 助手用のトロッカー D（5mm）：臍と左上前腸骨棘を結ぶ外側 1/3 の部位。ドレーン留置にも用いる。
5. 助手用のトロッカー E（5mm）：臍の高さで腹直筋左縁（図 7-6）。

【チームのポジション】

　執刀医は患者の右側に，助手は患者の左側に立つ。そして，スコピストは執刀医と同じ側に位置する（図 7-7）。

【特定の手術器具】

トロッカー（1 × 10mm，1 × 12mm，3 × 5mm）	5
解離装置（超音波メス）	1
内視鏡ステープラー（直線リニアカッター，60mm）	2
円形ステープラー（29mm）	1
無菌ビニールセット	1
腹腔鏡下解剖器具	1
腹腔鏡下無損傷組織ピン	2–3

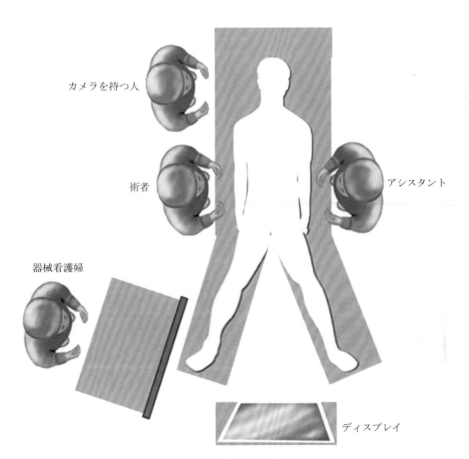

図 7-7　執刀医の位置

7.3　操作手順とスキル

【腹腔内検索と手術のプランニング】

　詳細な術前検査と手術計画に基づいて,術中検索は主に3つのステップを踏む:

1. 腹腔内全体の検索

　異常を見落とさないために,右上腹部から時計回りに腹腔内全体を検索することを推奨する。重要臓器には,肝臓,胆囊,胃,脾臓,大網,結腸,小腸および骨盤腔が含まれる（図7-8,図7-9）。

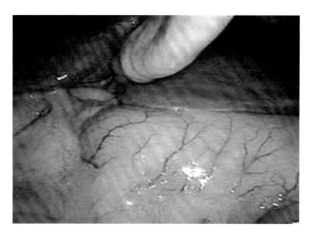

図7-8　肝左葉と胃

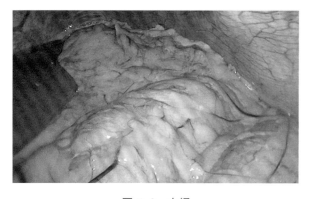

図7-9　大網

2. 腫瘍の検索

　上部直腸癌は腹膜翻転部の上方に位置する（図7-10）。術者は鏡視下に,腫瘍の位置,サイズ,および深達度を確認しなくてはならない。

3. 解剖学的構造の検索

　経腟的標本摘出の可能性をより正確に決定するため,S状結腸から直腸の腸間膜および血管の解剖学的構造を評価する。この評価は,手術の早い段階で行うべきである。（図7-11）

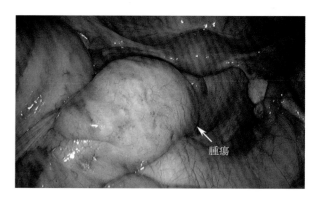

図7-10　腫瘍の検索

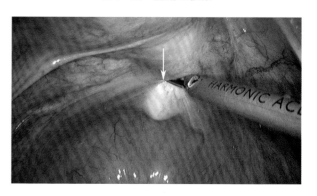

図7-11　後腟円蓋

【切離と授動】

1. 切離操作の開始

　臍部ポートからの気腹が確立した後,4つのポートを前述の位置に留置する。小腸を術野から排除するために,患者を頭低位に（Trendelenburg position）する。助手の2本の把持鉗子により直腸および下腸間膜血管を腸間膜と共に腹側に持ち上げて,切離部位を明瞭に展開する（図7-12）。切離操作は,岬角の3~5cm尾側から頭側へと腹膜を切開することから開始する（図7-13）。この付近の腹膜は薄いため,最初の切開位置として最適である。白い疎性結合織は適切な剥離面であることを意味する（図7-14）。

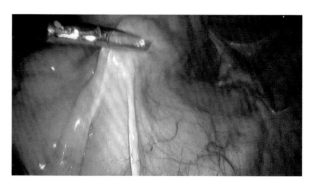

図7-12　術野を明瞭に展開する

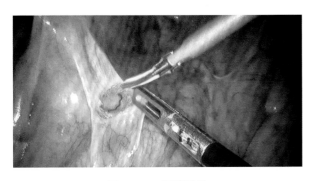

図 7-13　切離開始

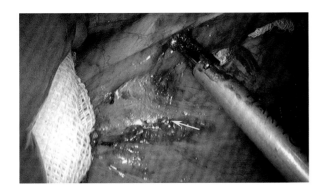

図 7-14　Toldt's space への侵入

2. 下腸間膜血管の切離

　助手がS状結腸間膜を左側に展開すると下腸間膜動静脈を確認できる。次に，腹膜を切開したウィンドウを下腸間膜血管の左側に向けて鈍的に剥離し，血管茎を内側および外側で切開露出する。結腸間膜を牽引させたまま，下腸間膜動脈根部に向けて腹膜を頭側に切開する。術者は把持鉗子で血管茎を腹側に挙上し，鉗子先端または超音波メスを用いて腹膜切開のウィンドウを拡げる。下腹神経叢を損傷しないよう神経叢を背側に落とす。内側から外側への視野で，左尿管と性腺血管を明瞭に確認することができる（図 7-15）。ガーゼをS状結腸間膜の背側に置くことは，尿管と性腺血管の保護の役割を果たす（図 7-16）。S状結腸間膜を内側に戻すと間膜を通してガーゼをはっきり確認できる（図 7-17）。下腸間膜動脈の根部を十分に露出して，クリッピングと切離を行う（図 7-18）。次に下腸間膜静脈を十分に露出した後，クリップして切離する（図 7-19，図 7-20）。すべての組織を切離する前に，再度尿管と性腺血管を確認しなければならない。血管茎を後腹膜から切離すると結腸間膜をより外側まで授動できるようになる（図 7-21）。

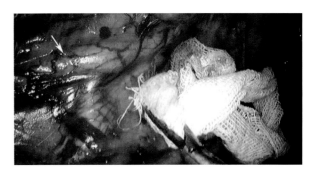

図 7-15　左尿管が明瞭に露出されている

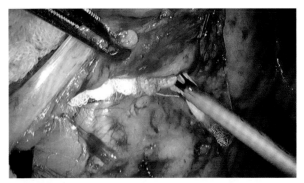

図 7-16　S状結腸間膜の背側にガーゼを配置する

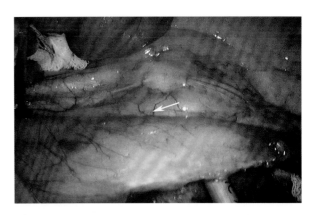

図 7-17　S状結腸間膜を内側に戻す

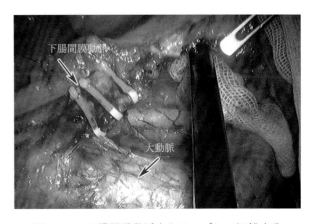

図 7-18　下腸間膜動脈をクリップして切離する

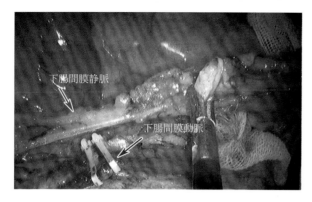

図 7-19　下腸間膜静脈を露出する

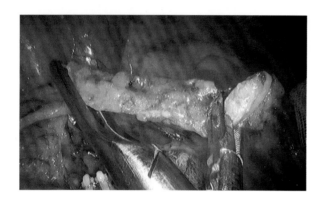

図 7-20　下腸間膜静脈をクリップして切離する

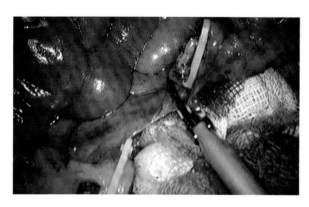

図 7-21　腸間膜をさらに外側に切離

3. 直腸間膜の授動

　下腸間膜血管を切離した後に，切離した下腸間膜血管の背側で内側から外側方向へのＳ状結腸間膜授動を右総腸骨動脈のレベルまで続ける。次いで骨盤内へ操作を進める。直腸間膜を前方に圧排してその背側を剝離し（図7-22），仙骨前面を近位から遠位へ授動する。下腹神経および骨盤神経叢を注意深く確認し温存する。直腸固有筋膜と仙骨前筋膜の間のスペースを，鋭的あるいは鈍的に剝離する。直腸間膜授動を，腫瘍下縁より5cm遠位まで進める（図7-23）。

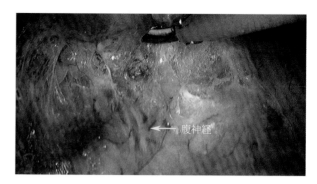

図 7-22　直腸間膜背側を Toldt's space で授動する

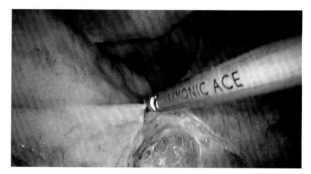

図 7-23　直腸間膜を骨盤遠位へ授動する

4. 直腸右側の切離

　膀胱（男性患者）または子宮（女性患者を，左下腹部トロッカーからの把持鉗子を用いて腹側に挙上する。直腸間膜背側を十分に授動したうえで，直腸右側は背側から前方へと連続的に剝離しなければならない（図7-24）。この剝離は，直腸を緩やかに骨盤の左方に牽引して行う。そして，術者は直腸の右側の腹膜を腹膜翻転部に向けて切開し，さらに翻転部腹膜を左側まで切開しておく。

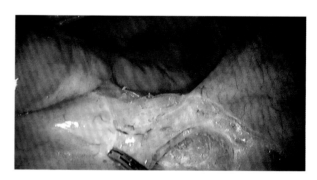

図 7-24　直腸間膜右側の切離

5. Ｓ状結腸から直腸左側の切離と授動

　ガーゼをＳ状結腸間膜の背側に置く（図7-25）。Ｓ状結腸外側の癒着を切離し，完全に授動する（図7-26）。助手はＳ状結腸を右側に牽引し，

これを尾側から頭側へと授動する（図7-27）。結腸脾弯曲の授動は，直腸癌切除術のほとんどの症例で必要ない。その後，術者は直腸左側を腹膜翻転部に向けて切開する（図7-28）。

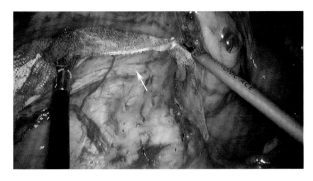

図7-25　S状結腸間膜背側にガーゼを置く

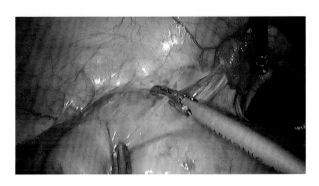

図7-26　S状結腸外側の癒着を切離する

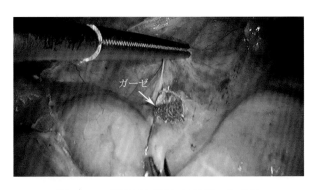

図7-27　授動は尾側から頭側へと行う

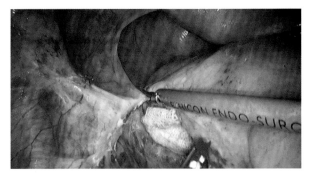

図7-28　直腸左側を骨盤方向に授動する

6. 遠位直腸切離

　腹膜翻転部で腹膜を切開すると精嚢（男性患者）または腟後壁（女性患者）を露出できる。直腸を骨盤背側方向に牽引することで直腸前方のスペースにテンションがかかり，剥離層の認識および切離が容易になる。直腸の前壁を遠位に向け連続的に授動し，腫瘍下縁の5cm遠位に到達する。上直腸動脈をクリップして切離する（図7-29）。直腸間膜を直腸右壁で切離するが，その際直腸壁の損傷に注意する（図7-30）。同様に，直腸間膜を左側から切離して直腸壁を露出し，直腸背側で右側からの切離線と連続させる。

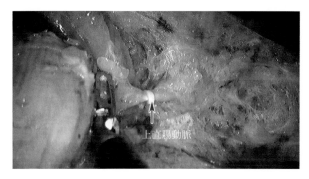

図7-29　上直腸動脈をクリップして切離する

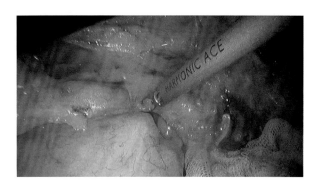

図7-30　直腸間膜を直腸右壁で切離する

7. S状結腸およびS状結腸間膜近位部の切離

　S状結腸を左側に牽引し，S状結腸間膜を展開する。ガーゼをS状結腸間膜の背側に配置する。間膜切離範囲および近位側結腸切除レベルを視覚的に測定する。S状結腸間膜を腸管壁に至るまで切開する（図7-31）。切開ラインでS状結腸への血管分枝を結紮切離する（図7-32）。S状結腸壁を約2cm露出することが望ましい（図7-33）。

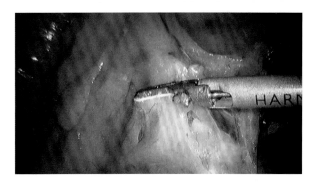

図 7-31　腸管壁まで S 状結腸腸膜を切開する

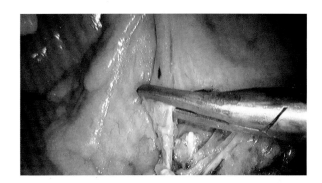

図 7-32　S 状結腸血管をクリップして切離する

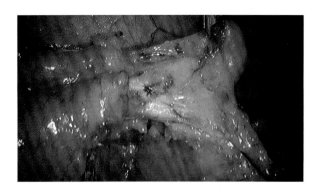

図 7-33　S 状結腸壁を露出する

【標本摘出と消化管再建】

1. 標本摘出

　細胞障害性溶液 (例えば, 1% ポビドンヨード, 500mL) で, 経腟的に留置したカテーテルを用いて腟洗浄を行う。膀胱リトラクターを腟内に挿入し, その先端が後腟円蓋を支えるようにする (図7-34)。執刀医は, 超音波凝固切開装置を用いて後腟円蓋を切開する (図7-35)。アンビルを経腟的に骨盤腔に導入する (図7-36)。腫瘍口側の S 状結腸壁に小切開をおく (図7-37)。腸内容が腹膜に漏出するようであれば, 丁寧に吸引除去しなければならない (図 7-38, 図 7-39)。アンビルを S 状

結腸の近位側内腟に再導入する (図7-40)。リニアステイプラーで S 状結腸を縫合閉鎖し, 近位結腸内にアンビルを留置する (図7-41)。次に, リニアステイプラーを導入し, 直腸を頭側に牽引しながらステイプリングを行う (図7-42)。ここまでで, 直腸標本が腹腔内で完全に遊離される。その後, 滅菌プラスチックスリーブを経腟的に骨盤腔に導入する (図7-43)。標本を滅菌プラスチックスリーブに収めた後, 経腟的に摘出する。大きなクランプ鉗子を経腟的に挿入し, 標本の片側の端をしっかりと把持して, 患者の体外へ愛護的に標本を引き出す (図7-44)。

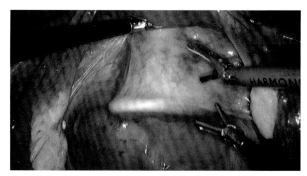

図 7-34　腟内へ膀胱リトラクターを挿入し,
その先端で後腟円蓋を支持する

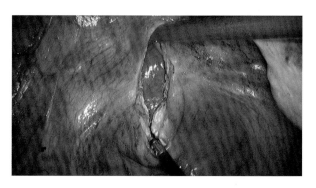

図 7-35　腹腔内から後腟円蓋を小切開する

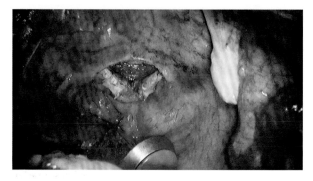

図 7-36　アンビルを経腟的に骨盤内に導入

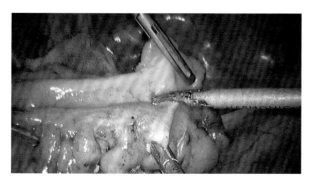

図 7-37　腫瘍口側の S 状結腸壁に小切開を加える

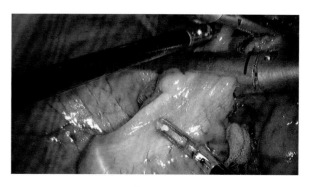

図 7-41　リニアステイプラーで S 状結腸を縫合閉鎖する

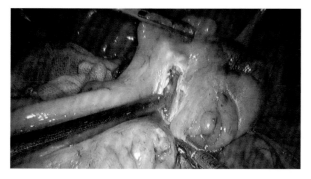

図 7-38　漏出する腸内容を吸引する

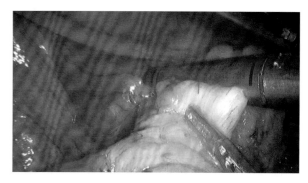

図 7-42　リニアステイプラーで遠位側を切断する

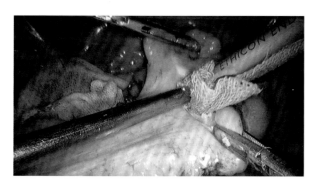

図 7-39　S 状結腸の近位側内腔にポビドン
ヨードガーゼを挿入する

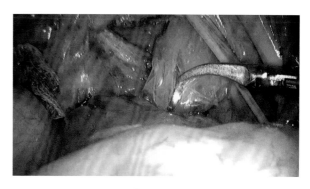

図 7-43　滅菌プラスチックスリーブを,
腟を通して骨盤腔内に挿入する

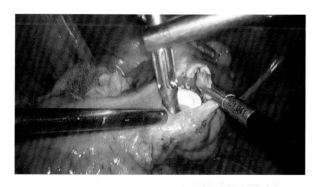

図 7-40　アンビルを近位結腸の内腔に導入する

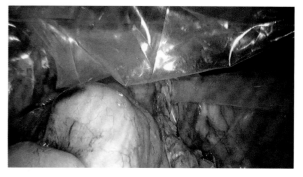

図 7-44　標本を滅菌プラスチックスリーブ
に収めた後, 経腟的に摘出する

2. 消化管再建

アンビルヘッドのセンターロッドをS状結腸の縫合線のわきから引き出す（図7-45）。サーキュラーステイプラーを,愛護的に拡張した肛門を通して直腸内に挿入する（図7-46）。直腸断端をサーキュラーステイプラーのヘッドで固定し,センターロッドを縫合線の際から出す。センターロッドとアンビルをドッキングさせた後（図7-47）,端々吻合を行う（図7-48）。その後,腹腔側から8の字縫合で「risk triangle」を補強する（図7-49）。近位および遠位リングの完全性を確認することとエアリークテストで縫合不全の有無をチェックする（図7-50）。通常,吻合部近傍の骨盤腔両側にドレーンを留置している。

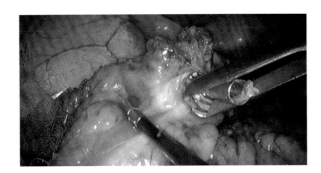

図7-45 アンビルヘッドのセンターロッドをS状結腸から引き出す

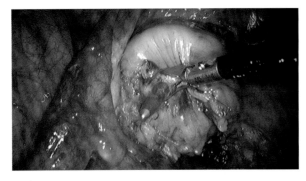

図7-46 サーキュラーステイプラーを肛門から挿入する

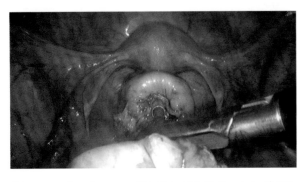

図7-47 センターロッドとアンビルをドッキングする

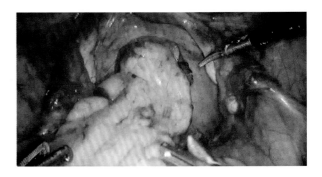

図7-48 端々吻合する

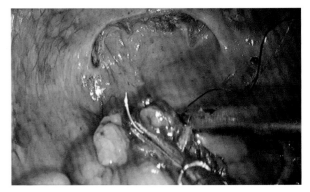

図7-49 「risk triangle」の補強縫合

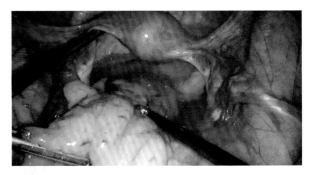

図7-50 エアリークテストを行う

3. 膣切開口の縫合閉鎖

膣切開口を露出して2本のアリス鉗子で把持し,吸収糸で経膣的に縫合閉鎖する（図7-51）。

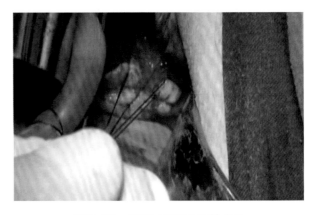

図7-51 切開口を縫合閉鎖する

【腹壁と標本】

（図 7–52, 図 7–53）

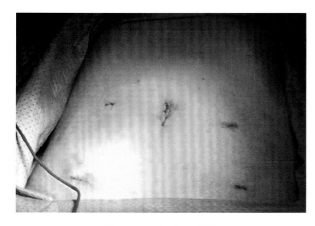

図 7–52　腹壁の外観

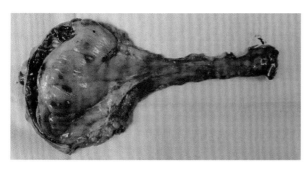

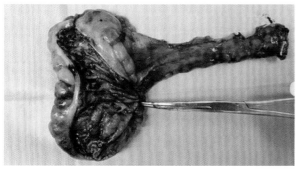

図 7–53　切除標本

7.4　操作に関連する要点

【直腸切除におけるステイプラー使用のテクニックとコツ】

　NOSES を遂行するにあたり腹腔鏡技術の進歩は非常に重要であり，そこには鏡視下手術用ステイプラーの操作も含まれる。NOSES で使用するステイプラーのカートリッジ長は 30, 45, 60mm などがあり，腸管径によって選択する。低位と超低位での直腸切除術では，ステイプラーの使用法は以下の原則を遵守する：（1）骨盤内ではフレキシブルステイプラーが有用である。（2）ステイプリングの回数をできるだけ減らす。（3）切離線が腸管軸に直交するようにし，血流や次の操作に影響を与えないようにする。（4）1 回のステイプリングで切り切れなかった場合でも，直腸切離ラインが同じレベルになるようにする（図 7–54）。著者の経験では，60mm のステイプラー 1 回で低位直腸切除が可能である。しかし，肥満患者では 1 回のステイプリングで切り切れず，5〜10 ミリほど残る場合がある。われわれはこの部分にサーキュラーステイプラーのセンターロッドを出すことにしている（図 7–55, 図 7–56, 図 7–57, 図 7–58）。これにより，「risk triangle」と縫合不全を減らすことができ，追加のカートリッジも使用しなくて済む。

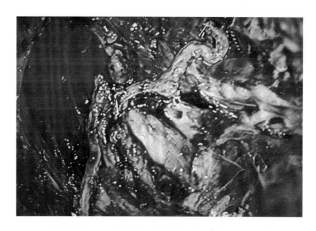

図 7–54　3 本のリニアステイプラーによる「Z」型切除ライン

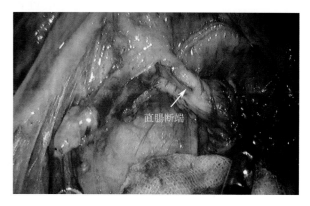

図 7–55　1 回目のステイプリングで切り切れなかった直腸

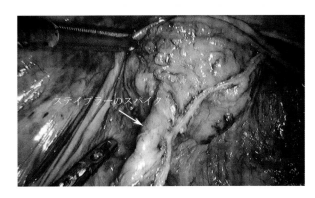

図 7-56　残った直腸部分からセンターロッドを出す

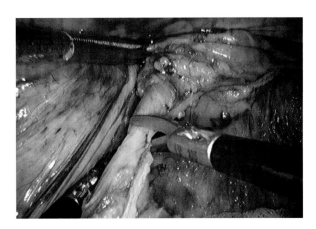

図 7-57　残った直腸を切離する

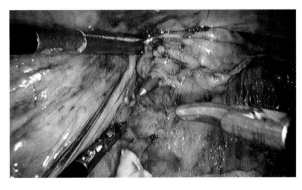

図 7-58　直腸断端の端からロッドを出す

　NOSES と従来の直腸切除術で使用するサーキュラーステイプラーは同じで, 主に 25, 28, 29, 31, 33mm と他のいくつかのタイプである。これらは腸管径に応じて選択する。サーキュラーステイプラーの使用法は以下の要点に従う:

1. 適切な間隔で 2 つの腸管壁を寄せることは, 吻合を成功させる鍵である。腸管壁の厚さは症例によって異なるので, それに十分な注意を払う。ステイプラーは 1.5~2.0mm の間隔まで締めるのが適切である。

2. 吻合器をファイアした後の圧縮時間を最小限にすることで, 組織の損傷を軽減する。一部の術後吻合部狭窄は, 腸管壁の過剰な圧縮に関連することが報告されている。しかし, しばらく圧縮することが吻合部出血の予防になると考える立場もある。他の観点においても, さらなる臨床的検証が必要である。

3. 吻合部の緊張を減らす。吻合部の緊張は, 腸管壁の裂開から縫合不全につながる可能性がある。吻合部から 2.0cm 以内の余剰組織や脂肪織のトリミングは問題ないが, 過剰な腸管壁の露出は吻合部の壊死を引き起こすおそれがある。

4. 吻合部口側・肛門側の腸管血流を完全に確保する。

5. 直腸からサーキュラーステイプラーを引き抜く際にゆっくり回転させることで, 吻合部粘膜が裂けるのを防ぐことができる。

6. ステイプラーを抜いた後, 打ち抜かれた両端の組織の完全性を確認する。必要があれば, 注水テストによって縫合不全の有無をチェックする。

経肛門標本抽出による腹腔鏡下左大腸癌切除（NOSES Ⅵ）

【はじめに】

　左側結腸癌の頻度は低く（結腸癌のわずか5-6%），閉塞症状を伴う症例が多いので，NOSES Ⅵの経験は比較的少ない。通常の腹腔鏡下結腸左半切除術と比較してNOSES Ⅵの特徴は，腹腔内で完全に左側結腸を遊離し，経肛門的に標本を体外に取り出し，完全腹腔鏡下に横行結腸と直腸を吻合することである。NOSES Ⅵの手術操作の困難な点は主に2つである：腹腔鏡技術から言えば，左半結腸の全結腸間膜切除，広範なリンパ節郭清，および結腸脾弯曲の授動である。NOSES技術から言えば，ポイントは左半結腸標本の経肛門的摘出，腹腔内での消化管再建，無菌手術，および腫瘍を播種させない操作である。

8.1　適応症および禁忌事項

【適応症】

　（図8-1, 図8-2, 図8-3）
1. 腫瘍の位置は下行結腸，あるいはS状結腸の近位。
2. 腫瘍の長径は3cm未満。
3. 腫瘍が漿膜浸潤していない。

【禁忌事項】

1. 腫瘍が脾弯曲に存在する。
2. 腫瘍の長径が3cmを超える。
3. 腫瘍が漿膜に浸潤している。
4. 肥満患者（BMI>35kg/m²）。

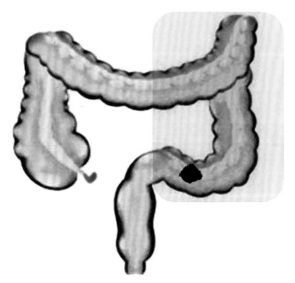
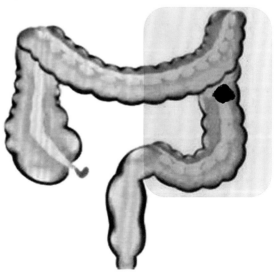

図8-1　切除範囲

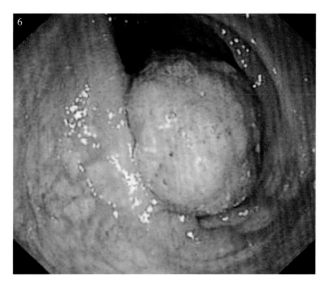

図 8-2　大腸内視鏡検査：腫瘍は肛門から 29cm, 隆起型, 長径 2.5cm。

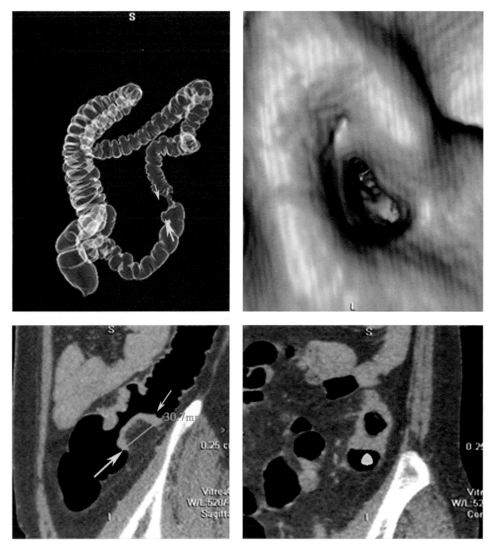

図 8-3　CT virtual colonoscopy：腫瘍は下行結腸に存在する

8.2 麻酔，患者の配置，トロッカー配置および手術チームポジショニング

【麻酔】

全身麻酔。硬膜外麻酔を併用する場合としない場合がある。

【患者体位】

Modified lithotomy position で，右大腿部を左よりやや水平にする。（図8-4）

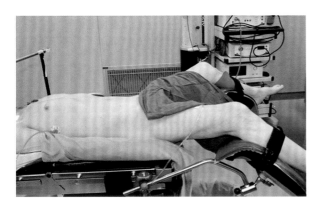

図8-4　患者の体位

【トロッカー位置】

1. 腹腔鏡用のトロッカーA（10mm）：臍の尾側2-3cm。
2. 術者用のトロッカーB（12mm）：右上前腸骨棘と臍を結ぶ外側1/3の部位。
3. 術者用のトロッカーC（5mm）：臍の頭側10cmの高さで腹直筋右縁。
4. 助手用のトロッカーD（5mm）：臍と左上前腸骨棘を結ぶ外側1/3の部位。ドレーン留置にも用いる。
5. 助手用のトロッカーE（5mm）：臍の頭側10cmの高さで鎖骨中線上（図8-5）。

【チームのポジション】

執刀医は患者の右側に立ち，助手は患者の左側に立つ。結腸脾弯曲を授動する際，助手は患者の脚間に移動する。消化管再建と標本摘出の時には，助手は患者の左側に戻る。スコピストは執刀医と同じ側に立つ（図8-6）。

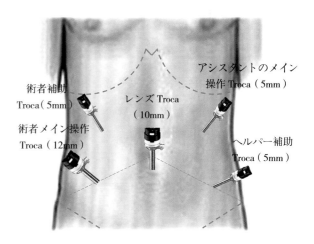

図8-5　トロッカーの位置

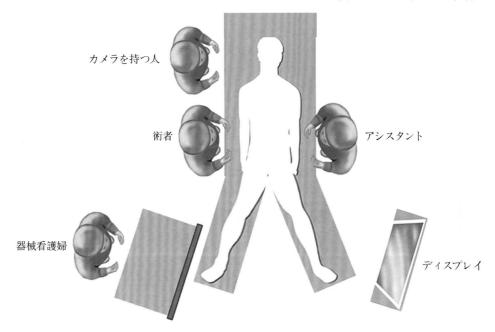

図8-6a　チームのポジション（結腸脾弯曲を授動する前）

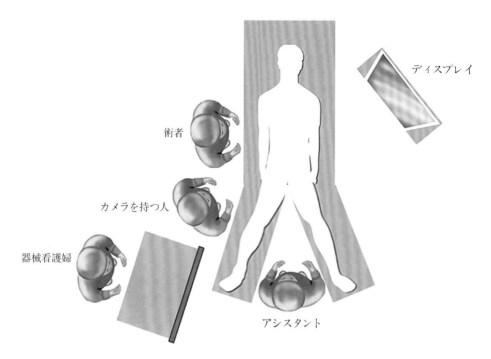

図 8–6b　チームのポジション（結腸脾弯曲を授動する時）

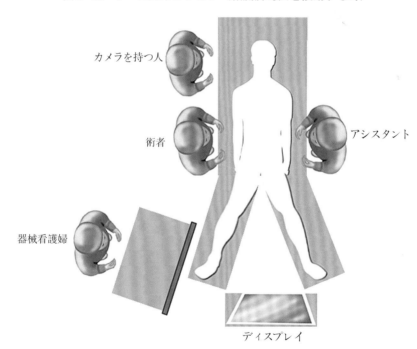

図 8–6c　チームのポジション（消化管再建と標本摘出の時）

【NOSES VI特定の手術器具】

トロッカー（1 × 10mm, 1 × 12mm, 3 × 5mm）	5
解離装置（超音波メス）	1
内視鏡ステープラー（直線リニアカッター,60mm）	2
円形ステープラー（29mm）	1
無菌ビニールセット	1
腹腔鏡下解剖器具	1
腹腔鏡下無損傷組織ピン	2–3

8.3　操作手順とスキル

【腹腔内検索と手術のプランニング】

　詳細な術前検査と手術プランの検討に基づいて，術中検索は主に3つのステップを踏む：

1. 腹腔内全体の検索

　異常を見落とさないために，右上腹部から時計回りに腹腔内全体を検索することを推奨する。重要臓器には，肝臓，胆嚢，胃，脾臓，大網，結腸，小腸および骨盤腔が含まれる（図8-7，図8-8）。

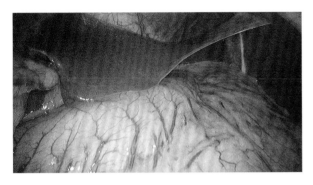

図8-7　肝臓と胃

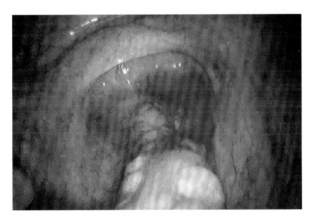

図8-8　骨盤腔

2. 腫瘍の検索

　腫瘍は下行結腸もしくはSD junctionに位置する。術者は腫瘍の位置，サイズ，および深達度を確認しなくてはならない。（図8-9）

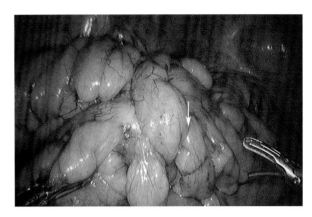

図8-9　腫瘍の位置をチェックする

3. 解剖学的構造の検索

　まず，結腸と間膜の構造の特徴を評価する。腹腔内で吻合するのに十分な長さの腸管と血管弓の走行形態かどうかを判定する。次に，間膜の肥厚度と腫瘍サイズが，標本摘出に適しているかを判定しなければならない。

【切離と授動】

1. 下腸間膜動静脈の処理

　臍部ポートからの気腹が確立した後，4つのポートを前述の位置に留置する。小腸を術野から排除するために，患者をTrendelenburg positionにする。S状結腸間膜を把持鉗子を用いて腹側に挙上して，間膜基部を展開する（図8-10）。切離操作は，岬角のレベルで腹膜を切開することから開始する（図8-11）。Toldt's spaceとの間を鈍的に剥離してウィンドウを作成する。（図8-12）。授動を徐々に頭側に進め，下腸間膜動脈根部を露出する（図8-13）。下腸間膜動脈をクリップして切離する（図8-14）。後腹膜切開を大動脈右縁で頭側に進め，Treitz

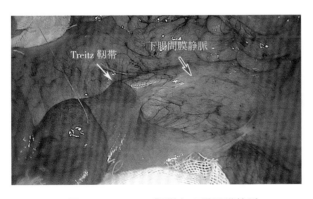

図8-10　Treitz靭帯と下腸間膜静脈

> 協力テクニック：助手は左手で下腸間膜動脈を持ち上げて，右手のハーフガーゼで後腹膜を右側に圧排する。下腸間膜動脈根部が露出し，大動脈の拍動とTreitz靭帯とその外側の下腸間膜静脈が見える。

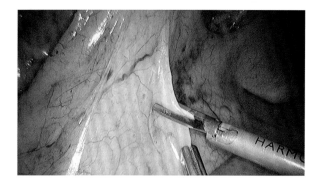

図 8-11　切離開始

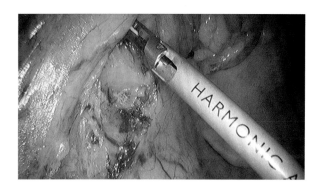

図 8-12　Toldts's space に入る

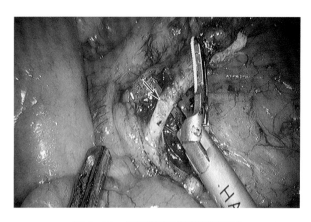

図 8-13　下腸間膜動脈根部周囲
のリンパ節を郭清する

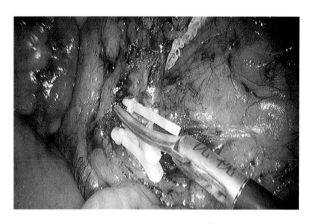

図 8-14　下腸間膜動脈をクリップして切断する

靭帯に至る。下腸間膜静脈を下腸間膜動脈の左側で同定し，膵下縁でクリップして切離する（図 8-15，図 8-16）。

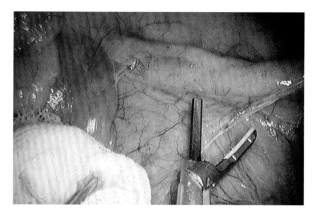

図 8-15　下腸間膜静脈を遊離する

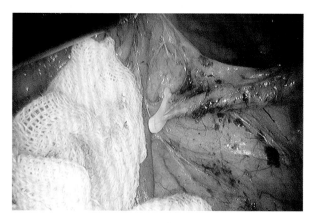

図 8-16　下腸間膜静脈を結紮する

2. 下行結腸の授動（内側アプローチ）

　われわれは，左側結腸癌の腹腔鏡下切除術では常に内側アプローチを行っている。S状結腸間膜を腹側に牽引して背側のスペースを作り，間膜と Toldt's 筋膜の間の層を鋭的，鈍的に剥離する（図 8-17）。内側から外側への視野で，左

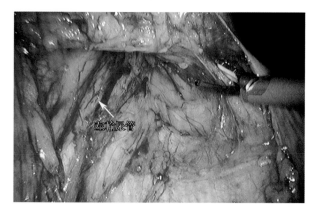

図 8-17　Toldt's space を鋭的に広げる

尿管，性腺血管，左腎周囲脂肪織の筋膜を明瞭に確認することができる。授動は膵下縁まで行う（図8-18）。ガーゼを下行結腸間膜の背側に置いて，尿管と性腺血管を保護する（図8-19）。

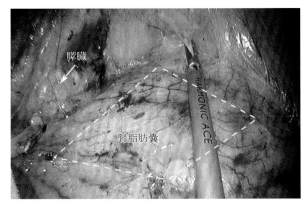

図8-18　内側から外側へ授動する

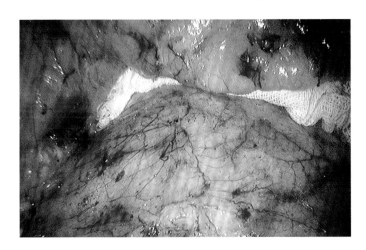

図8-19　ガーゼを下行結腸間膜の背側に置く

3. S状結腸と直腸の授動

　遠位腸管切離部位は上部直腸か直腸S状部とする。上部直腸を，前述したように，Toldt's spaceで背側から側方へと授動して充分な遠位側マージンを確保する。この授動は，下腹神経が腹側に吊り上がり不注意に損傷しやすいので，慎重に行う（図8-20）。このエリアの軟部組織を切離する前に，下腹神経を背側に落とすほうが良い。上直腸血管を直腸間膜内背側で切離する（図8-21，図8-22）。上部直腸を授動した後，少なくとも5cmのマージンをとって遠位側切離ラインを決定する。超音波切開装置を用いて間膜のトリミングを行う（図8-23）。

> ガーゼ妙用：遊離したS状の腸間膜の下にガーゼを敷き，保護と指示の役割を果たす（図8-19）。

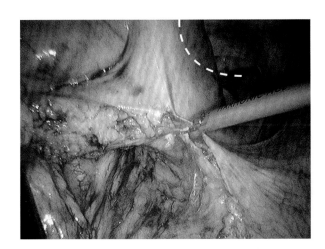

図8-20　S状結腸間膜右側と
直腸間膜を授動する

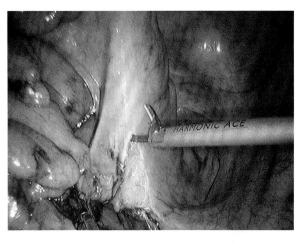

図8-21　S状結腸間膜を腸管壁
に至るまで切開する

4. 横行結腸左側と結腸脾弯曲の授動

遠位S状結腸と上部直腸を授動したのち, 手術チームは, 横行結腸左側と結腸脾弯曲の授動の配置に移動する。まず横行結腸中央部で, 大網を結腸付着部で切離し (図8-24), 網囊内に入る (図8-25)。切離を左側横行結腸から脾弯曲に向けて進め, 脾下極を確認する (図8-26)。脾弯曲を正確に授動する際に, 大網を結腸から切離することは最も重要である。この時, こ

の領域の大網を切離したのち, 助手の鉗子で大網を頭側へ牽引することで, 横行結腸間膜が展開される。その後助手は腸管把持鉗子を用いて横行結腸を腹側に挙上する。これにより横行結腸間膜は明瞭に展開され, 間膜および血管の処理が容易になる。脾下縁に置いたガーゼを, 下行結腸間膜から透見できる (図8-27)。横行結腸間膜の切離を脾下極まで進める (図8-28)。

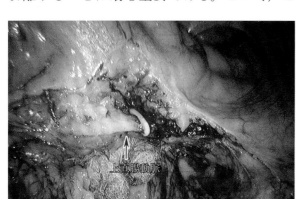

図8-22　上直腸動脈を処理する

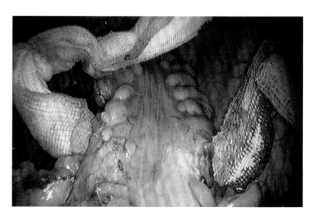

図8-23　S状結腸周囲の脂肪組織をトリミングした

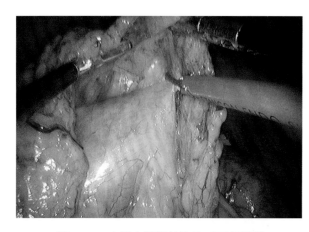

図8-24　大網を結腸付着部で切離する

> 協力テクニック：術者の左手は大網を把持する。助手の右手で脾弯曲近くの大網を, 左手で切除する腸管を把持させると, 十分な術野がとれる。

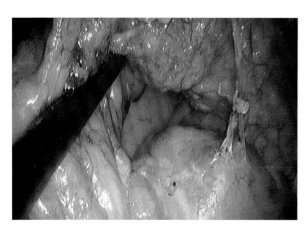

図8-25　脾弯曲に向けて授動を続ける

> 経験の共有：大網を温存するのが本術式の特徴である。大網の機能は癒着防止, 腸閉塞予防なでである。そして, 肛門を通して標本を取りだす難易度を低減することもできる。

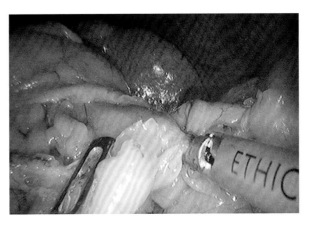

図 8-26　脾臓の下極まで切離する

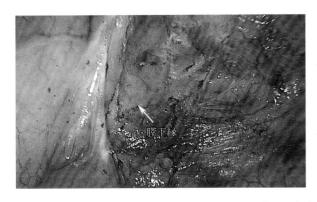

図 8-27　膵下縁に置いたガーゼを結腸間膜から透見できる

> ガーゼの効用：小ガーゼを膵臓の下縁と脾臓の下に置いて，標識と保護の作用を果たす（図 8-28）。

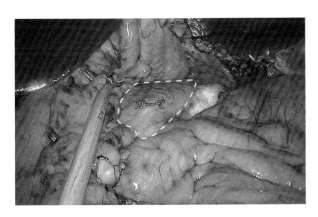

図 8-28　膵下縁を露出する

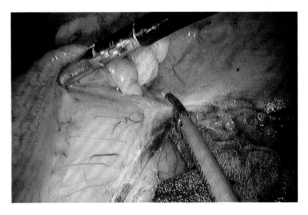

図 8-29　左結腸と腹膜の癒合を脾弯曲に向けて切開する

5. 左側結腸を授動する

　S状結腸外側の癒着を切離して完全に授動する。そのS状結腸を助手の鉗子で内側・尾側に牽引させる。これにより左側結腸外側の付着部にテンションがかかり，切離が容易になる。この操作を頭側へ進める（図 8-29）。この展開で切離することにより，迅速に脾弯曲を授動できる。外側から腹膜の折れ返りを切開して，内側からの脾弯曲授動の層と連続させる（図 8-30）。

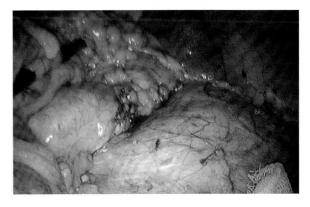

図 8-30　脾臓の下極まで授動する

6. 腫瘍近位側の横行結腸および間膜の切離

　間膜切離範囲および近位側結腸切除レベルを視覚的に測定する。横行結腸間膜を腸管壁に至るまで切開する。横行結腸への血管分枝を結紮切離する（図8-31）。腸管近傍でクリップを使用するのは勧められない。吻合操作を円滑にするために，結腸周囲の脂肪組織を処理して結腸壁を2~3cm露出することが望ましい（図8-32）。

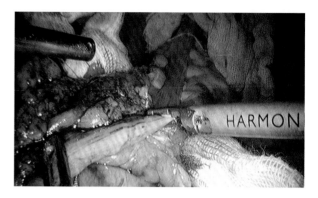

図8-33　トリミングしたS状結腸壁を小切開する

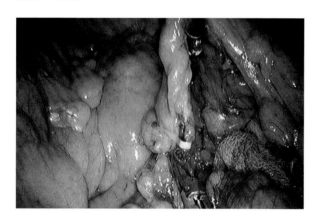

図8-31　横行結腸間膜内の血管を処理

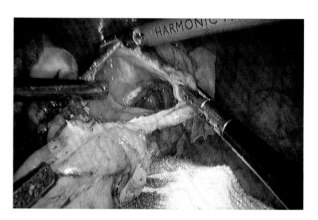

図8-34　腸内容を吸引

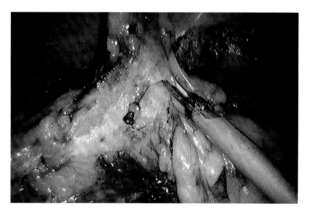

図8-32　横行結腸壁をトリミングする

【標本摘出および消化管再建】

1. 標本摘出

　肛門を愛護的に拡張した後，細胞傷害性溶液を用いて（例えば，1%ポビドンヨード，500ml）直腸を洗浄する。アンビルを，アンビル把持鉗子を用いて肛門を通して腸管内に導入する。腹腔内で，腫瘍肛門側の直腸壁に小切開をおき（図8-33），アンビルを直腸内腔から取り出して（図8-34）骨盤内に置いておく（図8-35）。腫瘍口側の横行結腸壁にもう一つの小切開をおき（図8-36），ポビドンヨー

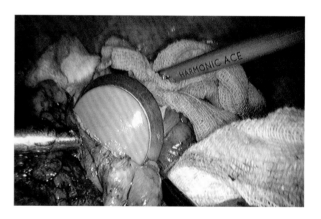

図8-35　アンビルを直腸内腔から取り出す

ドガーゼで横行結腸の近位側内腔を消毒する（図8-37，図8-38）。アンビルを横行結腸の近位側内腔に挿入する（図8-39）。60mmのリニアステイプラーで横行結腸を縫合閉鎖し，近位結腸内にアンビルを留置する（図8-40）。腸管断端をポビドンヨードガーゼで殺菌する（図8-41）。術者は超音波切開装置で腫瘍肛門側の直腸を切離し（図8-42），腹腔内で標本を完全に遊離する。その後，滅菌プラスチックスリー

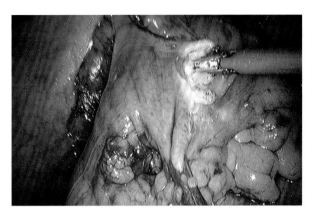

図 8-36　トリミングした横行結腸壁に小切開を加える

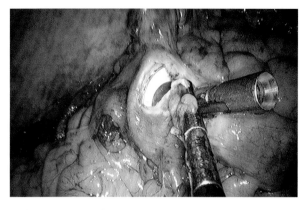

図 8-39　アンビルを近位横行結腸の内腔に導入する

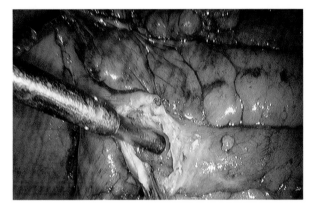

図 8-37　腸内容を吸引する

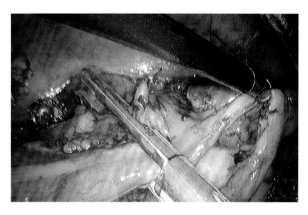

図 8-40　リニアステイプラーで横行結腸を切離・縫合閉鎖する

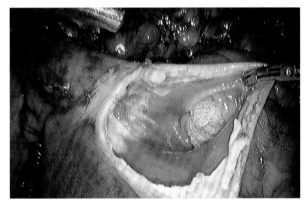

図 8-38　横行結腸近位側の内腔を消毒するためにポビ
ドンヨードガーゼを挿入する

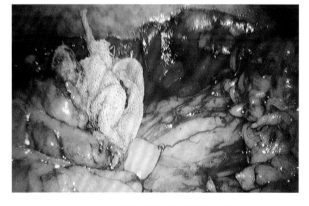

図 8-41　結腸断端をポビドンヨー
ドガーゼで殺菌する

ブを肛門を通して腹腔に挿入する（図 8-43）。
標本を，経肛門的に摘出する前に滅菌プラス
チックスリーブに収める。助手はクランプ
鉗子を肛門から腸管内に挿入し，標本の断端
を把持してゆっくりと経肛門的に引き抜く
（図 8-44）。

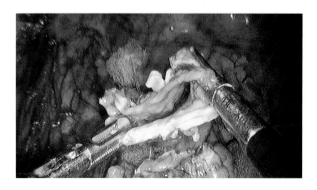

図 8-42　超音波切開装置で腫瘍遠位側直腸を切離

2. 消化管再建

　開口している直腸断端をリニアステイプラーで閉鎖する（図8-45）。断端組織は標本バッグに収めて12mmポートを介して摘出する。アンビルヘッドのセンターロッドを横行結腸の縫合線のわきから引き出す（図8-46）。サーキュラーステイプラーを，愛護的に拡張した肛門を通して直腸内に挿入する。直腸断端をサーキュラーステイプラーのヘッドで固定し，センター

ロッドを縫合線のわきから出す（図8-47）。センターロッドとアンビルをドッキングさせた後（図8-48），結腸および結腸間膜の捻じれがないかをチェックする。　隣接臓器を挟み込んでいないのを確認したうえで吻合器をファイアする（図8-49）。吻合器を抜去した後，腹腔側から8の字縫合で「risk triangle」を補強する（図8-50）。近位および遠位リングの完全性を確認することと，エアリークテストで縫合不全の有無をチ

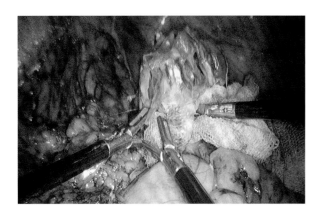

図8-43　滅菌プラスチックスリーブ
を腹腔内に挿入する

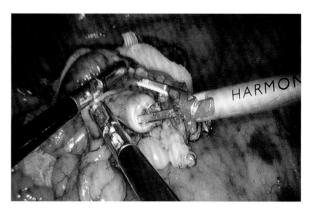

図8-46　アンビルヘッドのセンターロッドを横行結腸
から引き出す

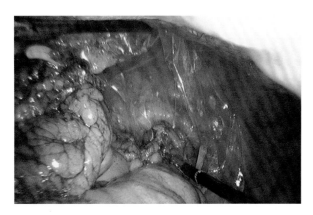

図8-44　標本を経肛門的に引き出す

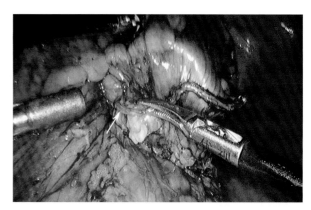

図8-47　サーキュラーステイプラーを肛門から挿入する

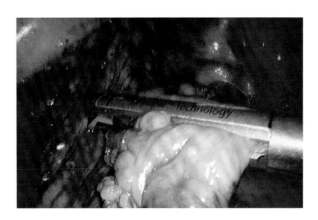

図8-45　開口した直腸断端をリニアステ
イプラーで閉鎖する

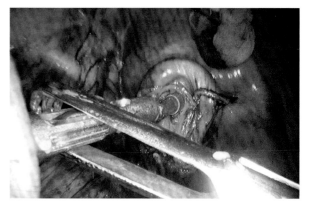

図8-48　センターロッドとアンビルをドッキングする

ェックする（図8-51）。通常，吻合部近傍の骨盤腔両側にドレーンを留置している（図8-52，図8-53）。

【腹壁と標本】
　（図8-54，図8-55）

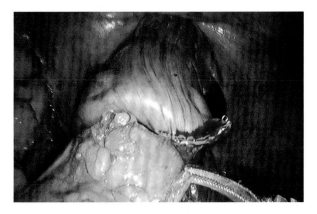

図8-49　結腸と直腸の端々吻合

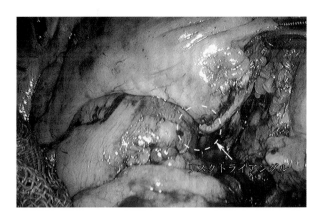

図8-50　「リスクトライアングル」

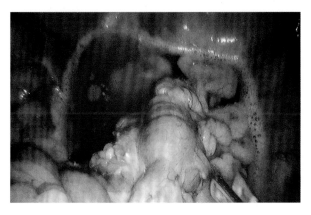

図8-51　エアリークテストを行う

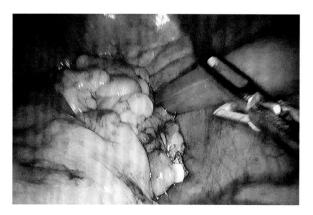

図8-52　ドレナージチューブを
骨盤腔右側に留置

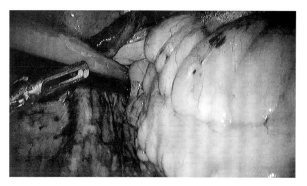

図8-53　ドレナージチューブを
骨盤腔左側に留置

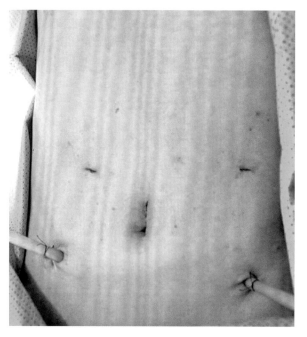

図8-54　術後の腹壁

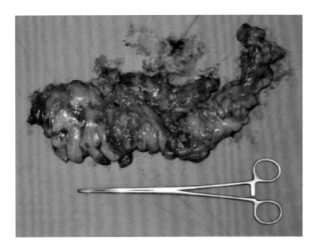

図 8-55　切除標本

8.4　操作に関連する要点

【左側結腸癌に対する全結腸間膜切除（CME）のコンセプト】

　右側結腸と同様に胎生期の腸回転の後，左側結腸間膜後葉と後腹膜が融合して Toldts 筋膜を形成し，臓側筋膜は「封筒状」に全ての結腸間膜を覆う。左側結腸間膜はS状結腸と下行結腸を覆って膵臓の背側に至る。結腸間膜の筋膜は「封筒状」に血管根部までを包んでいる。左半結腸を授動する際，この筋膜を損傷することは，腫瘍細胞の播種や癌遺残につながるおそれがある。また授動の層が浅すぎると，en bloc の切除の原則に反し，間膜内血管の損傷から出血をきたしかねない。逆に剥離面が深すぎて左腎前筋膜を破ると，左尿管と性腺血管を損傷する可能性がある。

【腹腔鏡下結腸左半切除術のアプローチ法】

　内側アプローチは右側結腸切除術だけではなく，左側結腸切除術にも適用される。この方法により視野が良好になり，尿管の剥離層などを識別するのに有利である。Toldt's space で剥離することにより尿管や性腺血管を明瞭に確認でき，これらの損傷を防ぐことができる。さらに重要なのは，内側アプローチは，腫瘍に極力触れないという原則に合致することである。最初に支配血管を結紮しておくことで，術中の圧迫による腫瘍細胞の血行性転移を防ぐことができ

る。内側アプローチにより，下腸間膜動脈根部処理の安全性と，腫瘍の根治性を確保できる。内側から外側への授動の際は，助手による腸間膜の牽引・展開が不可欠で，それによりスムーズで破綻のない CME が可能になる。難しいポイントは，下腸間膜静脈を温存する場合における（図 8-56），下腸間膜静脈と膵体尾部下縁の剥離である（図 8-57）。この解剖学的位置関係は重要であり，よく理解しておくべきである。

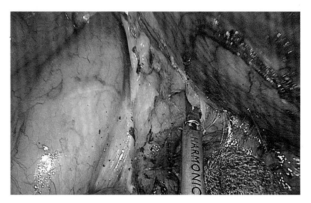

図 8-56　膵体尾部の下縁を露出していく

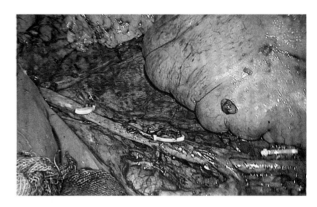

図 8-57　下腸間膜静脈を温存する方法

【術前における腫瘍局在の診断法】

　腹腔鏡技術の発達と普及に伴って，術前における結腸癌の正確な局在判定が徐々に注目を浴びるようになっている。腫瘍位置を正確に把握することにより，外科医は合理的なアプローチ法を選択し，切除範囲を決定することができる。現在主に行われているのは，下部消化管内視鏡，CT virtual endoscopy，内視鏡での粘膜下層への点墨（nano-carbon injection）などである。

　下部消化管内視鏡は直接病変を観察して検体を採取できる，現在最も重要な検査方法である。その大腸癌同定の感度は 85% - 90% にも

達するが，結腸癌の局在判定の正確さに関しては未だ議論がある。結腸には，回盲弁しかはっきりとした解剖学的標識がないため，正確な位置を診断することが難しい。これはスコピストの経験と技術に負うところが大きい。また，S状結腸と横行結腸は腹腔内臓器であるため，間膜が長く腸管もたるんでいるため局在診断を誤りやすい。この場合，点墨が非常に重要である。

従来の下部消化管内視鏡に代わりに得る方法として，CT virtual endoscopy は患者の痛みが少なく，診断感度が高く，広範囲な観察能力をもって局在診断に有利である。本法は徐々に注腸造影に取って代わっている（図 8-58）。文献によると，腫瘍局在診断の正確性は 100% に達したという。さらに任意の方向で病変を観察できるので，腫瘍の位置，狭窄の程度，深達度および転移を明確に判定できる。これらは，術式決定と患者の予後判定の適切な根拠となる。この検査は直腸癌でも有用で，特に NOSES Ⅱ と NOSES Ⅲ を予定している患者においては適用価値が大きい。なぜなら，これらの術式では腸管を肛門から体外に引き出す必要があるので，S状結腸の長さが十分かを考慮しなければならない。CT virtual endoscopy でS状結腸の形態や長さを明瞭に観察でき，標本を体外に引き出せるか否かを，術前に十分に評価することができる。

内視鏡下に粘膜下層に nano-carbon を注入するのも一般的な方法である。この方法が安全かつ正確で経済的であるのは，長年の臨床応用で証明されている。その正確性は 90% 以上に達する。大腸癌における腹腔鏡技術の急速な発達と共に，

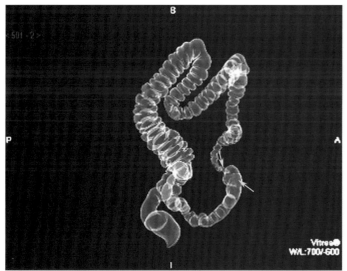
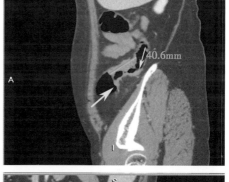
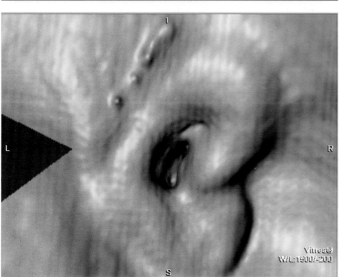
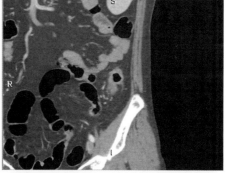
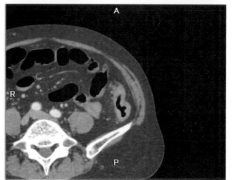

図 8-58　CT virtual endoscopy で描出された病変

本法はさらに広く普及してきた。この方法は主に術前に，内視鏡下に粘膜下層へ nano-carbon を注入する。これが筋層から漿膜下層へ拡散して黒斑となり，術中に病変部位と切除範囲を決める標識となる（図 8-59）。また，nano-carbon はリンパ節の良い標識ともなる（図 8-60）。

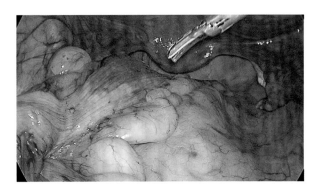

図 8-59　nano-carbon が病変部位を示す

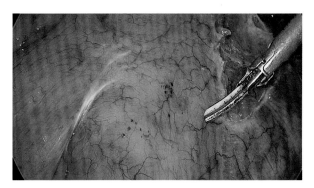

図 8-60　リンパ節に取り込まれた nano-carbon

経膣標本抽出による腹腔鏡下
左大腸癌切除（NOSES Ⅶ）

【はじめに】

NOSES Ⅶは，主にやや大きな左側結腸腫瘍を有する女性患者に適用される。NOSES Ⅶの主なステップには，完全腹腔鏡下結腸左半切除，膣から標本を摘出すること，および完全腹腔鏡下の横行結腸－直腸吻合が含まれる。NOSES Ⅵと比較して，経膣的標本摘出はより容易なためNOSES Ⅶの適応は広くなるが，女性患者のみに限定される。 NOSES Ⅶの主な困難点は2つである：腹腔鏡技術から言えば，左半結腸の全結腸間膜切除，広範なリンパ節郭清，および結腸脾弯曲の授動である。NOSES 技術から言えば，ポイントは左半結腸標本の経膣的摘出，腹腔内での消化管再建，無菌手術，および腫瘍を播種させない操作である。

9.1　適応症および禁忌事項

【適応症】

（図 9-1, 図 9-2, 図 9-3）

1. 腫瘍は下行結腸，あるいはS状結腸の近位。
2. 腫瘍の長径は 5cm 未満である。
3. 腫瘍が漿膜浸潤していない。

【禁忌事項】

1. 腫瘍が脾弯曲や横行結腸左側に存在する。
2. 腫瘍の長径が 5cm を超える。

3. T4 症例。
4. 高度肥満症例（BMI>35kg/m^2）。

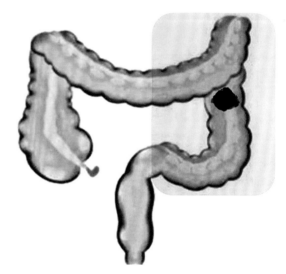

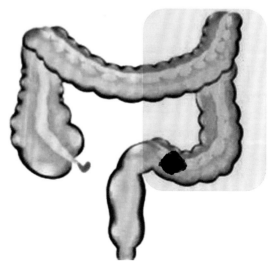

図 9-1　結腸切除範囲

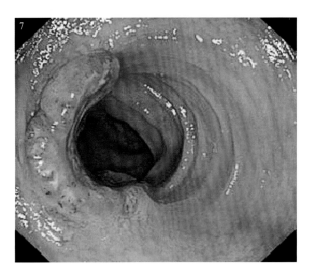

図 9-2　大腸内視鏡所見：腫瘍は肛門より 31cm 口側に位置する潰瘍型，最大径 5cm

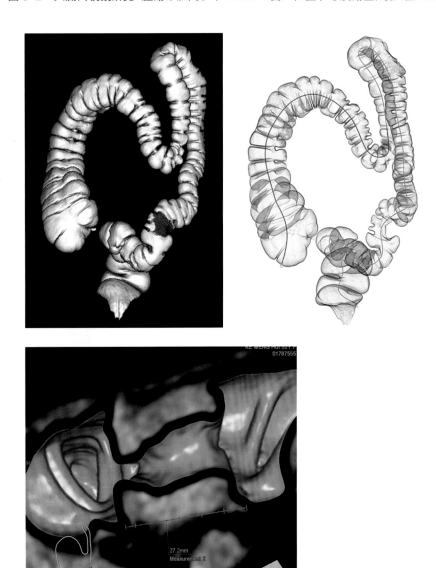

図 9-3　CT virtual colonoscopy：腫瘍は下行結腸と S 状結腸の境界 に位置し，約半周性

9.2 麻酔，患者の配置，トロッカー配置および手術チームポジショニング

【麻酔】

全身麻酔，又は全身麻酔と硬膜外麻酔。

【患者体位】

Modified lithotomy position で，術者の操作を妨げないように右大腿をより低めに設定する（図 9–4）。

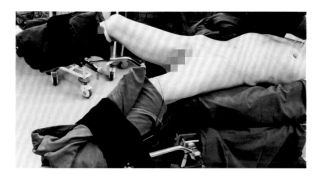

図 9–4　患者体位

【トロッカー位置】

1. 腹腔鏡用のトロッカー A（10mm）：臍の尾側 2–3cm。

2. 術者用のトロッカー B（12mm）：右上前腸骨棘と臍の間の外側 1/3 の部位。

3. 術者用のトロッカー C（5mm）：臍の頭側 10cm の高さで腹直筋右縁。

4. 助手用のトロッカー D（5mm）：臍と左上前腸骨棘との間の外側 1/3 の部位。

5. 助手用のトロッカー E（5mm）：臍の頭側 10cm の高さで鎖骨中線上（図 9–5）。

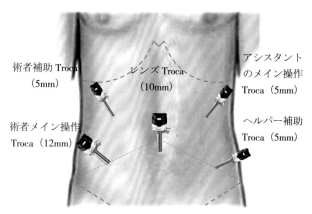

図 9–5　トロッカーの位置

【チームのポジション】

執刀医は患者の右側に立ち，助手は患者の左側に立つ。結腸脾弯曲を授動する際，助手は患者の脚間に移動する。消化管再建と標本摘出の時には，助手は患者の左側に戻る。スコピストは執刀医と同じ側に立つ（図 9–6）。

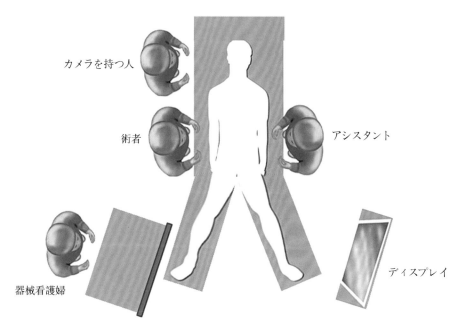

図 9–6a　セッテイング（脾弯曲授動前）

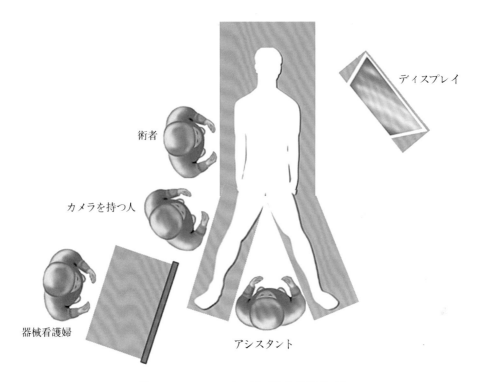

術者

カメラを持つ人

器械看護婦

ディスプレイ

アシスタント

図 9-6b　セッテイング（脾弯曲授動時）

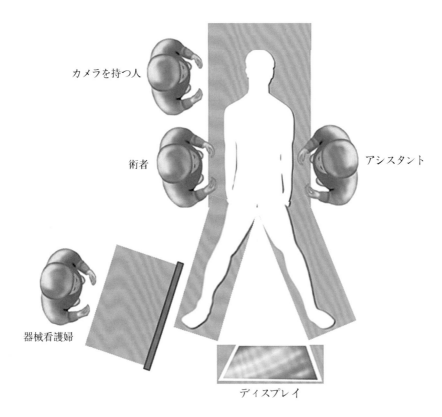

カメラを持つ人

術者

アシスタント

器械看護婦

ディスプレイ

図 9-6c　セッテイング（再建, 標本摘出）

【NOSES Ⅶ特定の手術器具】

トロッカー（1×10mm, 1×12mm, 3×5mm）	5
解離装置（超音波メス）	1
内視鏡ステープラー（直線リニアカッター,60mm）	2
円形ステープラー（29mm）	1
無菌ビニールセット	1
腹腔鏡下解剖器具	1
腹腔鏡下無損傷組織ピン	2-3

9.3　操作手順とスキル

【腹腔内検索と手術のプランニング】

　詳細な術前検査と手術プランの検討に基づいて，術中検索は主に3つのステップを踏む：

1. 腹腔内全体の検索

　腹腔鏡を臍部ポートから挿入し，重大な異常を見落とさないために，右上腹部から時計回りに腹腔内全体を検索することを推奨する。肝臓，胆嚢，胃，脾臓，大網，結腸，小腸および骨盤を観察する（図9-7，図9-8）。

2. 腫瘍の検索

　腫瘍は下行結腸もしくはSD junctionに位置する（図9-9）。術者は腫瘍の位置，サイズ，および深達度を確認しなくてはならない。この領域では，術前の腫瘍位置確認が特に重要である。

3. 解剖学的構造の検索

　まず，結腸と間膜の構造の特徴を評価する。腹腔内で吻合するのに十分な長さの腸管と血管

弓が走行形態か否かを判定する。次に，間膜の肥厚度と腫瘍サイズが，標本摘出に適しているかを判定しなければならない。

【切離と授動】

1. 下腸間膜血管の切離

　臍部トロッカーからの気腹が確立した後，4つのトロッカーを前述の位置に留置する。小腸を術野から排除するために患者をTrendelenburg positionにして，小腸を愛護的に右上腹部に移動させる（図9-10）。S状結腸間膜を把持鉗子を用いて腹側に挙上して，間膜基部を展開する。切離操作は，岬角のレベルで腹膜を切開することから開始する（図9-11）。

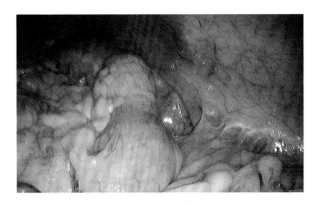

図 9-7　脾臓

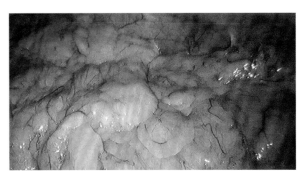

図 9-8　大網

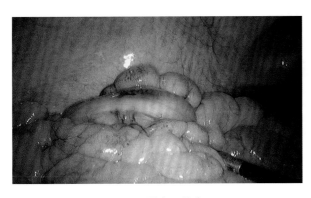

図 9-9　腫瘍の検索

経験のシェア：術前内視鏡で腫瘍にメランまたはナノカーボンを注入することで，腫瘍の位置が分かる。

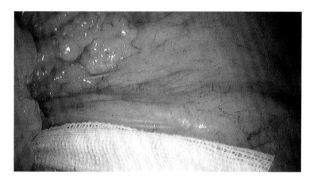

図 9-10　操作部位の展開

ガーゼ妙用：ガーゼで小腸を腹腔右側に圧排して下腸間膜動静脈の根部を露出し，腹部大動脈の走行と拍動を確認できる。

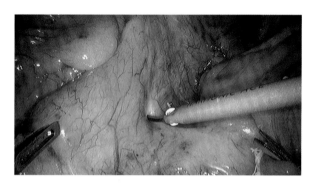

図 9-11　切離開始

協力スキル：助手が無傷性把持鉗子で直腸前壁と腸間膜を把持し，下腸間膜動脈根部を確認する。

Toldt's space を鈍的に剥離してウィンドウを作成する（図 9-12）。授動を徐々に頭側に進め，下腸間膜動脈根部を露出する（図 9-13）。下腸間膜動脈をクリップして切離する（図 9-14）。後腹膜切開を大動脈右縁で頭側に進め，Treitz 靱帯に至る。下腸間膜静脈を下腸間膜動脈の左側で同定し，膵下縁でクリップして切離する（図 9-15, 図 9-16）。

2. 下行結腸の授動（内側アプローチ）

われわれは，左側結腸癌の腹腔鏡下切除術では常に内側アプローチを行っている。S状結腸間膜を腹側に牽引して背側のスペースを作り，間膜と Toldt's 筋膜の間の層を同定する

（図 9-17）。内側から外側への視野で，左尿管，性腺血管，左腎周囲脂肪織の筋膜を明瞭に確認することができる。授動は下行結腸間膜の背側を，Toldt's

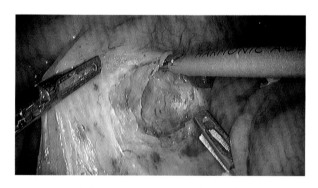

図 9-12　Told's space に入る

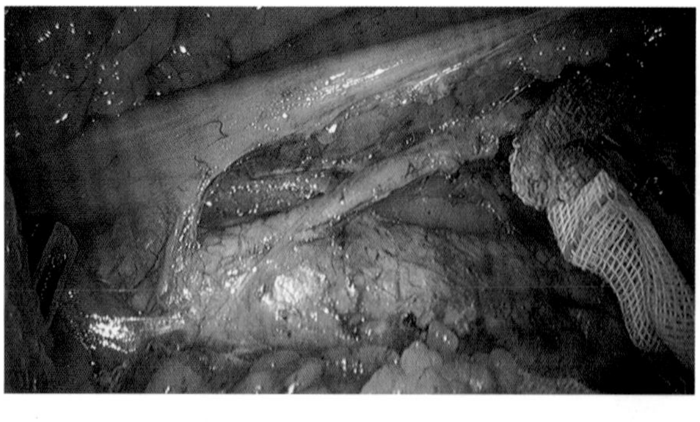

手術スキル：血管を切断する時はできるだけ内視鏡手術用剪刀を使って，超音波ナイフの熱で血管クリップを損傷することを防止する。

図 9-13　下腸間膜動脈根部周囲のリンパ節を郭清する

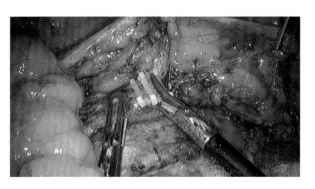

図 9-14　下腸間膜動脈をクリップして切離する

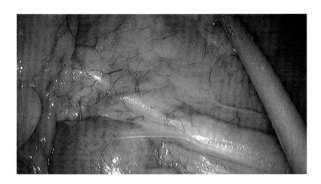

図 9-15　膵下縁と下腸間膜静脈を露出する

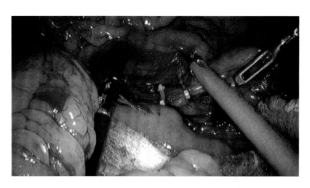

図 9-16　下腸間膜静脈をクリップして切離する

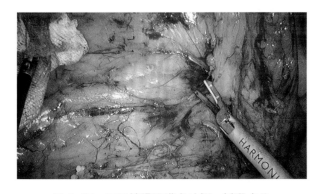

図 9-17　下行結腸間膜を外側へ授動する

> 手術スキル：この間膜の処理は鈍的剥離と鋭的切離を併用する。授動の際，尿管と性腺血管を保護することに留意する。

line まで行う。ガーゼを下行結腸間膜の背側に置いて，尿管と性腺血管を保護する（図 9-18）。

3. S 状結腸と直腸の授動

　遠位腸管切離部位は上部直腸か直腸 S 状部とする。上部直腸を，前述したように，Toldt's space で背側から側方へと授動して充分な遠位側マージンを確保する（図 9-19）。このステップでは，性腺血管と左尿管を損傷しないよう注

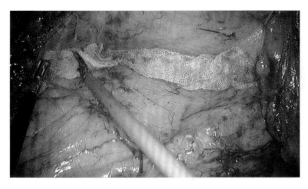

図 9-18　ガーゼを下行結腸間膜の背側に置く

> ガーゼ妙用：授動した S 状結腸間膜の下にガーゼを敷き，保護と指示の役割を果たす。

143

意する。上直腸血管を直腸間膜内背側で切離する（図9-20）。上部直腸を授動した後，少なくとも5cmのマージンをとって遠位側切離ラインを決定する。超音波切開装置を用いて間膜のトリミングを行う（図9-21）。右下腹部トロッカーから挿入したリニアステイプラーでS状結腸遠位を切離し（図9-22），ポビドンヨードガーゼで断端を消毒する（図9-23）。

4. 遠位横行結腸と結腸脾弯曲の授動

遠位S状結腸を切離したのち，手術チームは，横行結腸左側と結腸脾弯曲の授動の配置に移動する。まず横行結腸中央部で大網を結腸付着部で切離し（図9-24），網嚢内に入る。切離を左側横行結腸から脾弯曲に向けて進め（図9-25），脾下極を確認する。脾弯曲を正確に授動する際に，大網を結腸から切離すること

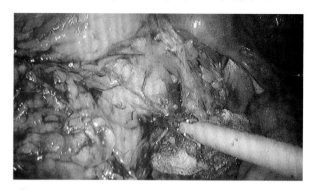

図9-21　S状結腸間膜をトリミングする

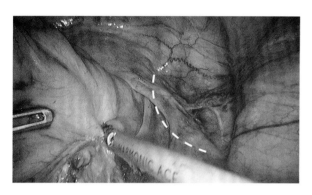

図9-19　S状結腸間膜を切開する

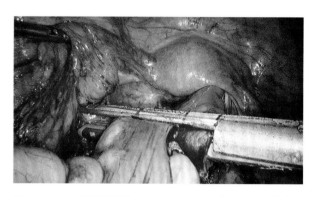

図9-22　S状結腸遠位をリニアステイプラーで切離する

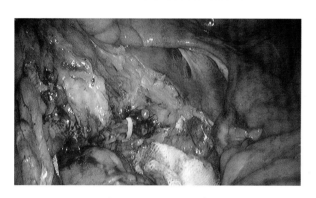

図9-20　上直腸血管をクリップして切離する

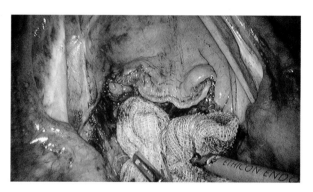

図9-23　ポビドンヨードガーゼで
S状結腸断端を消毒する

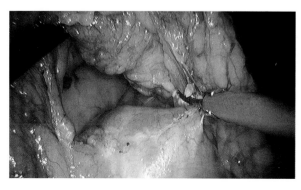

図9-24　横行結腸と大網の分離

経験のシェア：横行結腸切除は大網をほぼ温存し，部分的にのみ切除する方法を採用した。腫瘍が漿膜に侵入している場合大網を切除する。

は最も重要である。この領域の大網を切離したのち，助手の鉗子で大網を頭側へ牽引することで，横行結腸間膜が展開される。膵下縁に置いたガーゼを，下行結腸間膜から透見できる（図9-26）。その後助手は腸管把持鉗子を用い

て横行結腸を腹側に挙上する（図9-27）。これにより横行結腸間膜は明瞭に展開され，間膜および血管の処理が容易になる（図9-28，図9-29）。横行結腸間膜の切離を膵下縁に沿って傍結腸溝まで進める。

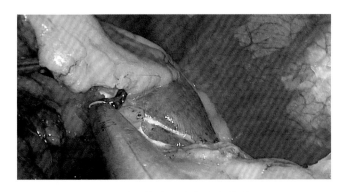

図9-25　脾下極まで大網を切離する

協力スキル：術者の左手は大網を把持する。助手の右手で脾弯曲近くの大網を，左手で切除する腸管を把持させると，十分な術野がとれる。

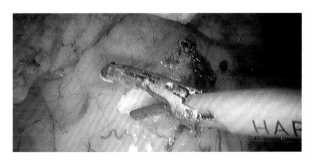

図9-26　膵下縁に置いたガーゼを結腸間膜から透見できる

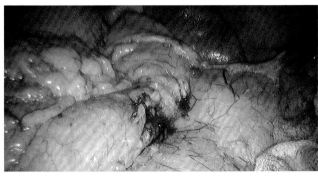

図9-27　膵下縁を露出する

手術スキル：脾臓損傷による手術の失敗を避けるために，結腸脾弯曲の牽引はゆるやかにする。

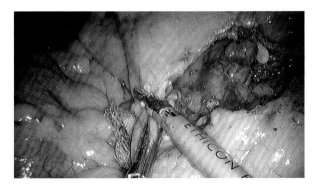

図9-28　横行結腸間膜を結腸壁に至るまで切開する

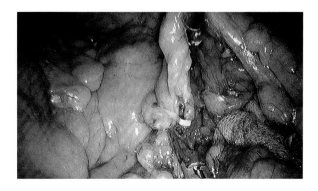

図9-29　横行結腸間膜内の血管をクリップして切離する

5. 左側結腸を授動する

S状結腸外側の癒着を切離して完全に授動する（図9-30）。そのS状結腸を助手の鉗子で内側・尾側に牽引させる。これにより左側結腸外側の付着部にテンションがかかり，切離が容易になる。この操作を頭側へ進める（図9-31）。この展開で切離することにより，迅速に脾弯曲を授動できる。外側から腹膜の折れ返りを切開して，内側からの脾弯曲授動の層と連続させる（図9-32）。

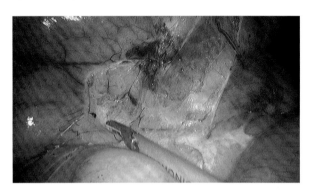

図9-30　S状結腸外側付着部の切離

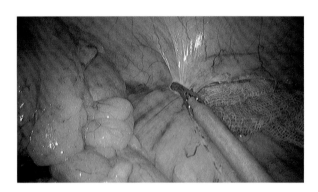

図9-31　脾臓の下極に向けて
左側結腸を授動する

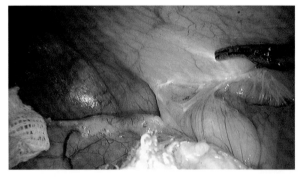

図9-32　脾臓下極が見えている

6. 腫瘍近位側の横行結腸および間膜の切離

間膜切離範囲および近位側結腸切除レベルを視覚的に測定する。横行結腸間膜を腸管壁に至るまで切開する。横行結腸への血管分枝を結紮切離する。腸管近傍でクリップを使用するのは勧められない。吻合操作を円滑にするために，結腸周囲の脂肪組織を処理して結腸壁を2~3cm露出することが望ましい（図9-33）。

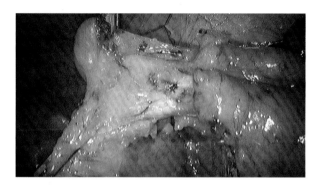

図9-33　横行結腸周囲の脂肪
組織をトリミングする

【標本摘出および消化管再建】

1. 標本摘出

細胞障害性溶液（例えば，1%ポビドンヨード，500mL）で，経腟的に留置したカテーテルを用いて腟洗浄を行う。膀胱リトラクターを腟内に挿入し，その先端が後腟円蓋を支えるようにする（図9-34）。執刀医は，超音波凝固切開装置を用いて後腟円蓋を切開する（図9-35）。アンビルを経腟的に骨盤腔に導入する（図9-36）。腫瘍口側の横行結腸壁に小切開をおく。腸内容が腹腔に漏出するようであれば，丁寧に吸引除去しなければならない（図9-37, 図9-38）。アンビルを横行結腸の近位側内腔に挿入する（図9-39）。リニアステイプラーで横行結腸を縫合閉鎖し，近位結腸内にアンビルを留置する（図9-40）。その後，滅菌プラスチックスリーブを経腟的に骨盤腔に導入する（図9-41）。標本を滅菌プラスチックスリーブに収めた後，経腟的に摘出する。大きなクランプ鉗子を経腟的に挿入し，標本の片側の端をしっかりと把持して，患者の体外へ愛護的に標本を引き出す（図9-42）。

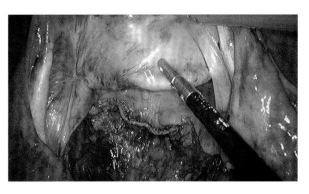

図 9-34　膀胱リトラクターを腟内に挿入し，その先端で後腟円蓋を支持する

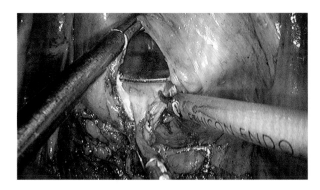

図 9-35　腹腔側から後腟円蓋に小切開を加える

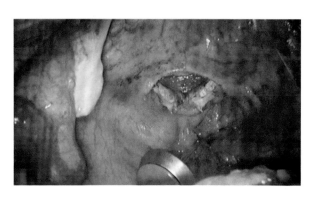

図 9-36　アンビルを腟経由で骨盤腔に置く

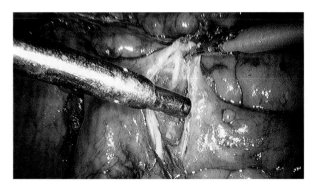

図 9-37　漏出する腸内容を吸引

手術スキル：腫瘍口側の横行結腸壁を露出した領域に小切開をおく。ここからアンビルを横行結腸内に再導入するが，ここは無菌操作の重点であり，吸引器とヨードガーゼを適切に使用する必要がある。

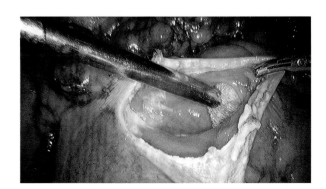

図 9-38　ポビドンヨードガーゼを近位側横行結腸に挿入する

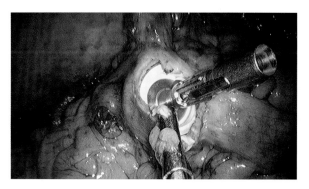

図 9-39　アンビルを近位側横行結腸に導入する

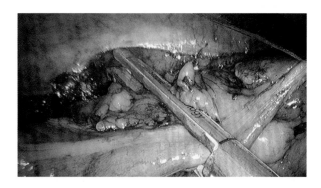

図 9-40　リニアステイプラーで横行結腸を切離・縫合閉鎖する

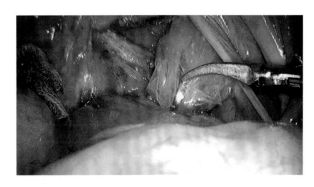

> 経験のシェア：標本は,膣を通して取り
> 出す前に,滅菌プラスチックスリーブに
> 収める。

図 9-41　膣を通して滅菌プラスチックスリーブを骨盤腔に挿入する

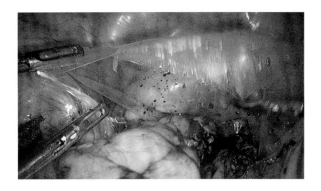

図 9-42　標本を滅菌プラスチックスリーブに収
めた後,経膣的に摘出する

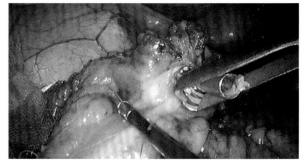

図 9-43　アンビルヘッドのセンターロッドを横行結腸
から引き出す

2. 消化管再建

　アンビルヘッドのセンターロッドを横行結
腸の縫合線のわきから引き出す（図 9-43）。サ
ーキュラーステイプラーを,愛護的に拡張し
た肛門を通して直腸内に挿入する。直腸断端
をサーキュラーステイプラーのヘッドで固定
し,センターロッドを縫合線のわきから出す
（図 9-44）。センターロッドとアンビルをドッ
キングさせた後（図 9-45），結腸および結腸間膜
の捻じれがないかをチェックする。隣接臓器を
挟み込んでいないのを確認したうえで吻合器を
ファイアする。その後,腹腔側から 8 の字縫合
で「risk triangle」を補強する（図 9-46）。近位

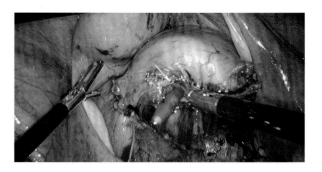

図 9-44　サーキュラーステイプラーを肛門から挿入する

および遠位リングの完全性を確認することと,
エアリークテストで縫合不全の有無をチェック
する（図 9-47）。通常,吻合部近傍の骨盤腔両
側にドレーンを留置している（図 9-48）。

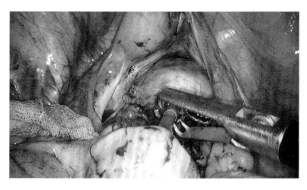

図 9-45　センターロッドとアンビルをドッキングする

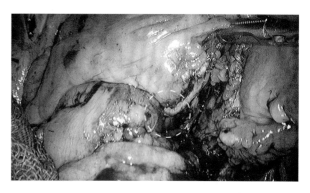

図 9-46　「risk triangle」

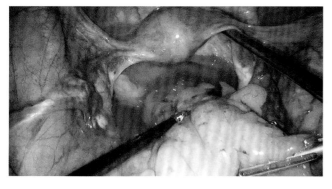

図 9-47　エアリークテストを行う

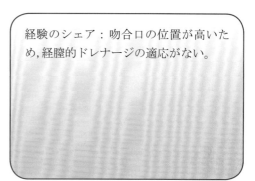

経験のシェア：吻合口の位置が高いため，経腟的ドレナージの適応がない。

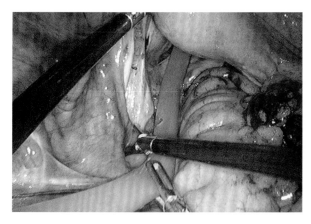

図 9-48　ドレナージチューブを骨盤腔に留置

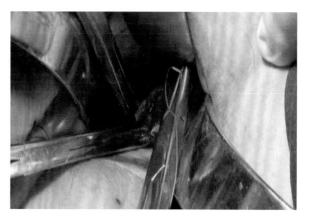

図 9-49　腟切開口を経腟的に吸収糸で縫合する

3. 腟切開口の縫合閉鎖

　腟切開口を露出して2本のアリス鉗子で把持し，吸収糸で経腟的に縫合閉鎖する（図 9-49）。

【腹壁と標本】

　（図 9-50，図 9-51）

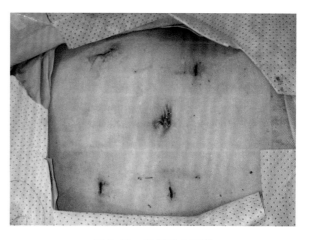

図 9-50　手術後の腹壁

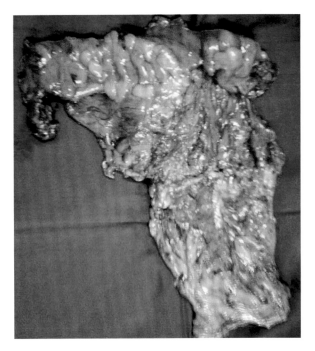

図 9-51　標本

9.4　操作に関連する要点

【結腸脾弯曲の解剖と授動】

　左側結腸癌の発生率は低く,結果として結腸左半切除術は少ない。消化管再建と標本摘出の方法を除けば,左半結腸 NOSES 切除術は通常の腹腔鏡手術と変わらない。脾弯曲の授動は特に難しい工程である。その要因には,解剖学的位置が深いこと,コントロールが難しい細い血管分枝からの出血,および周囲臓器との複雑な位置関係がある。脾門部は胃底部とつながっており,左副腎,腎臓,膵尾部に隣接する。現在,結腸脾弯曲の授動は以下の方法で行っている:
(1) 胃結腸靭帯を開放して,次第に脾弯曲の方向へ切離して行く。(2) 下行結腸を脾弯曲の方向へ外側から授動する。(3) 交互に上述の 2 種類の切離を行い,脾弯曲の遠位から近位へと授動を進める。(4) 大網と横行結腸の間の組織を横行結腸中央から脾弯曲の方向に切離して,大網を温存する。外科医それぞれの手順に沿って,四つの手技を選択する。脾臓の損傷はほとんど未熟な手技に起因するものである。そのため,手術中は十分に脾臓を露出して,過度の牽引と脾出血を避けるべきである。

【後腟円蓋の切開と縫合】

　直腸に加えて,腟もまた NOSES で標本を摘出する器官である。この方法は主に,やや大きな腫瘍を有する女性患者に適用される。後腟円蓋は常に腟の切開口として選択される。一般的な外科医は後腟円蓋の知識がないと思われるので,その特徴を詳述する。

1.　解剖学特徴

　腟の上端は幅広くなっている。子宮頸部と腟壁の間の環状の空洞は腟円蓋と呼ばれている。その部位により,腟円蓋は前部,後部,左と右の 4 つの部分に分けられる。後腟円蓋は特に深く,精液貯留槽として機能する。同部は截石位にした際に腟の最も低い部位でもある。後腟円蓋は腟で最も伸展性のある部分で,それは子宮頸部の過度の移動を防止する(図 9-52)。

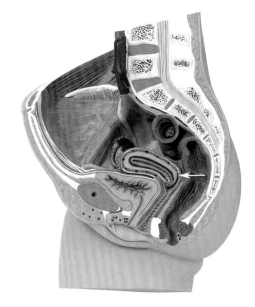

図 9-52　後腟円蓋

2.　生理学的特徴

　性的刺激への反応は,腟の箇所によって異なる。腟の外側 1/3 は外胚葉に由来しており,神経線維が豊富で,神経終末は主に腟口に集中している。

　腟の内側 2/3 は中胚葉に由来し,神経終末分布がないため,外側 1/3 は内側 2/3 より知覚が豊富である。後腟円蓋は深く,神経支配がないので,後腟円蓋の損傷は性活動に影響を及ぼさな

い。直腸子宮窩は女性の腹膜の最も低い部位である。腹水はほとんどこの部位に貯留し，骨盤内の病変も同部に浸潤しやすい。後腟円蓋は直腸子宮窩に近いため，腹腟穿刺のルートとして最もよく用いられている。

【切開の方法】

我々の経験により，腟に膀胱リトラクターを挿入し，その先端で後腟円蓋を挙上して支持する（図9-53）。膀胱リトラクターの支持のもと，術者は腹腔鏡下に後腟円蓋を2~3cm横切開する（図9-54）。腟は強い伸展性を有するので，切開口は5cm程度まで拡張でき，標本を通過させることができる（図9-55）。

腟切開口の縫合法：腟切開口は腹腔側から，あるいは経腟的に縫合することができる。特に腹腔鏡下の縫合技術が未熟な外科医にとっては，経腟的縫合の方が容易である。そのため，経腟的縫合がまず推奨される。(1) 経腟的縫合（図9-56，図9-57）：後腟円蓋の位置が深いため，まず切開口を十分に露出することが必要である。われわれの臨床実践においては，腟鉤や膀胱リトラクターなどの器具を用いて，十分に腟を展開する。2本のアリス鉗子で切開口の上下縁を把持して腟口側に牽引し，結節もしくは連続縫合する。

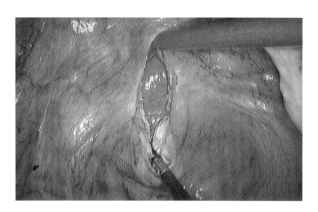

図9-55　切開口を5cmまで拡張する

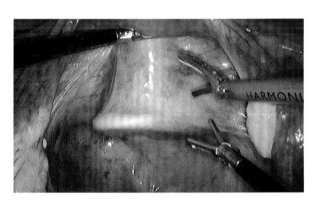

図9-53　腟に膀胱リトラクターを挿入し，その先端で後腟円蓋を支持する

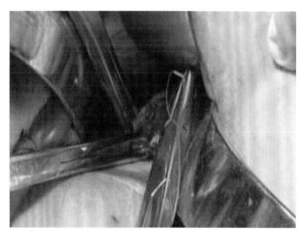

図9-56　経腟的な腟切開口の縫合

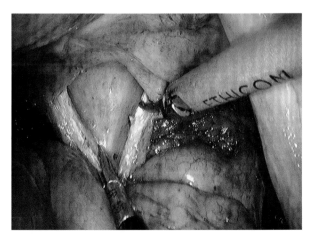

図9-54　腹腔鏡下で後腟円蓋を3cm切開する

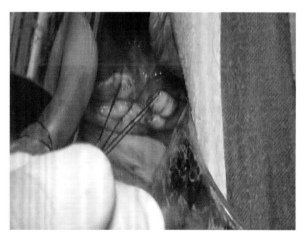

図9-57　経腟的な腟切開口の縫合

腹腔鏡下縫合術（図9-58）：この方法はより難易度が高い。腟縫合はV–Loc（15cm, 長すぎると手技が困難になる）を必要とする。縫合は, 腟切開口の上下縁を腹腔側に牽引して行う。強く牽引しすぎると腟から出血をきたす。術者は, 連続縫合を行い, 確実に閉鎖したことを確認する。その後, ヨードホルムガーゼを腟内に詰め, 48時間後に除去する。

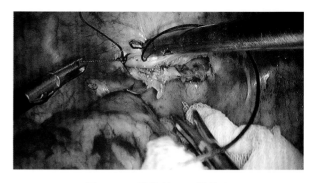

図9-58　腹腔鏡下の腟縫合

経腟標本抽出による腹腔鏡下
右大腸癌切除（NOSES Ⅷ）

3. 高度肥満症例（BMI>35kg/m^2）。
4. 男性症例

【はじめに】

　右側結腸は多くの器官に隣接しており，血管の関係は複雑であり，解剖学的変異も大きい。したがって，NOSES Ⅷ式は，NOSES シリーズでは難易度の高い術式である。右側結腸標本の摘出経路は腟のみが適切であり，適応は女性に限定される。横行結腸，下行結腸，S 状結腸，直腸，肛門を経て右半結腸標本を摘出するのは理論的には可能であるが，実際には非常に困難なので，男性には勧められない。NOSES Ⅷ式は，完全腹腔鏡下の結腸右半切除，経腟的標本摘出，腹腔鏡下の回腸ー横行結腸側々吻合を特徴とする。サーキュラーステイプラーによる吻合と異なり，完全腹腔鏡下の消化管再建はより難易度が高い。

10.1　適応症および禁忌事項

【適応症】

　（図 10-1, 図 10-2, 図 10-3）
1. 右側結腸癌を有する女性。
2. 腫瘍径は 5cm 未満である。
3. 深達度 T3 まで。

【禁忌事項】

1. 腫瘍径が 5cm 以上である。
2. T4 症例。

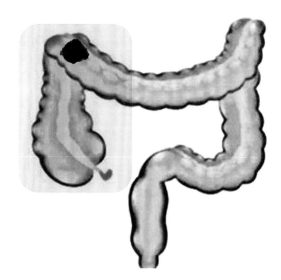

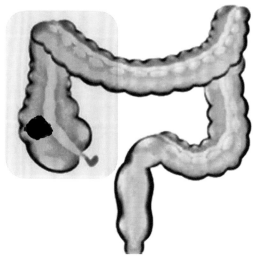

図 10-1　結腸切除範囲

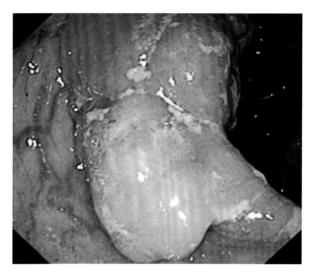

図 10-2　大腸内視鏡所見：腫瘍は上行結腸，1 型，長径 4cm

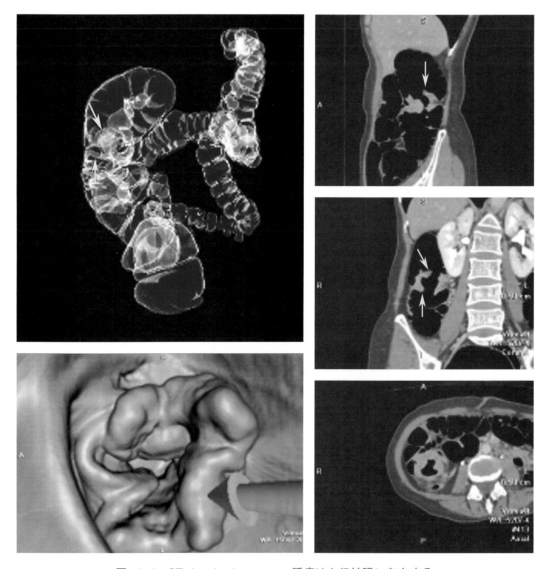

図 10-3　CT virtual colonoscopy：腫瘍は上行結腸に存在する

10.2 麻酔，患者の配置，トロッカー配置および手術チームポジショニング

【麻酔】

全身麻酔，又は全身麻酔と硬膜外麻酔。

【患者体位】

開脚位或いは砕石位（図 10-4）

【トロッカー位置】

1. 腹腔鏡用のトロッカー A（10mm）：臍の尾側 0-5cm。

2. 術者用のトロッカー B（12mm）：左上腹部の腹直筋左縁。

3. 術者用のトロッカー C（5mm）：左下腹部で腹腔鏡と重ならない位置。

4. 助手用のトロッカー D（12mm）：臍と左上前腸骨棘との間の外側 1/3 の部位。ここよりリニアステイプラーを挿入する。

5. 助手用のトロッカー E（5mm）：右上腹部（図 10-5）。

【チームのポジション】

右側結腸切除時は術者は患者左側，助手は患者右側，スコピストは脚間に立つ；標本摘出と腸管再建時は術者と助手は左右を変更し，スコピストは術者左側に移動する。（図 10-6，図 10-7）

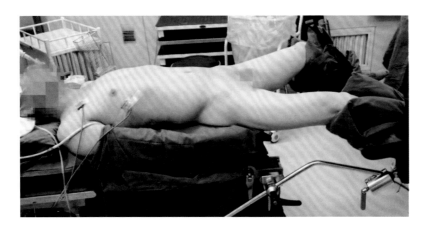

図 10-4　患者体位

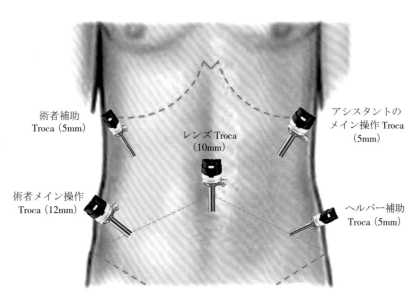

術者補助
Troca（5mm）

アシスタントの
メイン操作 Troca
（5mm）

レンズ Troca
（10mm）

術者メイン操作
Troca（12mm）

ヘルパー補助
Troca（5mm）

図 10-5　NOSES Ⅷ のトロッカー配置

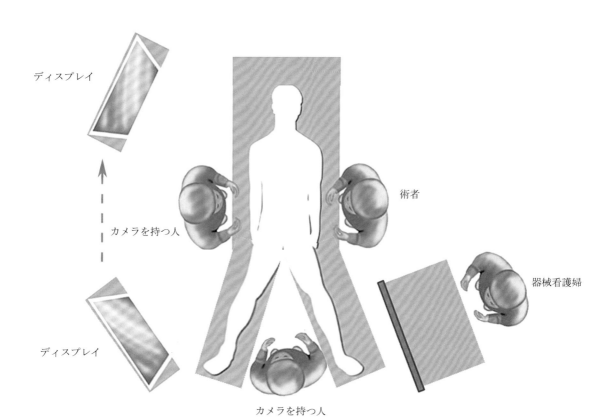

図 10-6　セッテイング（右結腸切除）

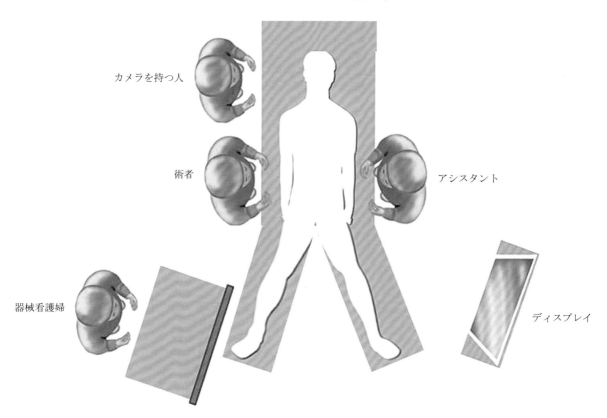

図 10-7　セッテイング（標本摘出）

【NOSES Ⅷ特定の手術器具】

トロッカー（1×10mm, 1×12mm, 3×5mm）	5
解離装置（超音波メス）	1
内視鏡ステープラー（直線リニアカッター, 60mm）	4
無菌ビニールセット	1
腹腔鏡下解剖器具	1
腹腔鏡下無損傷組織ピン	2–3

10.3　操作手順とスキル

【腹腔内検索と手術のプランニング】

詳細な術前検査と手術プランの検討に基づいて，術中検索は主に3つのステップを踏む：

1. 腹腔内全体の検索

腹腔鏡を臍部ポートから挿入し，重大な異常を見落とさないために，右上腹部から時計回りに腹腔内全体を検索することを推奨する。肝臓，胆囊，胃，脾臓，大網，結腸，小腸および骨盤を観察する（図 10-8, 図 10-9）。

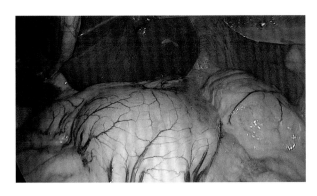

図 10-8　肝外側区域・胃

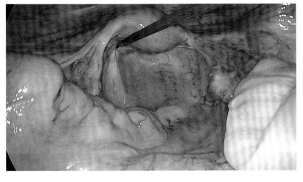

図 10-9　骨盤腔・腹水の確認

2. 腫瘍の検索

腫瘍は上行結腸に位置する。術者は腫瘍の位置，サイズ，および深達度を確認しなくてはならない。（図 10-10）

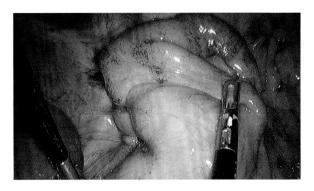

図 10-10　腫瘍の検索

3. 解剖学的構造の検索

右半結腸周辺の血管解剖は複雑である。術前3DCT にて腫瘍位置と血管の走行を再構築して，動静脈の血管解剖を把握すると腫瘍の栄養血管も同定できる。特に中結腸動静脈の分枝血管は多く，中結腸動脈根部郭清を行う必要がある場合は必ず副中結腸動脈の存在を確認すべきである。

また，腹腔内での機能的端々吻合のため，十分に腸管を授動すべきである。横行結腸間膜が短い症例は NOSES– Ⅷ適応外である。

【切離と授動】

1. 回結腸動静脈処理

まず，回盲部を展開する。助手が回結腸動静脈を鉗子で把持して腹側に吊り上げ，間膜のくぼみを同定する（図 10-11, 図 10-12）。超音波凝固切開装置で結腸間膜に対して垂直に切開し，腸間膜背側の剥離層に入る（図 10-13）。十二指腸を確認し背側に落として，回結腸血管背側の空間を確保することが重要である（図 10-14, 図 10-15）。回結腸動静脈の根部を確認しながらその中枢側で上腸間膜静脈（SMV）を同定し，SMV のシースを切開して右側から背側のスペースを連続させる。回結腸血管を完全に露出してクリッピングした後，切離する（図 10-16, 図 10-17）。

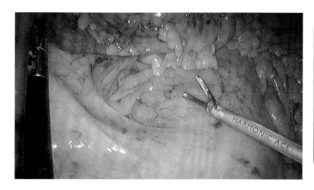

経験：1. 内側アプローチでは，回結腸動
静脈の同定が非常に重要である。痩せ
た症例では容易であるが，肥満患者は困
難な場合もある。2. SMV と ICA/V の走
行を想定するためには，十二指腸水平脚
の確認が大変重要である。

図 10−11　SMV と回結腸動 / 静脈（ICA/V）の走行

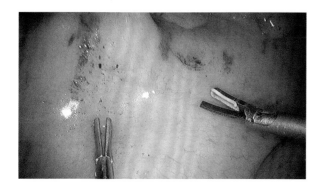

図 10−12　間膜のくぼみを同定

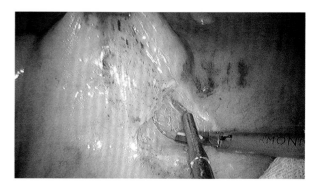

図 10−13　腸間膜切開の開始

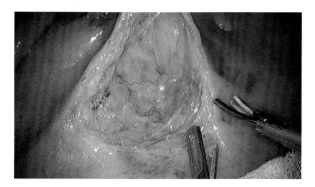

図 10−14　十二指腸の確認

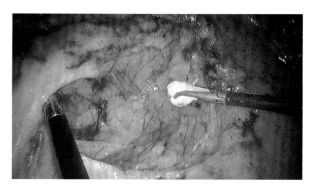

図 10−15　鈍的・鋭的剥離による Toldt's space の授動

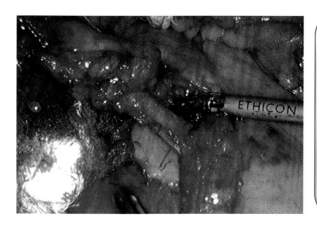

経験：SMV より小血管が分岐すること
があるので損傷しないように愛護的に
適宜止血する。

図 10−16　ICA/V 根部の同定

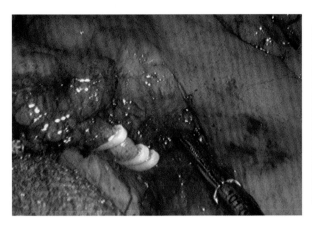

図 10-17　ICA/V 処理

経験：十二指腸, 膵頭部を露出すれば右
結腸静脈, 胃結腸静脈幹（GCT）, 副右結
腸静脈の上腸間膜静脈合流部を確認で
きる。

2. 右結腸動静脈処理

　回結腸動静脈切離後さらに十二指腸前面と
膵頭部腹側の剝離を行っていく（図 10-18,
図 10-19）。結腸間膜背側から右結腸静脈, 胃結腸
静脈幹（GCT）, 副右結腸静脈の上腸間膜静脈合流
部を確認できる（図 10-20）。先に右結腸静脈を切
離して, 上腸間膜静脈の腹側を頭側へ剝離し, 右結
腸動脈を露出して根部で処理する（図 10-21）。

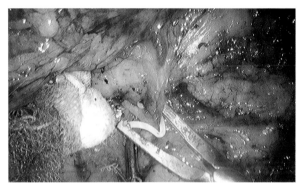

図 10-20　右結腸静脈の処理

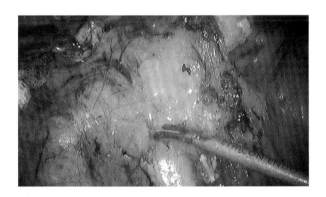

図 10-18　十二指腸腹側剝離

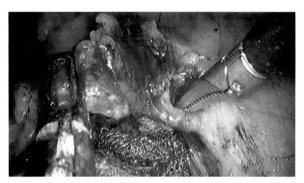

図 10-21　右結腸動脈を露出する

3. 中結腸動脈（MCA）の郭清

　右結腸動静脈切離後, SMV 前面を頭側に剝離
し, 膵下縁で胃後壁を透見できるところで MCA
根部を同定する（図 10-22, 図 10-23）。腫瘍
の支配血管と腫瘍からの切除ラインを確認し
て, 中結腸動脈の右枝だけ処理するか MCA 根
部で処理するかを決定し, 慎重に MCA を処理
する。

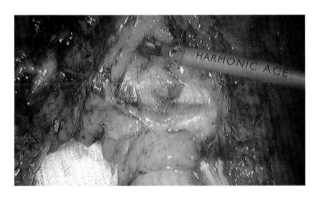

図 10-19　胃結腸静脈幹（GCT）を同定

4. 右側結腸の授動

Toldtsスペースで肝彎曲, 右側結腸外側, 回盲部を授動する（図10-24）。外側授動時のランドマークと尿管保護目的に, 腸間膜背側にハーフガーゼを留置する（図10-25）。

5. 小腸間膜の処理

回盲部外側からの授動時, 右総腸骨動脈の腹側から小腸間膜を切開して, 内側アプローチの剥離層と交通する。回腸を十分な範囲授動する（図10-26）。助手は終末回腸を吊り上げ,

術者が超音波凝固切開装置で間膜内血管に注意しながら, 慎重に腸管周囲組織を処理する（図10-27）。

6. 大網切離

超音波凝固切開装置で胃大網血管尾側の大網の薄い部分を切開し, 網嚢を肝彎曲に向かって開放する。助手鉗子は胃後壁を挙上して視野展開し, 術者は横行結腸肛門側切除予定ラインまで大網切開を適宜延長する（図10-28, 図10-29）。

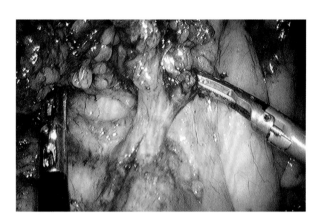

図10-22　MCA/MCV 同定

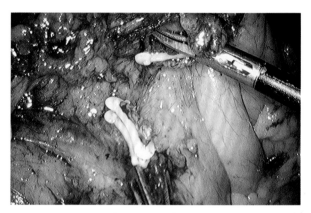

図10-23　MCA/MCV をクリップして切離した

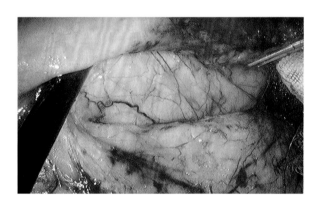

図10-24　Toldts スペースで外側へ授動

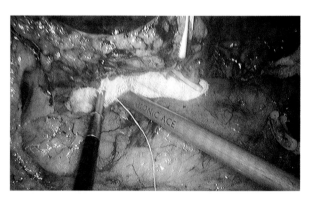

図10-25　腸間膜背側にハーフガーゼを留置

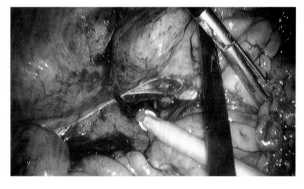

図10-26　回盲部を外側から授動

経験：(1) 小腸は血液供給が豊富であり, 血液供給の分節的性質が非常に明瞭で, 小腸壁トリミングの後は血流境界がはっきりと分かる。(2) 遠位小腸間膜を授動すると小腸の自由度が大きくなり, 上腹部に持ち上げて容易に吻合することができる。

右胃大網動静脈を温存しつつ，横行結腸間膜を愛護的に右胃大網血管領域の脂肪組織（No.6 リンパ節領域）から剥離する（図 10-30, 図 10-31）。膵頭部腹側に Henle の胃結腸静脈幹を確認して内側アプローチ授動後のスペースと繋ぐ。

7. 横行結腸間膜切離

頭側アプローチと内側アプローチが交通した後，間膜を通して内側アプローチの際に留置したガーゼを確認できれば，十分に授動されたことになる。腸管切除予定ラインで横行結腸間膜を切開する（図 10-32）。辺縁血管の血流に十分注意しながら，結腸周囲の脂肪組織をトリミングして腸管壁を 1cm 程度露出する（図 10-33）。

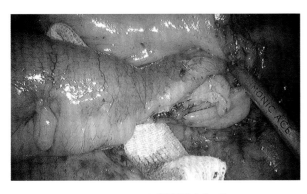
図 10-27　小腸間膜を処理

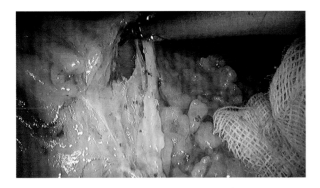
図 10-28　網嚢を開放

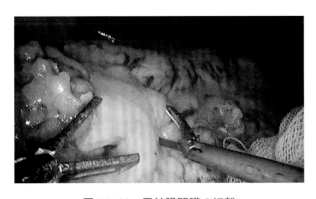
図 10-29　胃結腸間膜の切離

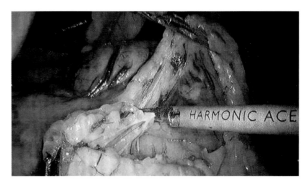
図 10-30　右胃大網血管領域の脂肪組織から横行結腸間膜を授動する

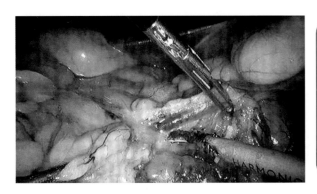
図 10-31　右胃大網血管周囲リンパ節郭清

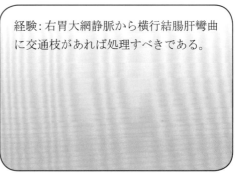
経験：右胃大網静脈から横行結腸肝彎曲に交通枝があれば処理すべきである。

161

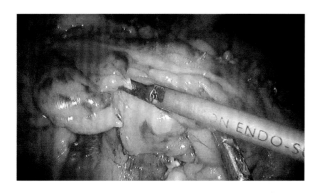

図 10-32　横行結腸間膜切離

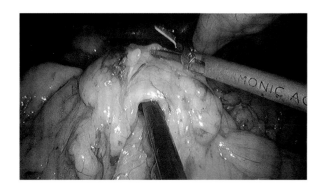

図 10-33　横行結腸壁を露出

【標本摘出と消化管再建】

1. 標本摘出

　リニアステイプラーを用いて肛門側切除予定ラインで横行結腸を切離する（図 10-34）。これを尾側へ反転して肝彎曲から傍上行結腸溝の境界を認識して,背側に留置したガーゼをメルクマークにしながら完全に右側結腸を授動する（図 10-35）。回腸間膜を処理した後,腸管壁の血流境界線を確認しながら回腸を切離する（図 10-36,図 10-37）。右半結腸の標本を完全に遊離したら,一時的に骨盤内に留置して摘出を待機する。

2. 再建

　横行結腸と回腸の断端を,間膜対側どうし並べて配置する（図 10-38）。回腸末端腸間膜対側に小孔を開け（図 10-39）,助手は右下腹トロッカーからリニアステイプラーを挿入し,一方のカートリッジをこの小孔から挿入して把持する（図 10-40）。横行結腸も腸間膜対側に 1cmの小孔を開け（図 10-41）,助手と術者は協力して結腸にもう一方のカートリッジを挿入する（図 10-42）。腸間膜や腸管脂肪垂などを巻き込んでいないことを確認した後,腸間膜対側で側々吻合する（図 10-43）。

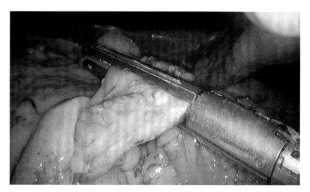

図 10-34　横行結腸を切離

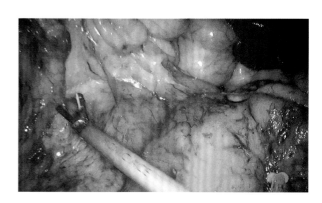

図 10-35　頭側から外側へ上行結腸を授動

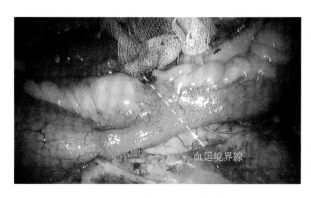

図 10-36　終末回腸の血流境界線

> 経験:回腸は血流が豊富であり,血流境界線を観察しながら腸管処理するとより安心である。

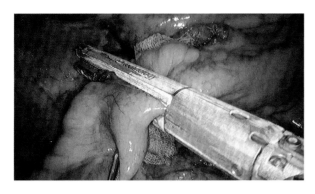

図 10-37 回腸を切離する

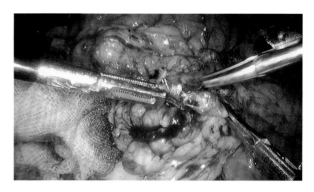

図 10-41 横行結腸腸間膜対側に
1cm の小孔を開ける

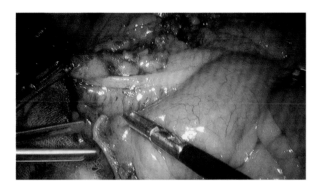

図 10-38 横行結腸と回腸の断端を,
間膜対側どうし並べて配置する

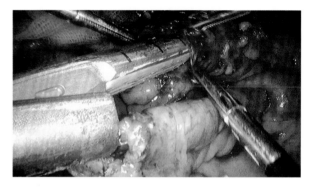

図 10-42 結腸にカートリッジを挿入する

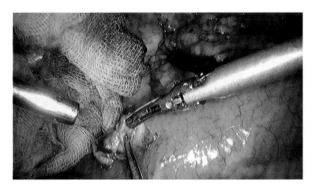

図 10-39 回腸末端腸間膜対側に小孔を開ける

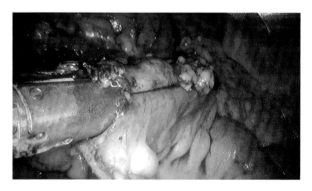

図 10-43 腸間膜対側で側々吻合する

腸管内で吻合部出血が無いことを確認する（図 10-44）。術者は左上腹部トロッカーからカートリッジを挿入して共通孔を閉鎖するように切離する（図 10-45）。切離した断端を specimen bag に収めて 12mm トロッカーから摘出する。漿膜筋層を単結紮縫合で補強して（図 10-46）, 回腸 – 結腸の再建し終了する。

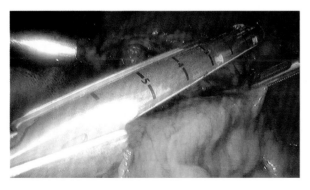

図 10-40 カートリッジを回腸に挿入

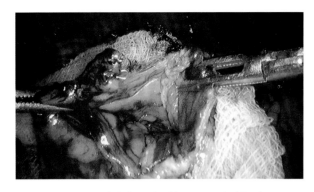

図 10-44　吻合部出血が無いことを確認する

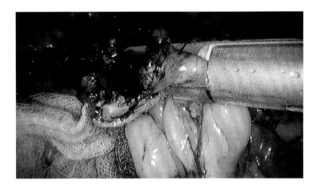

図 10-45　共通孔を閉鎖する

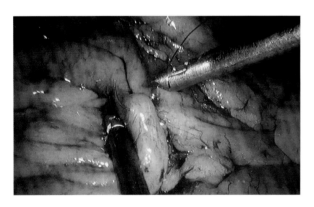

図 10-46　漿膜筋層縫合で補強する

3. 標本摘出

　細胞障害性溶液（例えば，1% ポビドンヨード，500mL）で，経腟的に留置したカテーテルを用いて腟洗浄を行う。膀胱リトラクターを腟内に挿入し，その先端が後腟円蓋を支えるようにする（図 10-47）。執刀医は，超音波凝固切開装置を用いて後腟円蓋を切開する（図 10-48）。アンビルを経腟的に骨盤腔に導入する。その後，滅菌プラスチックスリーブを経腟的に骨盤腔に導入する（図 10-49）。標本を滅菌プラスチックスリーブに収めた後，経腟的に摘出する（図 10-50）。大きなクランプ鉗子を経腟的に挿入し，標本の片側の端をしっかりと把持して，患者の体外へ愛護的に標本を引き出す（図 10-51）。

4. 腟切開口の縫合閉鎖

　腟切開口を露出して 2 本のアリス鉗子で把持し，吸収糸で経腟的に縫合閉鎖する（図 10-52, 図 10-53）。右腹部の 2 箇所のトロカール孔を使用して，2 本のドレーンを右側腹部に留置する（図 10-54）。

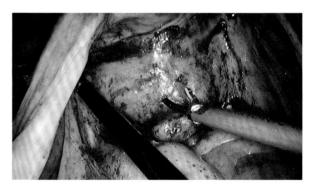

図 10-47　後腟円蓋が腹腔鏡下に明瞭に
露出されている

操作技術：腟を切開するとき，助手は膀胱リトラクターの先端を腟に入れ，腟の後部を持ち上げて，外科医が後腟円蓋の切開部を選択するのを補助する。

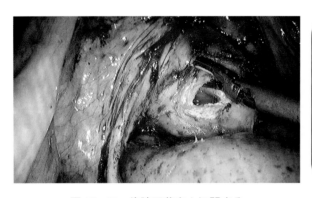

図 10-48　後腟円蓋を小切開する

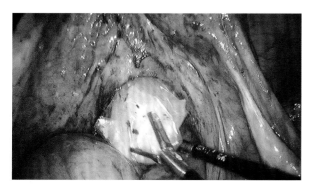

図 10-49　滅菌プラスチックスリーブを腟から腹腔に挿入

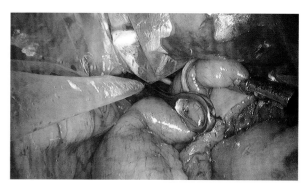

図 10-50　標本を経腟摘出する前に滅菌プラスチックスリーブに納める

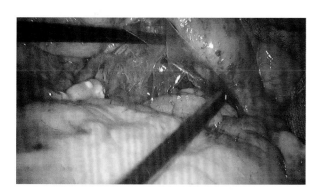

図 10-51　腟から標本を引き出す

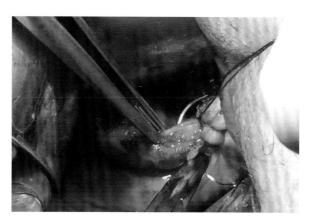

図 10-52　腟を適切に露出して, 吸収糸で縫合する

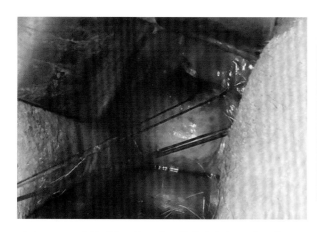

図 10-53　腟切開口が正確に縫合されたか確認する

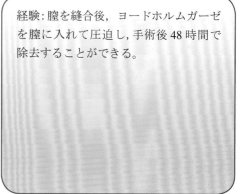

経験:腟を縫合後，ヨードホルムガーゼを腟に入れて圧迫し,手術後 48 時間で除去することができる。

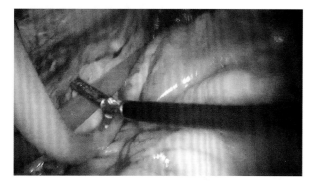

図 10-54　2 本のドレーンを右側腹部に留置する

【腹壁と標本】

（図 10-55, 図 10-56）

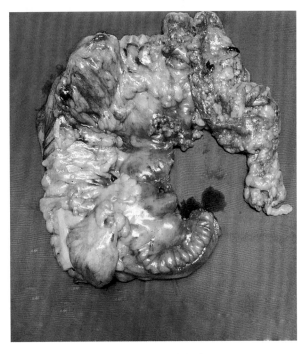

図 10-55　切除標本

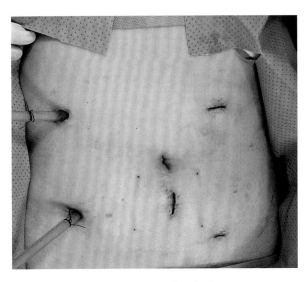

図 10-56　術後の腹壁

10.4　操作に関連する要点

【Surgical Trunk の郭清】

　結腸右半切除術のポイントは Surgical Trunk の郭清と膵臓の保護である。Surgical Trunk とは, 回結腸静脈（ileocolic vein）の分岐する部分から上腸間膜静脈（SMV）に Henle の胃結腸静脈幹

が流入する間の SMV を呼び, 平均長は約 3.8cm である。主に回結腸静脈, 右結腸静脈, および胃結腸静脈幹が流入する。左側は上腸間膜動脈に隣接していて, これからは回結腸動脈, 右結腸動脈, 中結腸動脈が分岐する。これらが SMV の背側もしくは腹側を走行する変異が存在するので注意すべきである。

　D3 郭清の場合は根治性を確保するため, Surgical Trunk から分枝する静脈は, その分岐部で処理すべきである（図 10-57）。

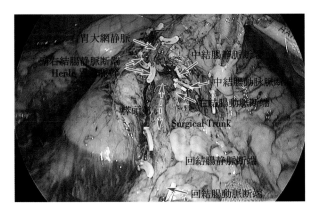

図 10-57　Surgical Trunk の郭清

【上行結腸間膜動脈系の分岐走行変異】

　右結腸動脈は上腸間膜動脈の中央で, 中結腸動脈の少し尾側から分岐する。右結腸動脈の分岐パターンは 4 型 に分類され : 1 型: 右結腸動脈が上腸間膜動脈から分岐する症例（40%）; 2 型: 右結腸動脈が中結腸動脈から分岐する症例（30%）, 3 型: 右結腸動脈が回結腸動脈から分岐する症例（12%）, 4 型: 右結腸動脈が認められない症例（18%）である。血管の変異を念頭にいれて慎重に処理すべきである。

【Functional End-to-End Anastomosis（FEEA）】

　従来の右半結腸切除術では端側吻合の場合もあるが, NOSES Ⅷ では機能的端々吻合（FEEA）を適応する。機能的端々吻合は口径差がある場合の吻合が容易で, 吻合口径が大きく, 血流はより良好であり, 吻合に要する時間が短いなどの利点がある。端側吻合のように盲端残存による合併症は無い。但し吻合時に, 共通孔から腹腔内に腸内容物が流出するのを防いで, 非汚染操作を遵守すべきである。

経肛門標本抽出による腹腔鏡下全コレクト術（NOSES Ⅸ）

【はじめに】

　腹腔鏡下大腸全摘術は大腸外科領域における腹腔鏡下手術の組み合わせであり，腹腔鏡下大腸切除術に熟達した大腸外科医であれば安全に実施可能である。経肛門的標本摘出による腹腔鏡下大腸全摘術（NOSES Ⅸ式）は経肛門操作技術を加えて，更に高難度の手術手技になる。大網温存大腸全摘の場合は，より安全に経肛門的標本摘出が可能になる。本章では大腸全摘術と，経肛門的全大腸摘出の手技を紹介する。

11.1　適応症および禁忌事項

【適応症】

　（図 11-1，図 11-2）

1. 家族性大腸腺腫症（Familial adenomatous polyposis：FAP）
2. リンチ症候群。
3. 大腸多発癌で，最大径 3cm 未満。
4. 潰瘍性大腸炎で保存療法困難症例。
5. 難治性便秘症および他の良性疾患で，大腸全摘術が適応となる症例。

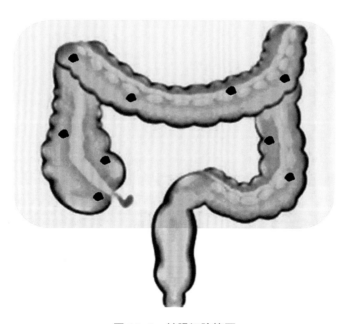

図 11-1　結腸切除範囲

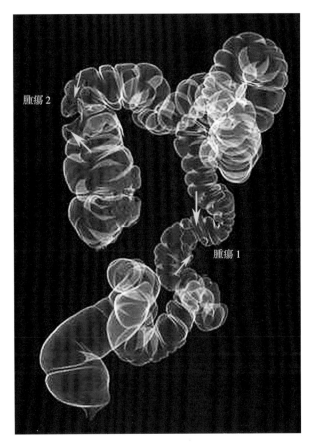

図 11-2　CT virtual colonoscopy：腫瘍は下行
結腸と肝弯曲に存在する

【禁忌事項】

1. 腫瘍長径が 3cm 以上である。
2. 高度肥満症例（BMI>35kg/m²）。
3. 深達度 T4 症例。

11.2　麻酔，患者の配置，トロッカー配置および手術チームポジショニング

【麻酔】

全身麻酔，又は全身麻酔と硬膜外麻酔。

【患者体位】

Modified lithotomy position で，術者の操作を妨げないように設定する。（図 11-3）

【トロッカー位置】

1. 腹腔鏡用のトロッカー A（10mm）：臍部。

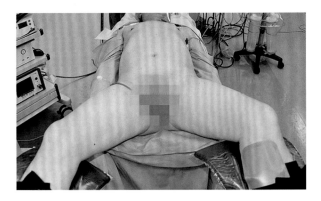

図 11-3　患者体位

2. 術者用のトロッカー B（12mm）：左上腹部。結腸右半切除の際に用いる。
3. 術者用のトロッカー C（12mm）：右上前腸骨棘と臍を結ぶ外側 1/3 の部位。結腸左半切除と直腸切除で用いる。
4. 助手用のトロッカー D（5mm）：臍と左上前腸骨棘との間の外側 1/3 の部位。
5. 助手用のトロッカー E（5mm）：横行結腸の高さで鎖骨中線上。

それぞれのトロッカーを術者と助手が交代使用可能である。（図 11-4）

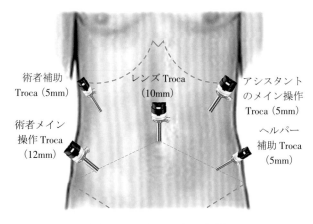

図 11-4　トロッカー配置

【チームのポジション】

結腸右半切除：執刀医は患者の左側，助手は患者の右側に立つ。結腸左半切除および直腸切除：術者と助手が左右交代する。スコピストは脚間か，術者と同じ側に立つ。標本摘出と腸管再建時は助手が患者左側に戻り，スコピストは術者左側に移動する。（図 11-5，図 11-6）

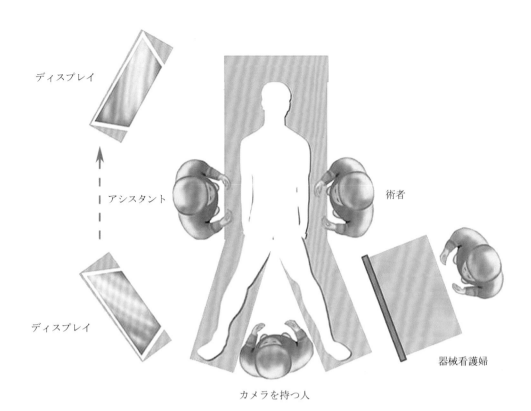

図 11-5　セッテイング（結腸右半切除術）

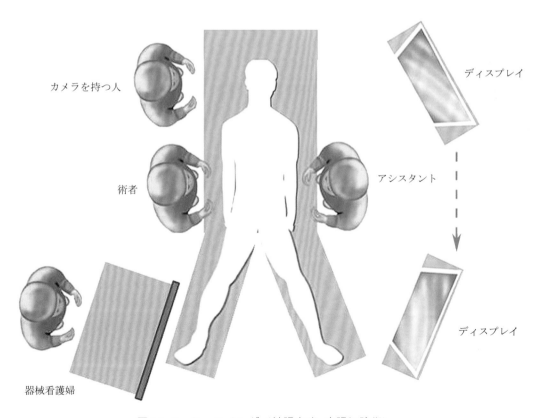

図 11-6　セッテイング（結腸左半, 直腸切除術）

【NOSES IX特定の手術器具】

トロッカー（1×10mm, 1×12mm, 3×5mm）	5
解離装置（超音波メス）	1
内視鏡ステープラー（直線リニアカッター, 60mm）	4
無菌ビニールセット	1
腹腔鏡下解剖器具	1
腹腔鏡下無損傷組織ピン	2–3

11.3　操作手順とスキル

【腹腔内検索と手術のプランニング】

　詳細な術前検査と手術プランの検討に基づいて，術中検索は主に3つのステップを踏む：

1. 腹腔内全体の検索

　腹腔鏡を臍部トロッカーから挿入し，重大な異常を見落とさないために，右上腹部から時計回りに腹腔内全体を検索することを推奨する。肝臓,胆嚢,胃,脾臓,大網,結腸,小腸および骨盤を観察する。（図 11–7）

　術者は腫瘍の位置，サイズ，および深達度を確認しなくてはならない。最大の腫瘍直径は3cm未満とする。（図 11–8）

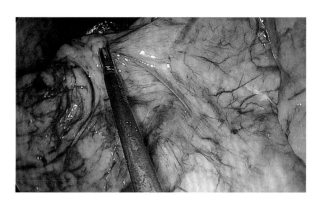

図 11–7　横行結腸間膜の検索

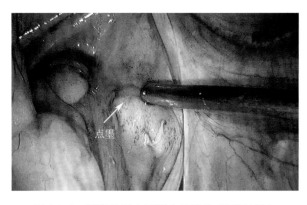

図 11–8　腫瘍位置を確認する術前, 腫瘍対側の2箇所に点墨を実施する

経験：(1) 病巣が小さければ，术前は腸の下で標準を病巣に入れて，手術中の協力して指導します；(2) 腫瘍が漿膜に侵入しない，NOSES IX式の最も重要な標準を采用しています。

【切離と授動】

　大腸全摘術は手術時間が長く，その切除操作も複雑である。術中鏡視下に腫瘍位置，サイズを確認し，結腸支配血管を同定，腸間膜の肥厚程度などを総合的に考慮して，経肛門的摘出の可能性を評価する。

1. 回結腸動静脈処理

　まず，回盲部を展開する。助手が回結腸動静脈を鉗子で把持して腹側に吊り上げ，間膜のくぼみを同定する。　通常,回結腸血管の根部は十二指腸の下縁に存在する（図 11–9）。超音波凝固切開装置で結腸間膜に対して垂直に切開し,腸間膜背側の剥離層に入る。十二指腸を確認し背側に落として,回結腸血管背側の空間を確保することが重要である（図 11–10,図 11–11）。回結腸動静脈の根部を確認しながらその中枢側で上腸間膜静脈（SMV）を同定し（図 11–12）,回結腸血管を完全に露出してクリッピングした後,切離する。（図 11–13,図 11–14）。

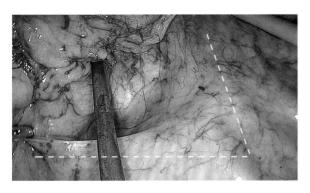

図 11-9　回盲部の結腸間膜を吊り上げて
回結腸動静脈を確認する

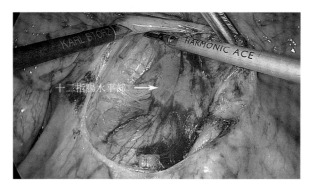

図 11-10　Toldt's space に入る

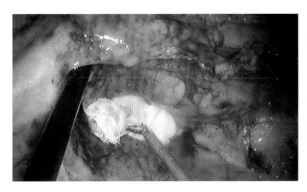

図 11-11　内側から外側へ授動する

小さなガーゼの魔法効果:(1) Toldt's space の解剖過程の中で鋭い性と鈍性解剖を組み合わせてします;(2) 十二指腸の水平部分游离下に，ガーゼを平行に置き，保护と标识の役割を果たす。

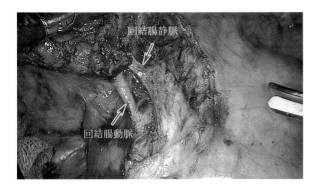

図 11-12　回結腸動静脈を露出する

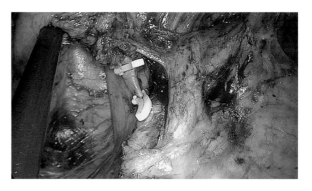

図 11-13　回結腸動脈の結紮

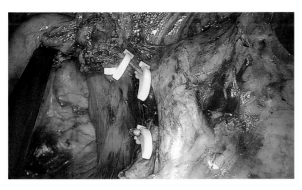

図 11-14　回結腸静脈を切離する

2. 右結腸動静脈処理

　回結腸動静脈切離後さらに十二指腸前面と膵頭部腹側の剥離を行っていく（図 11-15）。結腸間膜背側から右結腸静脈，胃結腸静脈幹（GCT），副右結腸静脈の上腸間膜静脈合流部を確認できる（図 11-16, 図 11-17）。先に右結腸静脈を切離して，上腸間膜静脈の腹側を頭側へ剥離し，右結腸動脈（図 11-18）を露出して根部で処理する。

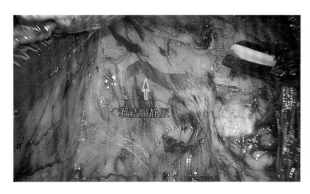

操作方法：（1）右結腸動静脈変異は相対的に多く，多くの場合は右結腸動脈と静脈は一緒ではなく，別々に処理する必要がある（図 11-15）。
（2）露出された右胃大網静脈と右結腸静脈が Henle 共通幹に合流し，上腸間膜静脈に入る。（図 11-16）

図 11-15　膵頭十二指腸前面の剝離

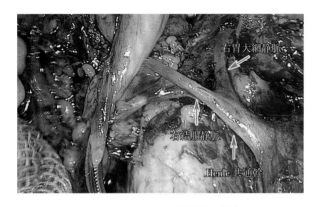

図 11-16　Henle 共通幹の露出

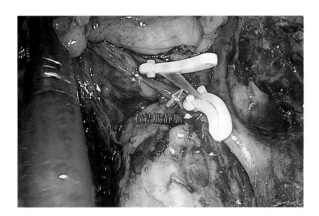

図 11-17　右結腸静脈の結紮切離

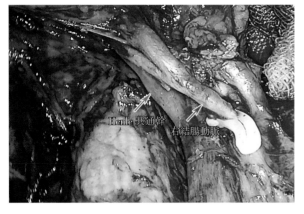

図 11-18　右結腸動脈の結紮切離

3. 中結腸血管の切離

　右結腸動静脈切離後，SMV 前面を頭側に剝離し，膵下縁で胃後壁を透見できるところで中結腸動静脈根部を同定する（図 11-19）。膵下縁で中結腸動脈および静脈をそれぞれ処理する（図 11-20）。

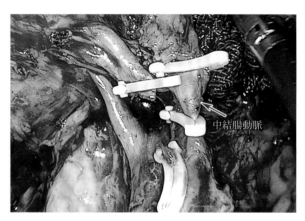

図 11-19　中結腸動脈の結紮

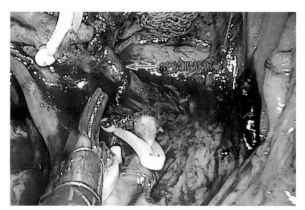

図 11-20　中結腸静脈を露出する

4. 小腸間膜の処理

　回盲部外側からの授動時，右総腸骨動脈の腹側から小腸間膜を切開して，内側アプローチの

剥離層と交通する。回腸を十分な範囲授動する。助手は終末回腸を吊り上げ，術者が超音波凝固切開装置で間膜内血管に注意しながら，慎重に腸管周囲組織を処理する（図11–21）。腸間膜をトリミングして，終末回腸壁を2~3cm露出する必要がある（図11–22）。

5. 大網の切離

超音波凝固切開装置で大網を結腸付着部で切開し，網嚢を開放する（図11–23）。脾弯曲まで授動し，大網を可及的に温存すると，経肛門標本摘出が容易になる（図11–24）。

6. 右側結腸の授動

結腸肝弯曲の授動においては，Henleの共通幹からの出血に特に注意する必要がある

（図11–25）。頭側アプローチと内側アプローチが交通した後，間膜を通して内側アプローチの際に留置したガーゼを確認できれば，十分に授動されたことになる（図11–26）。

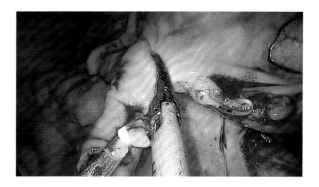

図 11–21　回腸間膜の切離

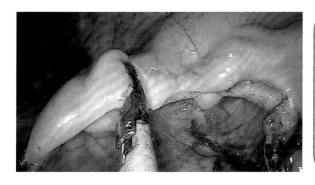

図 11–22　回腸壁を露出する

経験：多くの場合，回腸を肛門から通して体外に引き出すことは困難である。この手術では回腸と直腸を端側吻合するので，終末回腸を適切な部位で切離する。

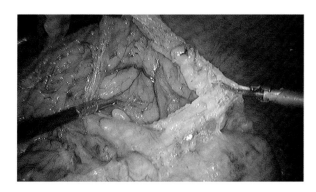

図 11–23　網嚢を開放

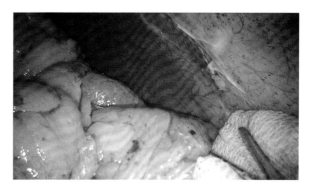

図 11–24　脾弯曲の授動

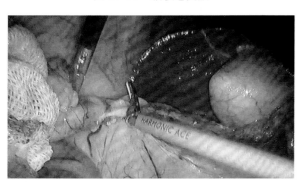

図 11–25　結腸肝弯曲を注意深く授動する

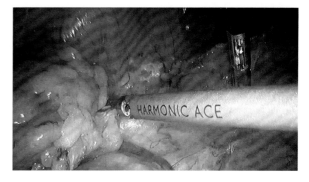

図 11–26　右側結腸を頭側から尾側へと授動する

7. 下腸間膜動脈の処理

　小腸を術野から排除するために，患者を Trendelenburg position にする。S状結腸間膜を把持鉗子を用いて腹側に挙上して，間膜基部を展開する。切離操作は，岬角のレベルで腹膜を切開することから開始する。Toldt's space との間を鈍的に剥離してウィンドウを作成する。（図 11-27，図 11-28）。授動を徐々に頭側に進め，下腸間膜動脈根部を露出する（図 11-29，図 11-30）。下腸間膜動脈をクリップして切離する（図 11-31）。

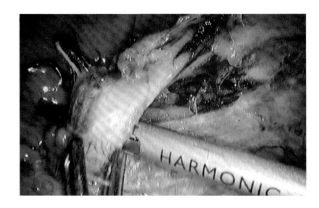

図 11-30　下腸間膜動脈根部が露出

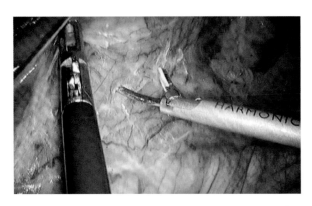

図 11-27　腹膜切開のウィンドウを内側から外側へ拡げる

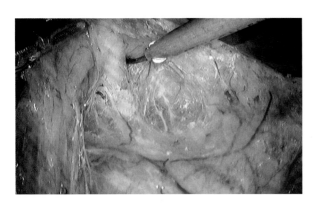

図 11-28　Toldt's space で頭側から尾側へ授動する

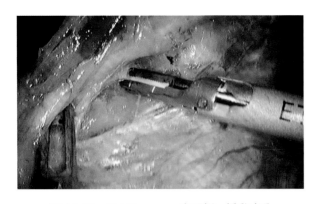

図 11-29　Toldt's space を頭側へ授動する

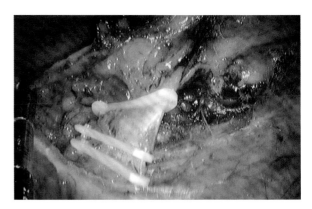

図 11-31　下腸間膜動脈を二重結紮して切離する

8. 下腸間膜静脈の処理

　助手に下腸間膜動脈切離端を鉗子で挙上させ，後腹膜切開を大動脈右縁で頭側に進め，Treitz 靱帯に至る。下腸間膜静脈を下腸間膜動脈の左側で同定し（図 11-32），膵下縁でクリップして切離する（図 11-33）。ガーゼを左側結腸間膜背側に配置し，周囲臓器の同定と保護に供する（図 11-34）。ここまでで，左側結腸の栄養血管は全て同定し切離される。

9. 下行結腸の授動（内側アプローチ）

　われわれは，左側結腸の腹腔鏡下切除術では常に内側アプローチを行っている。S状結腸間膜を腹側に牽引して背側のスペースを作り，間膜と Toldt's 筋膜の間の層を鋭的，鈍的に剥離する。内側から外側への視野で，左尿管，性腺血管，左腎周囲脂肪織の筋膜を明瞭に確認することができる（図 11-35，図 11-36）。授動は膵下縁まで行う。膵下縁に置いたガーゼを，下行結腸間膜から透見できる。横行結腸間膜の切離を膵下縁に沿って脾下極まで進める（図 11-37）。その後，下行結腸を助手の鉗子で

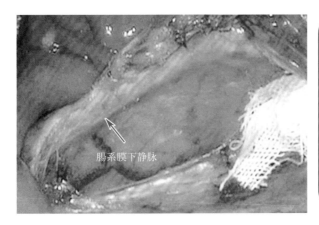

図 11–32　下腸間膜静脈を同定, 露出する

経験: 下腸間膜静脈は, 変異な動脈のために左結腸を供して, この時に同時に結紮して切断することができ, 時には膵臓の尾部から動静脈血管が供給し, 具体的な状況によって処理できる。

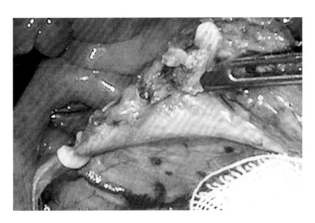

図 11–33　下腸間膜静脈を結紮, 切離する

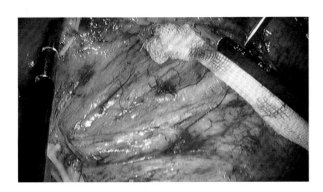

図 11–34　左側結腸間膜の背側にガーゼを配置する

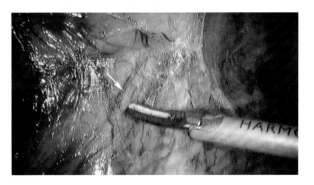

図 11–35　左尿管を露出

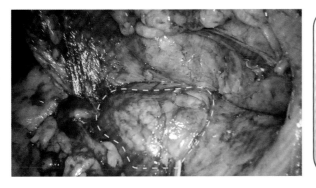

図 11–36　左腎周囲脂肪織の筋膜

経験の共有: この時点では, S状結腸の左腹膜癒着帯は一時的に開かず, S状結腸の過剰な活動を避け, 直腸の解離に影響する。

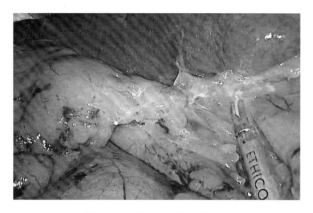

図 11-37　横行結腸間膜の切離を脾下極まで進める

内側・尾側に牽引させる。これにより左側結腸外側の付着部にテンションがかかり，切離が容易になる。この操作を尾側へ進めてS状結腸に至る（図 11-38）。

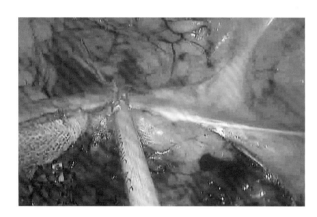

図 11-38　左傍結腸側溝からの授動を頭側に進める

10. 直腸間膜の授動

　直腸間膜背側を十分に授動すれば（図 11-39），直腸右側の剥離は容易になる。膀胱（男性患者）または子宮（女性患者）を，左下腹部トロッカーからの把持鉗子を用いて腹側に挙上する。この剥離は，直腸を緩やかに骨盤の左方に牽引して行う。術者は直腸の右側の腹膜を腹膜翻転部に向けて切開し（図 11-40），さらに翻転部腹膜を左側まで切開しておく。S状結腸外側の癒着を切離し，完全に授動する（図 11-41）。S状結腸を左側に牽引し，S状結腸間膜を展開する。S状結腸間膜から，尿管腹側に配置したガーゼが透見できる。尿管と性腺血管の保護に最大限注意しなければならない。その後，助手は直腸を右側に牽引し，術者が直腸左側を頭側から尾側へ腹膜翻転部まで授動するのを援助する。

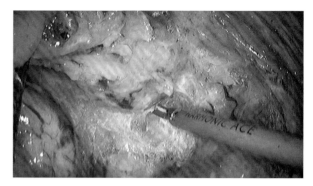

図 11-39　直腸間膜背側の授動

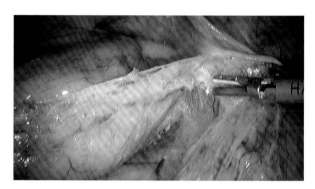

図 11-40　直腸右側壁を尾側へと授動する

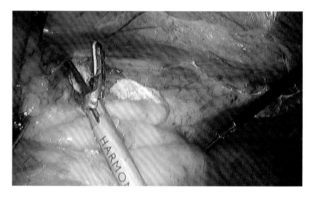

図 11-41　S状結腸外側の癒着を切離して遊離する

11. 遠位直腸切離

　腹膜翻転部で腹膜を切開すると，精嚢（男性患者）または腟後壁（女性患者）を露出できる（図 11-42）。直腸を骨盤左側および背側方向に牽引することで直腸前方のスペースにテンションがかかり，剥離層の認識および切離が容易になる。直腸の前壁を遠位に向け連続的に授動する。上直腸動脈をクリップして切離する。切離予定ラインで直腸右側に緊張をかけて直腸間膜を切離するが（図 11-43），その際直腸壁の損傷に注意する。同様に，直腸間膜を左側から切離して直腸壁を露出し，直腸背側で右側からの切離線と連続させる。

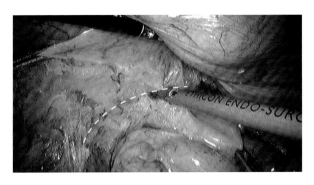

図 11-42　腹膜翻転部を切開する

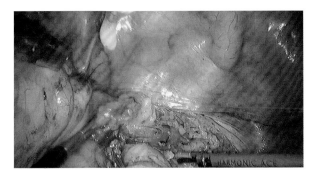

図 11-43　直腸間膜右側のトリミング

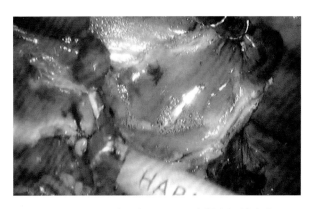

図 11-45　切除予定ラインで直腸を切離する

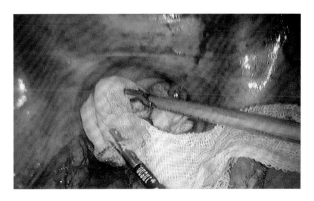

図 11-46　適宜直腸断端を消毒する

【標本摘出と消化管再建】

1. 標本切離

　回腸間膜処理後，腸管壁の血流境界線を確認して回腸を切離する（図 11-44）。直腸切除予定部で腸管を小切開し，腫瘍肛門側のマージンが十分であることを確認した上で直腸壁を全周切離する（図 11-45）。適宜直腸断端を消毒して（図 11-46），大腸全摘が終了。

2. 標本摘出

　直腸断端からエンドキャッチを腹腔内に挿入する（図 11-47）。標本をその中に収めた後，経直腸－肛門ルートで愛護的に体外へ摘出する（図 11-48，図 11-49，図 11-50）。

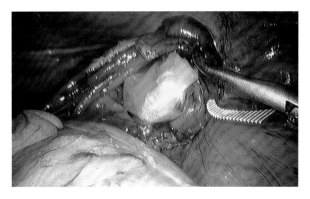

図 11-47　エンドキャッチを経肛門
的に腹腔内に挿入

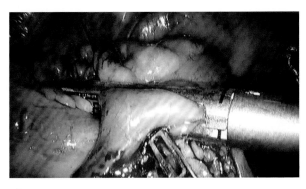

図 11-44　回腸を切離する

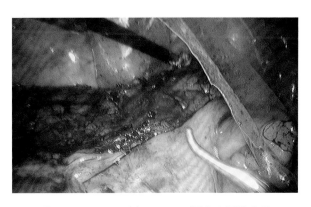

図 11-48　エンドキャッチで標本を保護する

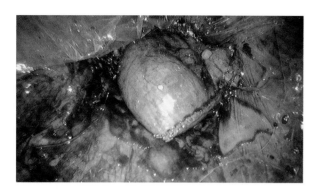

図 11-49　標本摘出（腹腔内画像）

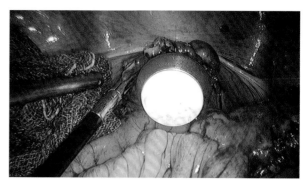

図 11-52　アンビルを経肛門的に腹腔内に挿入

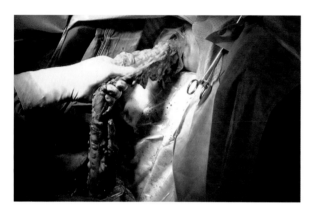

図 11-50　標本摘出（体外画像）

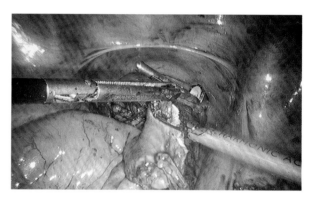

図 11-53　回腸断端のステー
プルラインを切離

3. 再建

　イソジンを生食で希釈して骨盤内を十分に
洗浄した後，止血を確認する（図 11-51）。助
手はアンビルを経肛門的に腹腔内に挿入する
（図 11-52），回腸末端が適切な吻合部位である
かを再度確認する。回腸断端のステープルライ
ンを切開し，（図 11-53）アンビルを腸管内に挿
入して再度回腸末端を自動縫合機で切断する
（図 11-54，図 11-55）。回腸断端の近位に小孔を
開けてアンビルヘッドのセンターロッドを出し
て，縫合を待機する（図 11-56）。

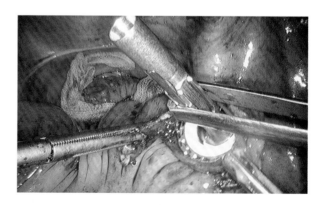

図 11-54　アンビルを腸管内に挿入

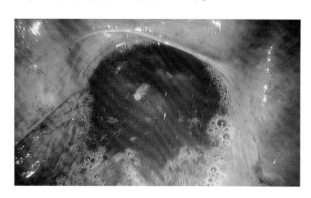

図 11-51　骨盤内を十分洗浄する

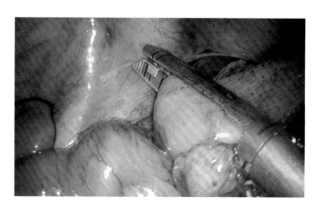

図 11-55　回腸を再度切断する

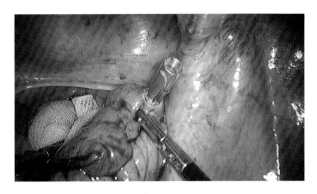

図 11-56　アンビルヘッドのセンターロッドを出して吻合待機

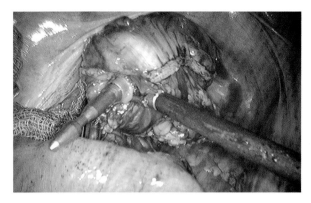

図 11-59　センタロッドを刺出する

自動縫合機で直腸開口部を閉鎖する（図 11-57），腸管の切除片はバックに収納して 12mm ポートより摘出する（図 11-58）。摘出後ただちに標本を開いて，腫瘍マージンを確認する。助手は肛門から愛護的に自動吻合機本体を挿入し，直腸断端のステイプルライン左側端にセンターロッドを刺出する（図 11-59）。小腸間膜の捻れがないことを確認し，アンビルとセンターロッドをドッキングして回腸−直腸側端吻合する（図 11-60，図 11-61）。再度洗浄を行い，止血，リークテスト陰性を確認した後（図 11-62），左右下腹部ポート孔を利用してドレーンを吻合部周辺に留置する（図 11-63，図 11-64）。

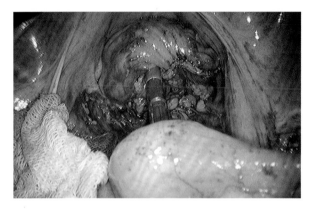

図 11-60　自動吻合器とアンビルをドッキングする

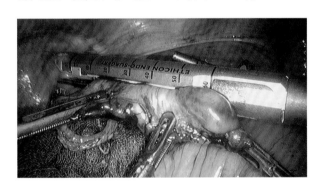

図 11-57　直腸開口部を再度閉鎖する

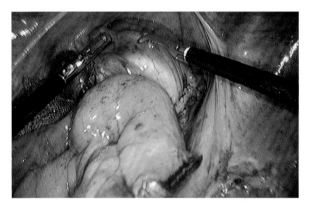

図 11-61　回腸−直腸側端吻合

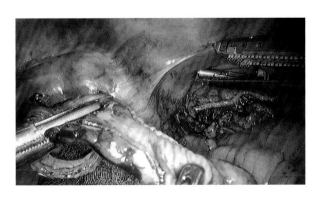

図 11-58　切断された組織を摘出

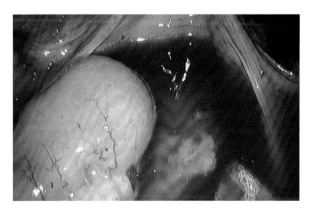

図 11-62　エアリークテスト

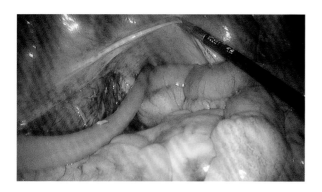

図 11-63　骨盤腔左側にドレーン留置

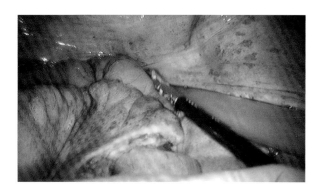

図 11-64　骨盤腔右側にドレーン留置

【腹壁と標本】

（図 11-65, 図 11-66）

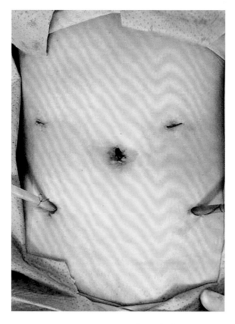

図 11-65　術後の腹壁

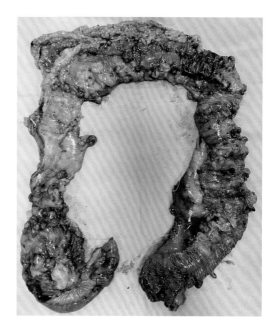

図 11-66　切除標本

11.4　操作に関連する要点

【大網温存】

　大腸全摘術は標本の体積が大きいため, 経肛門的摘出が難航する場合がある。大網は最大限温存するのが望ましいが, 大網浸潤と大網播種の症例は原則適応外である。標本摘出に伴う腹膜播種や delivery site metastasis を防ぐために, 標本はバッグに入れて摘出する。経肛門的摘出が困難な場合は, 躊躇せず正中で小開腹する術式に変更するべきである。

経膣標本抽出による腹腔鏡下
全コレクト術（NOSES X）

【はじめに】

経膣的標本摘出による大腸全摘術（NOSES X式）は女性の大腸全摘術症例が適応である。経肛門的標本摘出（NOSES IX式）に比べ，より大きな腫瘍も摘出可能である。肛門側の直腸を開放する必要がないため，腹腔内感染のリスクも減らすことができる。腹腔鏡下大腸切除術に熟達した大腸外科医であれば安全に手術可能である。

12.1　適応症および禁忌事項

【適応症】

（図 12-1）

1. 大腸多発癌で，最大径 5cm 未満。
2. 家族性大腸腺腫症（Familial adenomatous polyposis：FAP）で，経肛門的摘出困難症例。
3. リンチ症候群患者の大腸癌。
4. 潰瘍性大腸炎で保存療法困難症例，かつ経肛門的標本摘出困難症例。
5. 大網を合併切除する大腸全摘症例。

【禁忌事項】

1. 腫瘍の最大径が 5cm 以上である。
2. 高度肥満症例（BMI>35kg/m²），或いは腸間膜の肥厚が著明な症例。
3. 深達度 T4 症例。

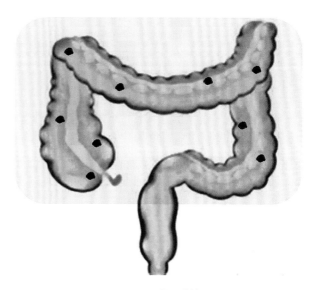

図 12-1　腸切除範囲

12.2　麻酔，患者の配置，トロッカー配置および手術チームポジショニング

【麻酔】

全身麻酔，又は全身麻酔と硬膜外麻酔。

【患者体位】

Modified lithotomy position で，両側大腿部の挙上角度は 15° 未満である。この姿勢は術者の操作にとって有益である（図 12-2）。

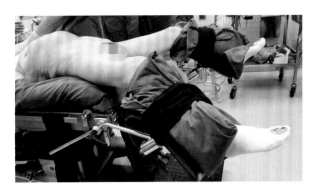

図 12-2　患者体位

それぞれのトロッカーを術者と助手が交代使用可能である（図 12-3）。

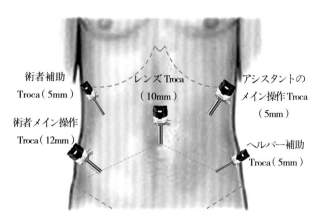

術者補助 Troca（5mm）
レンズ Troca（10mm）
アシスタントのメイン操作 Troca（5mm）
術者メイン操作 Troca（12mm）
ヘルパー補助 Troca（5mm）

図 12-3　トロカール位置（5 孔法）

【トロッカー位置】

1. 腹腔鏡用のトロッカー A（10mm）：臍部。
2. 術者用のトロッカー B（12mm）：左上腹部。結腸右半切除の際に用いる。
3. 術者用のトロッカー C（12mm）：右上前腸骨棘と臍を結ぶ外側 1/3 の部位。結腸左半切除と直腸切除で用いる。
4. 助手用のトロッカー D（5mm）：臍と左上前腸骨棘との間の外側 1/3 の部位。
5. 助手用のトロッカー E（5mm）：横行結腸の高さで鎖骨中線上。

【チームのポジション】

　結腸右半切除：執刀医は患者の左側，助手は患者の右側に立つ。結腸左半切除および直腸切除：術者と助手が左右交代する。スコピストは脚間か，術者と同じ側に立つ。標本摘出と腸管再建時は助手が患者左側に戻り，スコピストは術者左側に移動する（図 12-4，図 12-5）

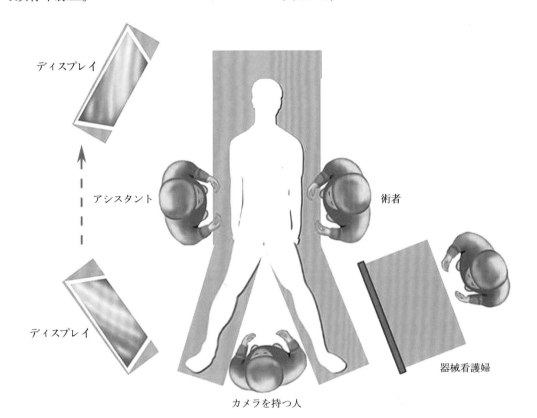

ディスプレイ

アシスタント

ディスプレイ

術者

器械看護婦

カメラを持つ人

図 12-4　術者の位置（結腸右半切除術）

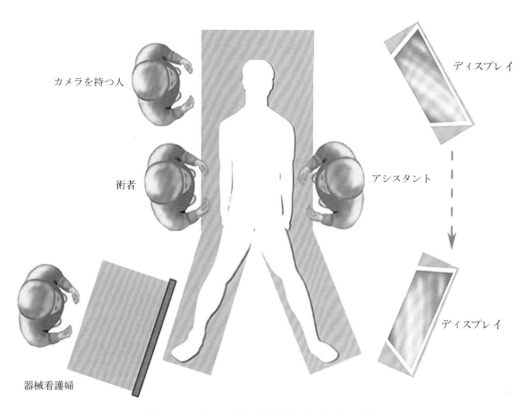

図 12-5　術者の位置（結腸左半，直腸切除術）

【NOSES X特定の手術器具】

トロッカー（1 × 10mm, 1 × 12mm, 3 × 5mm）	5
解離装置（超音波メス）	1
内視鏡ステープラー（直線リニアカッター, 60mm）	3
円形ステープラー（25mm）	1
無菌ビニールセット	1
腹腔鏡下解剖器具	1
腹腔鏡下無損傷組織ピン	2-3

12.3　操作手順とスキル

【腹腔内検索と手術のプランニング】

　詳細な術前検査と手術プランの検討に基づいて，術中検索は主に3つのステップを踏む：

1. 腹腔内全体の検索

　腹腔鏡を臍部トロッカーから挿入し，重大な異常を見落とさないために，右上腹部から時計回りに腹腔内全体を検索することを推奨する。肝臓，胆嚢，胃，脾臓，大網，結腸，小腸お

よび骨盤，腹水の有無を観察する（図12-6，図12-7）。

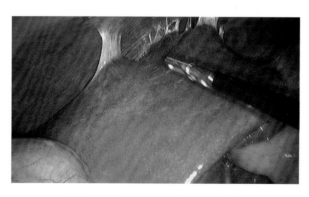

図 12-6　肝左葉表面を観察する

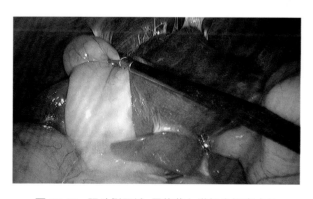

図 12-7　肝外側区域，尾状葉と堪能を観察する

2. 腫瘍の検索

　術者は腫瘍の位置，サイズ，および深達度を確認しなくてはならない。腫瘍長径は5cm未満とする（図12-8）。多発腫瘍については，最大の腫瘍に対する判定が最も重要である。

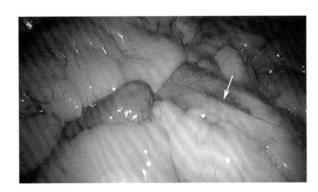

図12-8　腫瘍の検索（手術前点墨の位置）

3. 解剖学的構造の判定

　大腸全摘術は手術時間が長く，その切除操作も複雑である。術中鏡視下に腫瘍位置，サイズを確認し，結腸支配血管を同定する。腸間膜の肥厚程度および骨盤腔やダグラス窩に異常所見があるかなどを総合的に考慮して，経腟的摘出の可能性を評価する。

【切離と授動】

1. 回結腸動静脈処理

　まず，回盲部を展開する。回結腸血管の根部は常に十二指腸下縁に存在する（図12-9）。助手が回結腸動静脈を鉗子で把持して腹側に吊り上げ，間膜のくぼみを同定する（図12-10）。超音波凝固切開装置で結腸間膜に対して垂直に切開し，腸間膜背側の剥離層に入る。十二指腸を確認し背側に落として，回結腸血管背側の空間を確保することが重要である（図12-11）。回結腸動静脈の根部を確認しながらその中枢側で上腸間膜静脈（SMV）を同定し，SMVのシースを切開して右側から背側のスペースを連続させる。回結腸血管を完全に露出してクリッピングした後，切離する（図12-12，図12-13）。

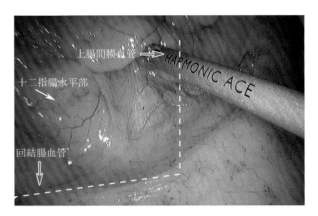

図12-9　回盲部の結腸間膜を吊り上げて
回結腸動静脈を確認する

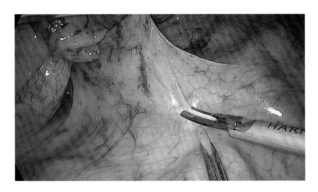

図12-10　右側結腸間膜の回結腸血管根部付近
で腸間膜切開を開始する

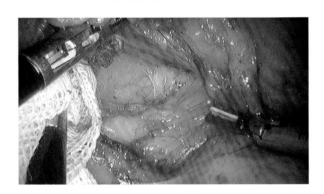

図12-11　Toldt's space に沿って腸間膜を外側へ授動する

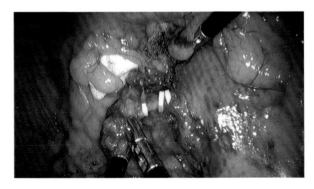

図12-12　回結腸動静脈の結紮

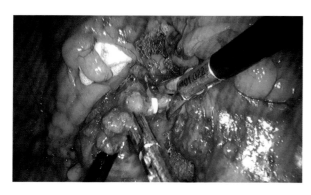

図 12-13　回結腸同静脈を切離する

2. 右結腸動静脈処理

　回結腸動静脈切離後さらに十二指腸前面と膵頭部腹側の剥離を行う（図 12-14）。右結腸動脈および右結腸静脈を同定して，クリップした後切離する（図 12-15，図 12-16，図 12-17）。われわれの経験からは，Henle の共通幹は通常膵臓の表面に位置している。この領域を郭清することにより，副右結腸静脈が露出される。膵前面で Toldt's space の剥離を進める（図 12-18，図 12-19）。

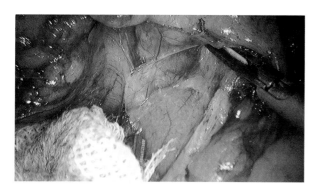

図 12-14　結腸間膜を十二指腸から剥離する

経験共有:頭側および外側への授動の過程で,十二指腸水平脚が見出せる。これは重要な解剖学的標識である（図 12-14）。

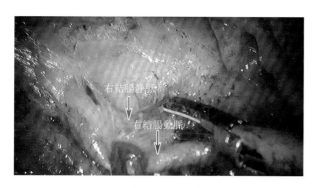

右結腸静脈

右結腸動脈

図 12-15　右結腸動静脈の露出

経験共有: ここでは,血管処理は愛護的に,落ち着いて行う方が良い。出血はすぐに吸引して術野を明瞭に保ち,無謀な結紮を避ける。

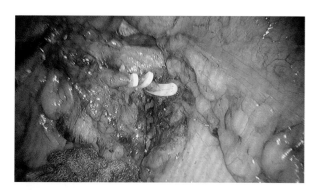

図 12-16　右結腸動静脈の結紮

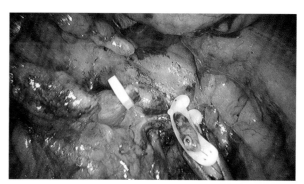

図 12-17　右結腸動静脈の切離

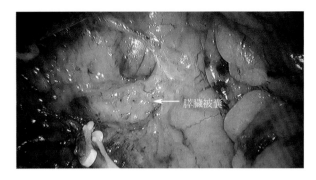

図 12-18　膵臓を露出する

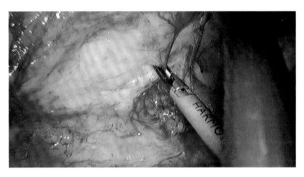

図 12-19　膵臓の前面で Toldt's space を剥離する

3. 中結腸動静脈の処理

　次に横行結腸間膜と中結腸動静脈の切離に移る。助手は横行結腸間膜の適切な緊張を維持することが重要で，これにより術者が中結腸動静脈を正確に同定して処理することができる。上腸間膜静脈前面の露出を頭側に進め，これは中結腸動静脈根部の確実な郭清につながる（図 12-20）。膵下縁で動静脈をそれぞれ結紮切離する。

4. 右側結腸間膜の授動

　血管処理の後，助手に血管茎と結腸間膜切離縁を挙上させ，右側結腸間膜を内側から外側へと授動する。これを外側は結腸背側まで，頭側は肝弯曲，内側は十二指腸前面まで連続させる。剥離面が滑らかであることは，後腹膜下筋膜の背側に尿管及び右性腺血管が存在し，Toldt's space の分離が正確であることを示している（図 12-21）。

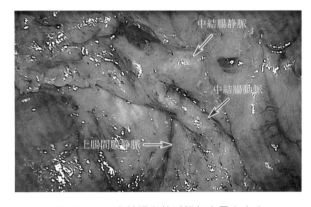

図 12-20　中結腸動静脈根部を露出する

> 経験共有：中結腸動静脈は多くの場合伴走して膵臓の下縁に位置し，その左側は空腸の起始部である。ここでは特に膵臓を損傷しないように注意する。

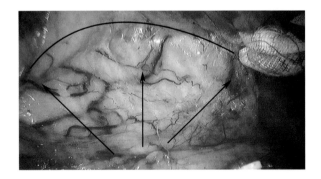

図 12-21　Toldt's space を内側
から外側へ剥離した

5. 小腸間膜の処理

　回盲部外側からの授動時，右総腸骨動脈の腹側から小腸間膜を切開して，内側アプローチの剥離層と交通する。助手が終末回腸を吊り上げ，術者が超音波凝固切開装置で間膜内血管に注意しながら，慎重に腸管周囲組織を処理する。小腸壁を 2~3cm 露出する（図 12-22）。

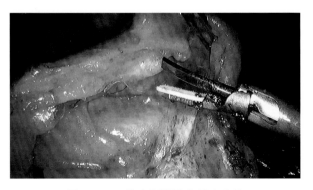

図 12-22　終末回腸壁を露出する

6. 大網の切離

　大網を横行結腸中央まで超音波凝固切開装置で切離する。助手に胃前壁を腹側に挙上させることにより，胃結腸間膜に緊張がかかり切離が容易になる。横行結腸中央付近から切離を開始して網嚢に入る（図12-23，図12-24，図12-25）。右胃大網動静脈を温存しつつ，切離を右側に進める（図12-26，図12-27）。Henleの胃結腸静脈幹を確認して内側アプローチ授動後のスペースと繋ぐ（図12-28）。結腸肝弯曲授動の際は，Henleの共通幹付近からの出血を避けることが非常に重要である。しかし，内側からの授動が十分に行われていれば，肝結腸靭帯を切開するだけで容易に肝弯曲が授動される（図12-29）。右側結腸の外側付着部を切離して（図12-30），右側結腸全体の授動が完成する。

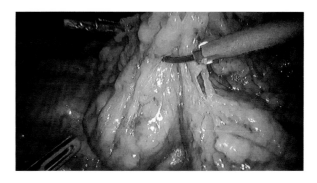

図 12-23　胃結腸間膜を切開する

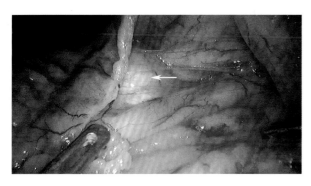

図 12-24　横行結腸間膜背側に配置したガーゼが見える

> 操作スキル：網嚢に入ると，横行結腸間膜の背側に置いたガーゼが見える。ガーゼが保護と標識の役割を果たす（図12-24）。

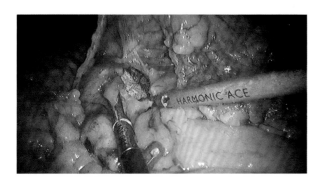

図 12-25　横行結腸間膜の処理

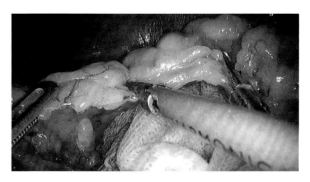

図 12-26　胃結腸間膜を中央から右外側へ切離する

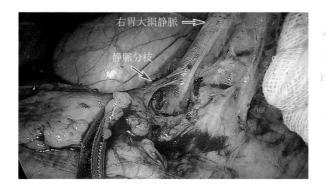

図 12-27　右胃大網静脈の分枝を露出する

> 経験共有：胃結腸間膜を切離する過程で，右胃大網静脈から分岐して結腸肝弯曲に分布する血管がしばしば存在する（図12-27）。この血管は太く，出血を防止するために結紮する。

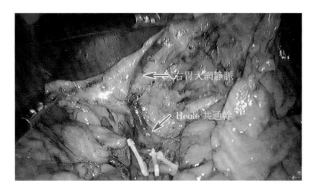

図 12-28　Henle の共通幹を露出する

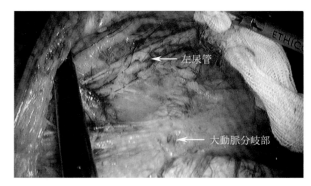

図 12-31　Toldt's space に沿って外側へ授動する

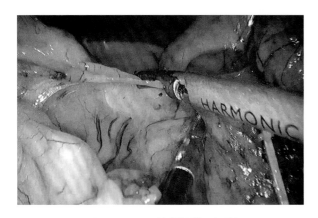

図 12-29　肝結腸靱帯の切開

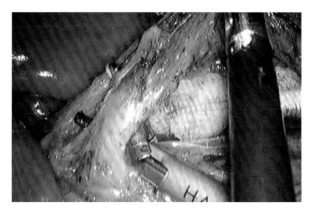

図 12-32　下腸間膜動脈根部の露出

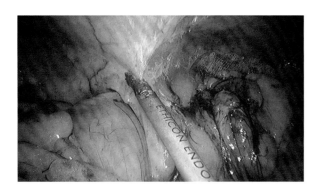

図 12-30　右側結腸外側を尾側に向けて切開する

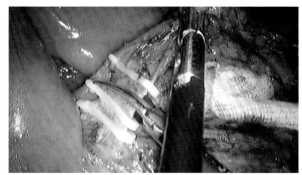

図 12-33　下腸間膜動脈を二重結紮して切離する

7. 下腸間膜動脈の処理

　小腸を術野から排除するために，患者を Trendelenburg position かつ右側低位にする。S 状結腸間膜を把持鉗子を用いて腹側に挙上して，間膜基部を展開する。切離操作は，岬角のレベルで腹膜を切開することから開始する。Toldt's space との間を鈍的に剥離してウィンドウを作成する（図 12-31）。授動を徐々に頭側に進め，下腸間膜動脈根部を露出する。下腸間膜動脈をクリップして切離する（図 12-32，図 12-33）。

8. 下腸間膜静脈の処理

　助手に下腸間膜動脈切離端を鉗子で挙上させ，後腹膜切開を大動脈右縁で頭側に進め，Treitz 靱帯に至る（図 12-34）。下腸間膜静脈を下腸間膜動脈の左側で同定し，膵下縁でクリップして切離する（図 12-35）。ガーゼを左側結腸間膜背側に配置し，周囲臓器の同定と保護に供する。ここまでで，左側結腸の栄養血管は全て同定し切離される。

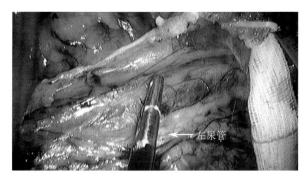

図 12-34　切開を頭側へトライツ靱帯まで進める

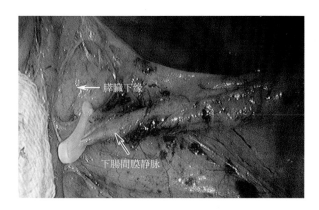

図 12-35　下腸間膜静脈の結紮

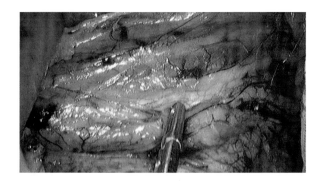

図 12-36　内側からの視野で左尿管，
性腺血管を明瞭に確認できる

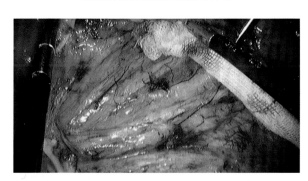

図 12-37　左結腸間膜背側にガーゼを配置する

10．左側の大網および横行結腸間膜の処理

　助手に胃前壁を腹側に挙上させることにより，胃結腸間膜に緊張がかかり切離が容易にな

9．下行結腸の授動（内側アプローチ）

　われわれは，左側結腸の腹腔鏡下切除術では常に内側アプローチを行っている。S状結腸間膜を腹側に牽引して背側のスペースを作り，間膜とToldt's筋膜の間の層を鋭的，鈍的に剥離する。内側から外側への視野で，左尿管，性腺血管，左腎周囲脂肪織の筋膜を明瞭に確認することができる（図 12-36）。周囲臓器保護のため，ガーゼを結腸間膜背側に配置する（図 12-37）。

> 経験共有：下腸間膜動脈根部周囲のリンパ節を郭清する際，血管根部の露出は結紮できる程度の範囲でよい。

る。大網左側の切離は横行結腸中央付近から開始して左側に向かい，右胃大網動静脈外側に沿って脾下極まで進める（図 12-38，図 12-39）。この剥離面は尾側からの剥離面と連続する。膵下縁に置いたガーゼを，下行結腸間膜から透見できる。横行結腸間膜の切離を膵下縁に沿って脾下極まで進める。その後，下行結腸を助手の鉗子で内側・尾側に牽引させる。これにより左側結腸外側の付着部にテンションがかかり，切離が容易になる。この操作を尾側へ進めてS状結腸に至る（図 12-40，図 12-41，図 12-42）。ここまで，左側結腸全体が完全に授動される（図 12-43）。

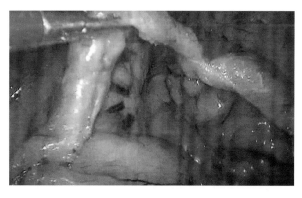

図 12-38　胃結腸間膜を右胃大網血管の外側
で左側へ切離する

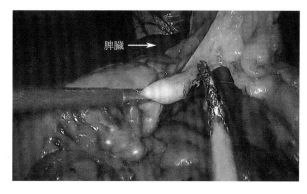

経験共有：この際，術者が立ち位置を変えて，スコープを左上ポートから挿入する。この領域の操作は，ゆっくりと落ちついて行う方が無難である。脾臓を損傷した場合，開腹移行が避けられない。術者と助手は大網切開の段階で，万が一の場合どこに開腹創を置くかを考えておかなければならない。

図 12-39　胃結腸間膜の切離を脾弯曲へ進める

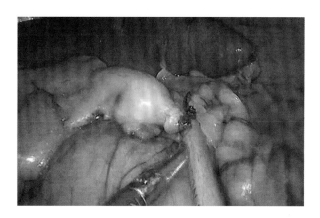

図 12-40　脾結腸靭帯の切離

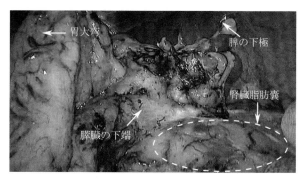

図 12-43　膵下縁と授動した結腸脾弯曲

11. 直腸間膜の授動

直腸間膜背側を十分に授動すれば，直腸右側の剥離は容易になる。この剥離は，直腸を緩やかに骨盤の左方に牽引して行う。術者は直腸の右側の腹膜を腹膜翻転部に向けて切開し，さらに翻転部腹膜を左側まで切開しておく（図 12-44）。S状結腸外側の癒着を切離し，完全に授動する（図 12-45）。S状結腸を右側に牽引すると，S状結腸間膜から，尿管腹側に配置したガーゼが透見できる。尿管と性腺血管の保護に最大限注意しなければならない。その後，助手は直腸を右側に牽引し，術者が直腸左側を頭側から尾側へ腹膜翻転部まで授動するのをアシストする。

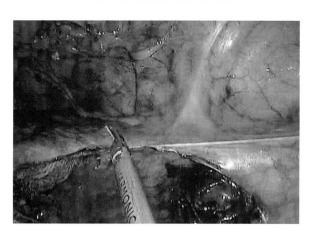

図 12-41　左傍結腸溝の切離

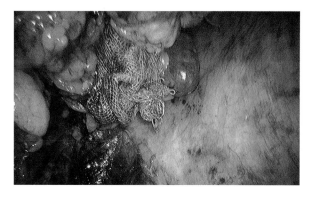

図 12-42　左傍結腸溝からの授動を脾弯曲へと進める

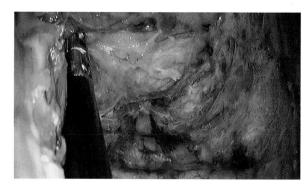

図 12-44　直腸間膜背側の授動

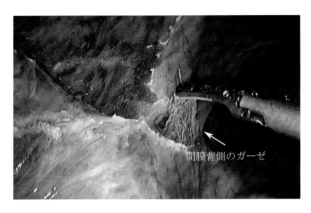

図12-45　S状結腸外側の癒着を切離して遊離する

【標本摘出と消化管再建】

1. 標本摘出

　直腸の前壁を遠位に向け連続的に授動する。上直腸動脈をクリップして切離する。切離予定ラインで直腸右側に緊張をかけて直腸間膜を切離するが，その際直腸壁の損傷に注意する。同様に，直腸間膜を左側から切離して直腸壁を露出し，直腸背側で右側からの切離線と連続させる。直腸を切離予定レベルで，リニアステイプラーを用いて切離する（図12-46）。次いでに終末回腸も同様に切離する（図12-47）。

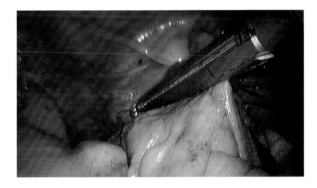

図12-46　直腸をリニアステイプラーで切離する

操作スキル：直腸を切断するときは，なるべく切離ラインを腸と直交するようにする。

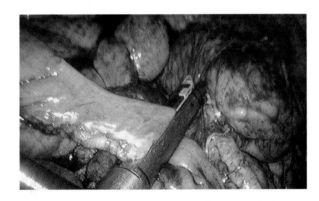

図12-47　小腸をリニアステイプラーで切離する

2. 経腟的標本摘出

　細胞障害性溶液（例えば，1％ポビドンヨード，500mL）で，経腟的に留置したカテーテルを用いて腟洗浄を行う。助手は体外からリトラクターを腟内に挿入し，その先端で腟円蓋を展開する。術者は超音波凝固切開装置で後腟円蓋を切開する（図12-48）。その後，滅菌プラスチックスリーブを経腟的に骨盤腔に導入する（図12-49）。標本を滅菌プラスチックスリーブに収めた後（図12-50），経腟的に摘出する。大きなクランプ鉗子を経腟的に挿入し，標本の片

側の端をしっかりと把持して，患者の体外へ愛護的に標本を引き出す（図12-51）。

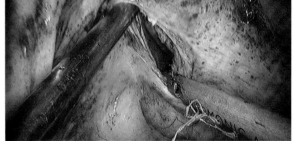

図12-48　後腟円蓋部切開

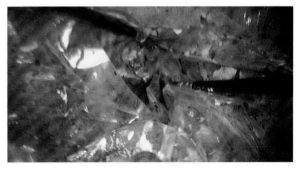

図12-49　滅菌プラスチックスリーブを経腟的に腹腔に挿入

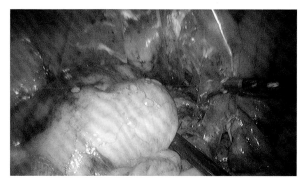

図 12-50　標本を滅菌プラスチックスリーブに収める

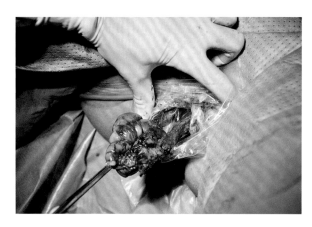

図 12-51　経腟的標本摘出

3. 再建

　細胞障害性溶液（例えば，1% ポビドンヨード，1 000mL）で骨盤腔を洗浄する。助手はアンビルを経腟的に腹腔内に挿入する。回腸末端が適切な吻合部位であるかを再度確認する。回腸断端のステープルラインを小切開し（図 12-52），切開口をイソジンガーゼで消毒する。アンビルを腸管内に挿入し（図 12-53），再度回腸末端を自動縫合器で切断する（図 12-54）。

> 経験共有：標本除去中に激しく引っ張らないようにする。抵抗に遭遇した場合は，原因を慎重に調べてみなければならない。

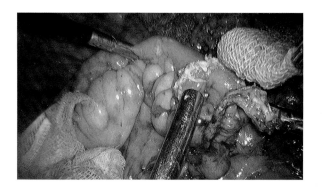

図 12-52　回腸断端のステープルラインを切開

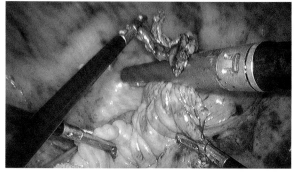

図 12-54　回腸末端を自動縫合機で閉鎖

回腸断端の近位に小孔を開けてアンビルヘッドのセンターロッドを出して，縫合を待機する（図 12-55）。助手は肛門から愛護的に自動吻合器本体を挿入し，直腸断端ステイプルラインのいずれかの端にセンターロッドを刺出する（図 12-56）。小腸間膜の捻れがないことを確認し，アンビルとセンターロッドをドッキングして回腸－直腸側端吻合する（図 12-57）。吻合部の補強縫合を行う（図 12-58）。近位および遠位リングの完全性を確認することと，エアリークテストで縫合不全の有無をチェックする。左右下腹部ポート孔を利用してドレーンを吻合部の両サイドに留置する。

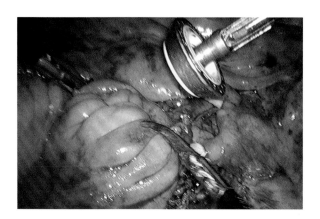

図 12-53　アンビルを腸管内に挿入する

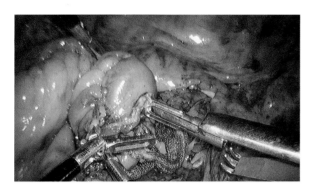

図 12-55　アンビルのセンターロッドを出す

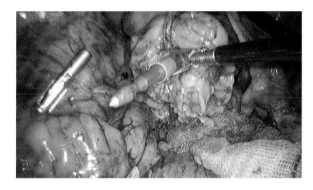

図 12-56　自動吻合器本体を挿入する

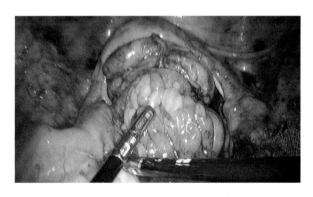

図 12-57　回腸と直腸の側端吻合

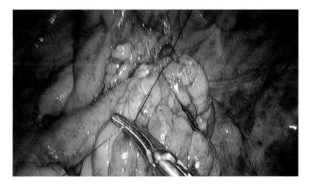

図 12-58　吻合部補強

4. 腟切開口の閉鎖

　経腟的に視野展開し，腟切開口を露出して 2

本のアリス鉗子で把持する。腟切開口は経腟的に吸収糸で縫合閉鎖する（図 12-59）。ヨードホルムガーゼを腟に充填し，48 時間後に除去する。

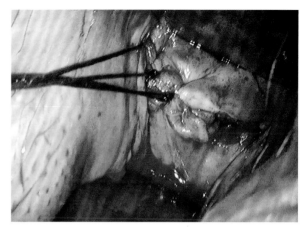

図 12-59　経腟的に腟切開口を縫合閉鎖する

【術後の腹壁，標本】（図 12-60，図 12-61）

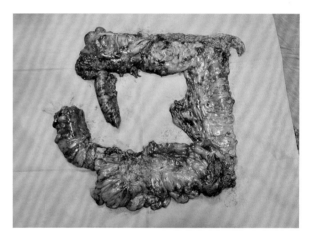

図 12-60　摘出標本

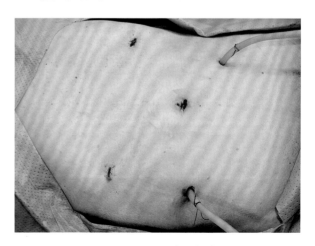

図 12-61　術後の腹壁

12.4　操作に関連する要点

【大腸全摘術手順と手技のポイント】

　大腸全摘術は大腸外科領域における腹腔鏡下手術の組み合わせであり，腸管切除範囲が広く操作も複雑で，最も高い技術が要求される手術である。腹腔鏡下大腸切除術に熟達した大腸外科医であれば安全に手術は可能である。

　大腸良性疾患（家族性大腸腺腫症など）において，リンパ節郭清の必要がなくても支配血管を根部で処理した方が手術操作の手間は少ない。体位変換や視野展開の回数をできるだけ減らして手順を定型化し，安全に短時間で施行できるように最初に回盲部授動を行うことを勧める。横行結腸周辺の重要臓器を損傷せずに正しい解剖を理解した上で，剥離，授動操作を実施するべきである。

　腹腔鏡の拡大視野でより細かい解剖も認識できる。しかし，若い外科医は狭い視野に集中すると手術の全体視野を見逃す可能性もある。これを乗り越えるために経験の積み重ねは重要である。

【直腸部分温存の大腸亜全摘術】

　直腸 Ra/Rb には排便反射の神経受容体があり，排便反射経路で非常に重要な役割を果たしている。家族性大腸腺腫症とリンチ症候群など良性疾患では，下記の条件を満たせば直腸 Ra/Rb を部分温存すべきである：(1) Ra/Rb 領域に悪性所見がないこと，(2) 腺腫の数が少なく，焼灼治癒範囲内である。当院のデータによると，直腸温存症例では手術後の QOL を大幅に改善できる。但し，定期的に大腸内視鏡でフォローアップするべきである。

【家族性大腸腺腫症の診断基準と治療】

　遺伝性大腸癌のなかでは頻度が高く，常染色体優性遺伝で大腸癌を発症するのが家族性大腸腺腫症（familial adnomatous polypsis：FAP）である。

　FAP は，しばしば若年者に発症する常染色体優性遺伝病である。通常は 15~25 歳で発症し，30 歳前後でピークになる。放置すれば 40 歳頃にはほぼ 100% 大腸癌を発生する。FAP の診断基準は，大腸粘膜に通常 100 個以上の腺腫を発症する。腺腫 100 個未満の患者では，家族歴や，消化管以外の臓器の様々な腫瘍性および非腫瘍性随伴病変が補助診断として参考となる。

　FAP の確実な治療法は，大腸癌発生前の予防的大腸切除である。主な術式として(1) 大腸全摘・回腸人工肛門造設術 (2) 大腸全摘・回腸嚢肛門（管）吻合術 (3) 結腸全摘・回腸直腸吻合術。直腸温存により排便機能が温存され，術後 QOL の改善が期待できる。但し，結腸全摘・回腸直腸吻合術後では，残存直腸癌発生に対する長期間のサーベイランスが必要である。

【リンチ症候群の診断基準】

　リンチ症候群（Lynch syndrome）は，ミスマッチ修復遺伝子（MMR）の突然変異により生殖細胞系列変異を原因とする常染色体優性遺伝性疾患である。リンチ症候群と遺伝性非ポリポーシス大腸癌（hereditary non-polyposis colorectal cancer；HNPCC）は同一疾患である。患者および家系内に大腸癌，子宮内膜癌をはじめ，胃癌，卵巣癌，尿道腫瘍など関連腫瘍を発症したことが判明した。リンチ症候群の診断基準は，アムステルダム基準Ⅱ（1999）である：

　①少なくとも 3 人の血縁者がリンチ症候群（HNPCC）関連癌（大腸癌，子宮内膜癌，尿管癌，腎癌，小腸癌）に罹患している。

　②罹患者の 1 名は他の 2 名の第 1 度近親者であること。

　③少なくとも連続する 2 世代にわたり罹患者がいること。

　④罹患者の 1 名は 50 歳未満で診断されていること。

　⑤家族性大腸腺腫症が除外されていること。

　その後，リンチ症候群の大腸癌組織において高い確率で MSI（マイクロサテライト不安定性）という特徴が見られることが分か

った。そこで，リンチ症候群の補助診断として MSI 検査を適用する対象基準（ベセスダ基準：1998 年，改訂ベセスダ基準：2004 年）が，National Cancer Institute より提唱された。MSI 検査や MMR 遺伝子がコードしているタンパクの発現を調べる免疫染色，BRAF 遺伝子検査などを実施し，リンチ症候群の可能性の高い症例をふるい分けたうえで，診断のコストを減らしながらより正しい診断が可能である。

第十三章

ISR に最先端機器手（Robotic/taISR with pull-through/Reborn）を応用した至適 NOSES 手術

奥田準二 [①]

【はじめに】

本稿では, 括約筋間直腸切除術 (ISR) において最先端機器手技である Robotic/taISR を併用した pull-through/Reborn 手術について述べる。一時的人工肛門も回避した至適な NOSES 手術と考える。

13.1　ISR のピットフォールと Robotic/taISR の有用性

（図 13-1）

肛門挙筋や外肛門括約筋に浸潤のない肛門近傍の直腸癌に対する究極の肛門温存術として括約筋間直腸切除術 (ISR) が開発導入された。近年の腹腔鏡下手術の普及とともに腹腔鏡下 ISR を行う施設が増えている。しかし, 図 13-1 左に示すように, とくに肛門管前壁の的確な剥離は腹腔鏡下手術のデバイスでは困難なことが多い。一方で最近, 経肛門的内視鏡下 ISR (taISR) も開発され, 導入されつつある。しかし, taISR の現状として明確な解剖学的ランドマークの把握が困難であることが少なくない。さらに, 腹腔側からのアプローチでは通常起こらない尿道損傷が taISR の合併症の中で大きな問題となっている。

筆者らは, Robotic ISR と taISR を併用して Robotic/taISR とし, 肛門管内の剥離を安全かつ的確に行えるように工夫した（図 13-1 右）。

①　大阪医科大学病院がん医療総合センター・消化器外科
　　〒 569-8686　大阪府高槻市大学町 2-7
　　TEL：072-684-6263, FAX：072-685-2057
　　E-mail：sur017@osaka-med.ac.jp

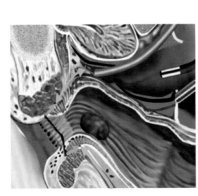
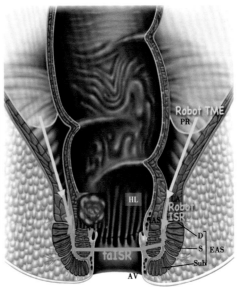

図 13-1　ISR のピットフォールと Robotic/taISR の有用性

13.2　Robotic/taISR の実際

Robotic/taISR の要点，コツとピットフォールを述べる。

1. Robotic ISR のポート配置

（図 13-2）

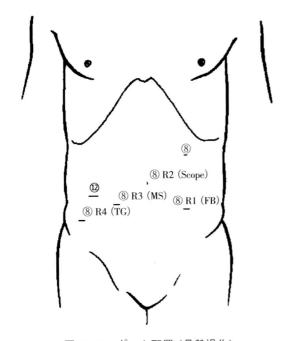

図 13-2　ポート配置（骨盤操作）

R1 (FB)：アーム 1 (Fenestrated Bipolar Forceps)，R2 (Scope)：アーム 2 (da Vinci Xi Endoscope 3D/30°)，R3 (MS)：アーム 3，R4 (TG)：アーム 4 (Tip-UP Fenestrated Grasper)

2. 経肛門的内視鏡下アプローチ（taISR（3D））

（図 13-3）

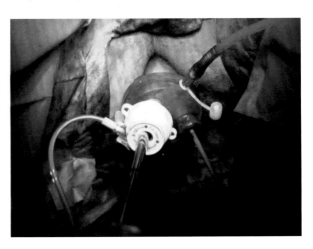

図 13-3　経肛門的内視鏡下アプローチ（taISR（3D））

直視下に腫瘍から適切な DM（distal margin）をとって歯状線から括約筋間溝の間で切開を開始する。切開に先立って腫瘍肛門側の粘膜粘膜下層に全周性のタバコ縫合をかけて管腔を閉鎖しておく。内外括約筋間の切開剥離を口側に1~2cm 進め，直腸断端を縫合閉鎖する。Gelpoint path をプラットフォームとし，AirSeal の気腹と3D 腹腔鏡下に taISR を開始する。

3. Robotic/taISR

（図 13-4）

Two team で Robotic/taISR の肛門管剥離を行う。

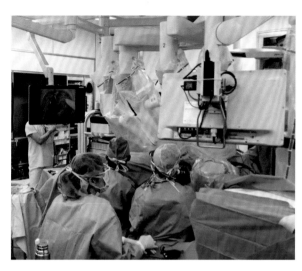
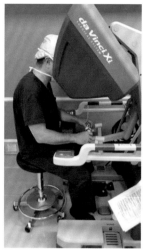

図 13-4　Robotic/taISR

4. Robotic/taISR 肛門管内後壁剥離

（図 13-5）

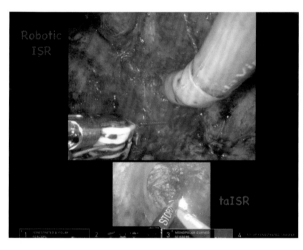

図 13-5　Robotic/taISR 肛門管内後壁剥離

Da Vinci Xi の Tilepro 機能を活用すれば，モニター画面に picture in picture で両方の画像を同時に表示できて非常に有用である。適切なトラクションのもとに内外括約筋間を剥離する。電気メスによって攣縮するのが外肛門括約筋であり，剥離層確認の参考となる。肛門管内後壁の剥離を両方から進めて連続させる。

5. Robotic/taISR 肛門管内側壁剥離

（図 13-6）

肛門管内の内外括約筋間の剥離を後壁から側壁へ両方から連続させていく。

6. Robotic/taISR 肛門管内前壁剥離

（図 13-7）

最後に，剥離層の同定が最も困難な肛門管

内前壁の剥離を連続させる。不意の尿道損傷を回避するには，剥離の角度的にも taISR よりも Robotic ISR の操作を優先させる方が良い。

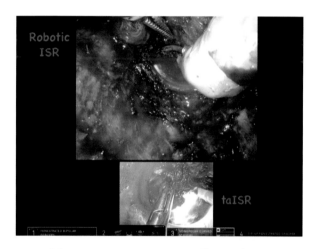

図 13-6　Robotic/taISR 肛門管内側壁剥離

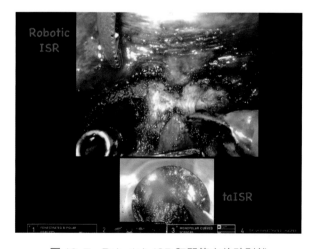

図 13-7　Robotic/taISR 肛門管内前壁剥離

13.3 Pull-through/Reborn 手術

（図 13-8）

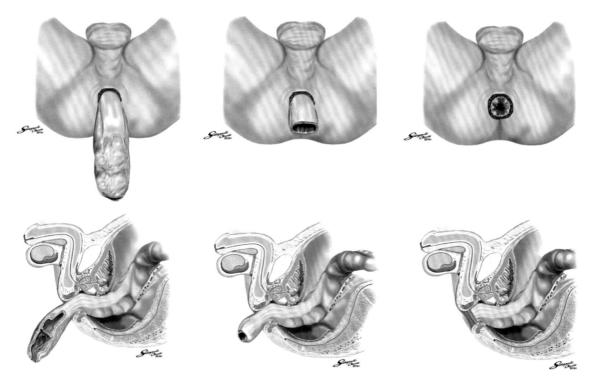

病変部腸管を肛門から体外に引き出す　病変部腸管を切除, 余剰腸管を体外に残す　1 週間後に余剰腸管を切除して吻合する

図 13-8　Pull-through/Reborn 手術

Bulky 病変や内臓脂肪が高度, 肛門管が狭いなどで困難でなければ, 経肛門的に病変部腸管を体外へ誘導する。腹腔内で先行しておいた口側腸管切離予定部のマーキングを参考に, 腸間膜と辺縁動静脈を処理し, 口側腸管を切離して病変部腸管を切除する。肛門外に 4~5cm ほど誘導した口側結腸の血流の良いことを確認して余剰腸管とする。1 期的肛門吻合は行わずに pull-through とし, 体外へ誘導した余剰腸管（結腸）の漿膜筋層を肛門周囲の皮膚に左右 1 針ずつ計 2 針縫合固定する。吻合しないので吻合による縫合不全は起こらず, 一時的人工肛門は不要である。1 週間後に余剰腸管を切除して 2 期的肛門吻合する。

1. Pull-through 時の要点

（図 13-9）

経肛門的に体外へ誘導する腸管の長さと血流状態の確認が重要である。余剰腸管長は 4~5cm ほどある方が良く, ICG 蛍光法とも併せて余剰腸管の血流の良いところで切離する。困難な場合は, 腹腔内での口側腸管授動を追加するか, 1 期的肛門吻合して一時的人工肛門を併設する。

2. 2 期的吻合時のコツ－余剰腸管切離部位

（図 13-10）

2 期的肛門吻合時の余剰腸管切離部位は, 余剰腸管前壁側を末梢側から切開して内腔の粘膜面も確認しつつ肛門管切離線下縁まで進め, ICG 蛍光法とも併せて血流の良い腸管壁のソフトなところで切離すると切り直しや切り過ぎなくスムーズに済む。

3. 2 期的吻合時のコツ－吻合の要点

（図 13-11）

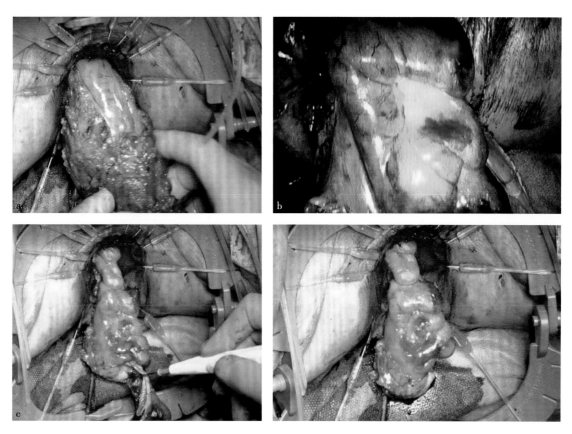

図 13–9　Pull–through 時の要点

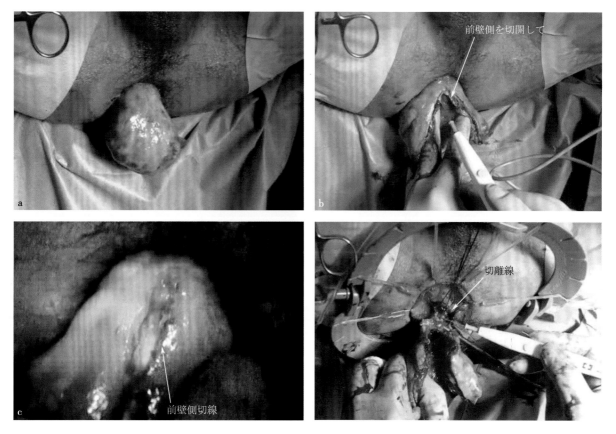

図 13–10　2 期的吻合時のコツ – 余剰腸管切離部位

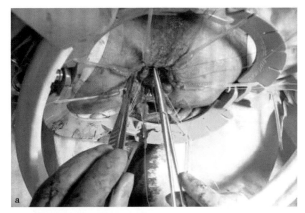

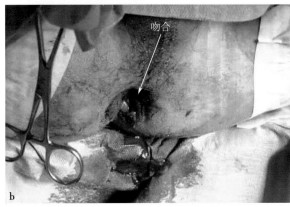

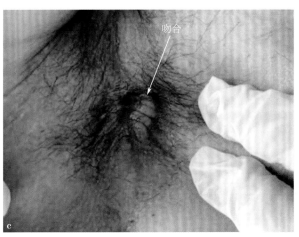

図 13-11　2期的吻合時のコツ – 吻合の要点

3-0 Vicryl で 16 針を基本としている。細かく数多く縫合する方が，吻合部狭窄を起こしやすい。また，吻合直後から 3~5 日ほどは経肛門ドレナージチューブ（22Fr ファイコン）を留置する。なお，2 期的吻合時に確実な吻合に不安があれば，腹腔鏡検索の上で一時的人工肛門を併設するか決める。

13.4　Robotic/taISR+Pull–through/Reborn=Optimal NOSES

（図 13-12）
　Pull–through 法は 1930 年 ~60 年代に開発導入されたが，術後の肛門機能が良くなく，1970 年以降は DST による機械吻合が開発普及するにつれてほとんど用いられなくなった。開腹手術による肛門管周囲の精緻な剥離は困難であったことが想像される。また，1960 年代は 2 期的吻合の時期を初回手術から 2~3 週間後とされることが多かったが，余剰腸管の浮腫硬化は強くなり，狭窄や肛門機能障害を高度にしてい

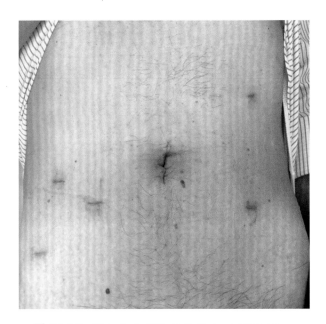

図 13-12　Robotic/taISR+Pull–through/Reborn ＝
Optimal NOSES

たと思われる。近年の腹腔鏡下 ISR の普及とさらに Robotic ISR や taISR の開発により肛門括約筋がより精密に温存されるようになったこと，2 期的吻合を初回手術から 1 週間後とすることで余剰腸管の肛門近傍の浮腫硬化が抑えられ，

肛門機能が満足できる範囲になってきた。pull-through 法が Robotic/taISR によって肛門機能が良くなって生まれ変わったことと術後の排便機能は赤ん坊のような状態から徐々に回復してくるため，筆者らは「生まれ変わる手術」という意味を込めて"pull-through/Reborn 手術"と呼んでいる。さらに，pull-through/Reborn 手術により一時的人工肛門も回避する至適な NOSE 手術となる。

おわりに

筆者らは，Robotic/taISR を併用して肛門管内の剥離を安全で精緻に行い，pull-through 法にて初回手術では吻合せず，1 週間後に 2 期的肛門吻合を行っている。これにより，縫合不全による腹膜炎や骨盤内膿瘍を回避し，一時的人工肛門も不要となる。pull-through 法が Robotic/taISR によって肛門機能が良くなって生まれ変わったことと術後の排便機能は赤ん坊のような状態から徐々に回復してくるため，われわれは

「生まれ変わる手術」という意味を込めて"pull-through/Reborn 手術"と呼んでいる。Robotic/taISR を応用した pull-through/Reborn 手術により一時的人工肛門も回避した至適な NOSE 手術となる。

謝辞

本稿の図 13-9，図 13-10，図 13-11 の写真は，下記の拙著文献より引用させていただきました。ご快諾いただきました金原出版株式会社に御礼申し上げます。

参考文献

奥田準二ほか. 肥満患者に対する腹腔鏡下 ISR の工夫と新展開 -Reborn 手術［J］. 手術. 2018, 72（13）: 1839-1848.

第十四章

経肛門標本抽出による腹腔鏡下直腸癌 + 肝転移腫瘍切除

「はじめに」

大腸癌が最も遠隔転移を起こしやすい臓器は肝臓である。直腸癌あるいは S 状結腸癌の同時性単発性肝転移で肝表面に存在する場合,原発巣切除と一期的肝腫瘍切除が可能な症例では,腫瘍のサイズが許容範囲であれば経肛門的標本摘出は一つの選択肢である。安全に根治的肝切除を実施するためには,術前の正確な肝機能と残肝容量の評価が必須である。患者個々の病状を検討しながら,各領域の専門医による総合的判断が必要である。

14.1 適応症および禁忌事項

【適応症】

（図 14–1, 図 14–2, 図 14–3, 図 14–4）
「直腸原発巣」
1. 直腸, S 状結腸または SD junction の腫瘍で前方切除術適応症例。
2. 切除標本の最大径が 7cm 以下である。
3. 腫瘍深達度は T3 まで。
4. BMI<25kg/m^2。
「肝転移巣」:
1. RO 切除可能, 且つ残肝容量は 50% 以上。
2. 肝転移巣は肝表面に存在する。

【禁忌事項】

「直腸原発巣」:
1. 低位直腸と肛門狭窄
2. 潰瘍性大腸炎, クローン病, 放射線性直腸炎などに直腸癌が合併した症例。
3. 急性腸閉塞の症例。
4. BMI>30kg/m^2。
「肝転移巣」:
1. 肝腫瘍の直径が 3cm 以上。
2. 腫瘍が肝表面になく実質に覆われている。

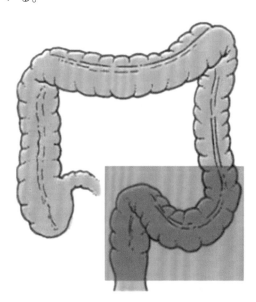

図 14–1　腸切除範囲

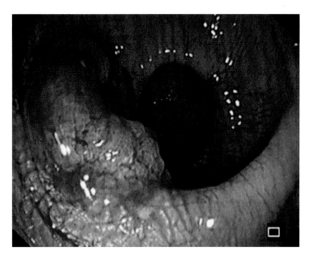

図 14-2 大腸内視鏡所見：腫瘍は AV 6cm，
最大径約 3cm

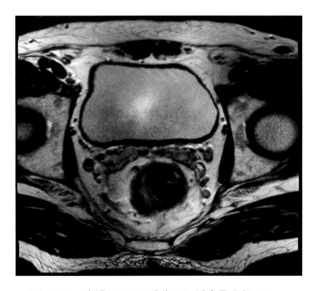

図 14-3 直腸 MRI：深達度 T2，腫瘍最大径 5.3cm

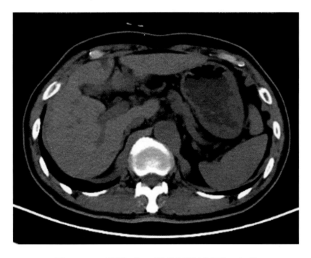

図 14-4 肝臓 CT：腫瘍は肝表面にある

14.2 麻酔, 患者の配置, トロッカー配置および手術チームポジショニング

【麻酔】

全身麻酔, 又は全身麻酔と硬膜外麻酔。

【患者体位】

砕石位。術者の操作を妨げないように右下腿を低めに設定する（図 14-5）。

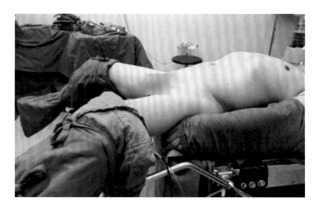

図 14-5 砕石位

【トロッカー位置】

臍の尾側 2-3cm を縦切開し, 小開腹法にて 10mm カメラトロッカーを挿入する。図の如く右下腹部に 12mm トロッカー, 右上腹部, 左上下腹部に 5mm トロッカーを挿入する。右側 2 箇所は術者が使用し, 左側 2 箇所は助手が使用する。左下腹部トロッカー孔からドレーンを留置する（図 14-6）。

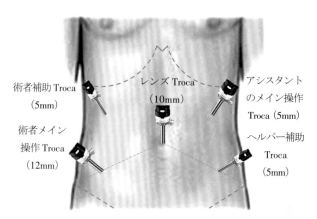

図 14-6 トロッカー留置

【チームのポジション】

　術者は患者右側，助手は患者左側。脾弯曲の授動時に助手は患者脚間に移動する。標本摘出と腸管再建時は助手が患者左側に戻り，スコピストは術者左側に移動する。（図 14-7）

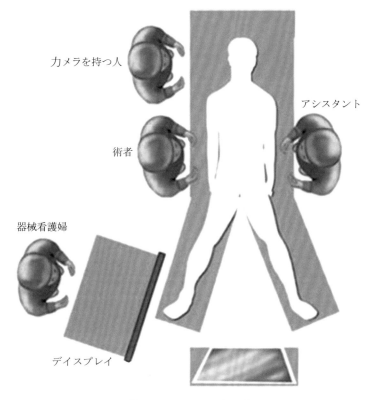

図 14-7　セッテイング

【特定の手術器具】

トロッカー（1 × 10mm, 1 × 12mm, 3 × 5mm）	5
解離装置（超音波メス）	1
内視鏡ステープラー(直線リニアカッター,60mm)	1
円形ステープラー（29mm）	1
カーブ　カッターステイプラー	1
無菌ビニールセット	1
腹腔鏡下解剖器具	1
腹腔鏡下無損傷組織ピン	2–3

14.3　操作手順とスキル

【術中検索，手術プラン】

1. ルーチンの検索

　ルーチンに，肝臓，胆嚢，胃，脾臓，大網，結腸，小腸，最後は骨盤内の播種や腹水の有無を確認する（図 14-8）。

2. 術式決定

　鏡視下に腫瘍位置，サイズを確認する。結腸支配血管と授動後再建腸管の長さ，腸間膜の肥厚程度などを考慮して，経肛門的摘出可能性を評価する。（図 14-9）

【手術手技】

1. 内側アプローチ

　内側からS状結腸を授動する。助手はIMA/SRA血管茎を腹側，尾側に牽引する。術者は岬角レベルで直腸S状部右側の腹膜（右傍直腸溝）を超音波凝固切開装置で切開する。適切なテンションをかけて牽引することで，炭酸ガスが速やかに腹膜下の疎性結合組織－泡状の剥離可能層－に浸透する。頭側はIMA根部まで，尾側は腫瘍肛門側5cmまで腹膜切開を延長する（図 14-10，図 14-11，図 14-12）。

力メラを持つ人

アシスタント

術者

器械看護婦

デイスプレイ

207

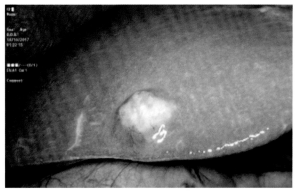

図 14-8　肝転移確認

ポイントのシェア：腫瘍は小さい場合とまだ漿膜層に浸潤していない場合測位しにくいため，腸管を挟み取って注意深く感触するといい。必要に応じて術中腸内視鏡で測位するといい。

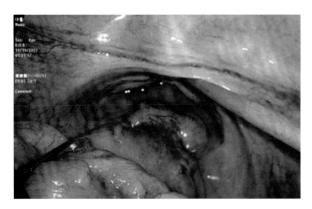

図 14-9　腫瘍位置を確認する

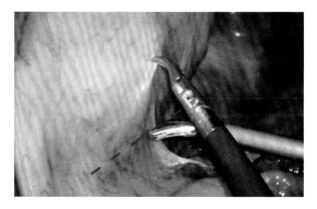

図 14-10　岬角レベルで右傍直腸溝の腹膜を切開

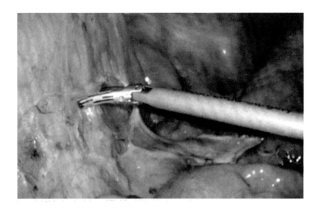

図 14-11　Toldt's white line の切離

ポイントのシェア：助手は S 状結腸の間膜を十分に展開して，超音波カッターの気泡効果を利用すれば，Toldt's（トルト筋膜）の隙間が簡単に見つける。

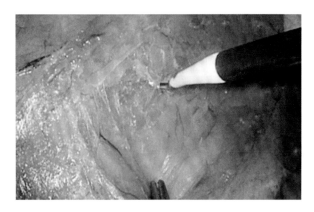

図 14-12　Toldt's white line を頭側尾側に延長切開

ポイントのシェア：正確に電気焼灼器を利用すれば，よりよく剥離ができると同時に，層を間違えないで済む。

2. 下腸間膜動脈根部の露出，切離

　Tolds 筋膜のスペースに空気が入り，泡状の剥離層を認識する。この剥離層を IMA 中枢側に延長していく。IMA の頭側，背側を広く切開してウインドウーを広げる。IMA 根部から約 2cm をヘモロックでクリップして超音波凝固切開装置で離断する。IMA 左右の神経を確実に温存する。正しい剥離層を見つけたら左性腺血管，左尿管を温存しながら結腸間膜と左腎前筋膜の間の fusion fascia を剥離し，頭側は膵下縁まで，外側は下行結腸までの後腹膜を十分授動する（図 14-13，図 14-14，図 14-15）。

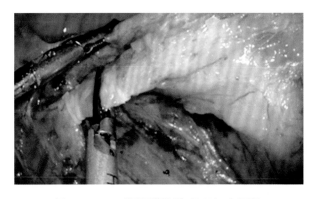

図 14-13　下腸間膜動脈（IMA）を処理

> ポイントのシェア：根から 2cm 離れたところで腸間膜下動脈を切断するといい。血管鞘周囲の腸間膜下の神経叢を傷つけないように注意してください。

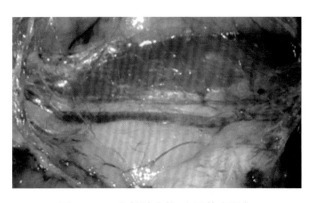

図 14-14　左性腺血管，左尿管を温存

> ポイントのシェア：終始 Toldt's（トルト筋膜）隙間に沿って剥離作業を行い，尿管前方の薄膜を保留する。そうすれば尿管への損傷を避けられる。

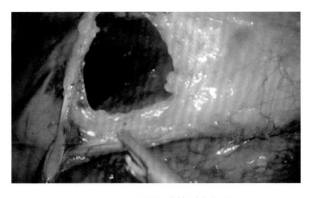

図 14-15　下腸間膜静脈を処理

> ポイントのシェア：すぐは腸間膜下静脈の離断を行わないこと。さもなくば "テント" の形の構造を形成してしまい，Toldt's（トルト筋膜）隙間の拡大を妨げる。

3. 直腸の剥離，授動

　Toldt's white line に沿って RS~Ra 方向に広く剥離する。Ra 後壁から側壁の順に，直腸固有筋膜を認識しながら背側に下腹神経及び骨盤神経を温存しつつ，尾側へ授動する（図 14-16，図 14-17，図 14-18，図 14-19，図 14-20）。下部直腸前壁では Denonvilliers 筋膜を認識しながら直腸間膜と精嚢（膣後壁）との間の疎性結合組織層を左右へ広げ，NVB を損傷しないように完全に下部直腸を授動する。腫瘍口側約 10cm に向けて腸間膜を処理し，辺縁動脈を損傷しないようにしながら，腸管壁を 2cm 程度露出する（図 14-21）。

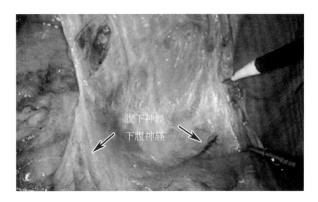

図 14-16　下腹神経を温存

ポイントのシェア：両側の腹下神経と骨盤神経を保護すること。

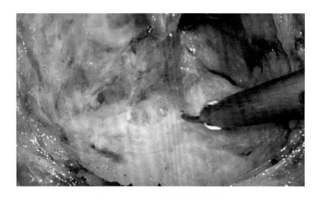

図 14-17　直腸背側授動

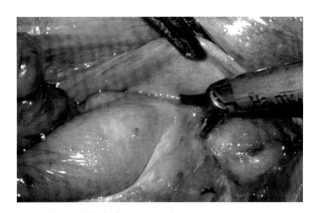

図 14-18　直腸 Ra 右壁の剝離

ポイントのシェア：精囊腺が現れたら，超音波カッターの進行方向は常に「精囊腺の末端と腹下神経を結ぶ線」と一致するようにしよう。泌尿生殖神経血管束を傷つけないように，分離作業が精囊腺の末端まで来たら，剝離，分離の方向は内側に偏るべき。

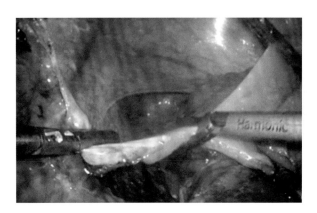

図 14-19　直腸 Ra 左壁の剝離

ポイントのシェア：腫瘍の位置が低い場合，骨盤の底を縫合する際の張力が高すぎないように，左側の腹膜を過度切除しないこと。

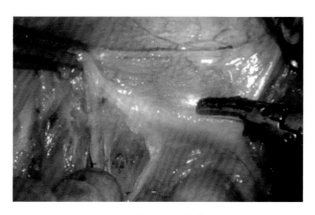

図 14-20　直腸 Rb 前壁の剥離

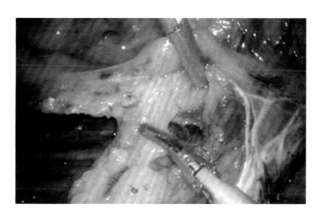

図 14-21　S 状結腸間膜処理

【標本摘出と消化管再建】

1. 直腸標本の切除及び引き出し

　直腸の両側と後方の間膜を, 腫瘍から約5cm 離れた腫瘍遠位まで剥離し, 腫瘍下縁から2~4cm 離れたところの腸管を完全に露出させる。細長いガーゼで腸管を結紮する（図 14-22）。腫瘍の遠位端結紮線遠位約 1cm 離れた所で, 超音波カッターで遠位の腸壁を横に切断して, ポビドンヨード付きの細長いガーゼで局所消毒を行

ポイントのシェア：精嚢腺と腹膜前立腺筋膜（Denonvillier 筋膜）の間に緩い隙間があり, 正確な解剖はこの隙間の中を前進すべきである。両側の精嚢腺が完全に現れるにまで直腸前方隙間（直腸固有筋膜と男性精嚢, 前立腺または女性膣の間にある分離可能な隙間）を剥離したら, 腹膜前立腺筋膜（Denonvillier 筋膜）を横断しよう。さもなくば, 出血の恐れがあり, 精嚢腺を支配する神経に損傷を与えてしまう。

う（図 14-23, 図 14-24）。右下腹部のメイン操作 Trocar を通じて, 長さ 25cm の標本保護カバーを内蔵する（図 14-25, 図 14-26）。

　会陰：会陰組の医者は指が四本入るまで十分に肛門を広げ, 生理食塩水で直腸の膣内を繰り返して洗い流してから, きれいなガーゼで膣内の余分な水分を取り除く。肛門を経由して直腸の断端上方 4-5cm のところまで歯付き Kock 鉗子を挿入する。標本保護カバーを挟んでその一端を結紮してから, 直腸膣内から肛門を通じて断端引っ張り出す。腹膣内直腸断端の上方は7-8cm の長さを保留する。

　肛門を経由して引き出された保護カバーの結紮部をカットし, Kock 鉗子で 28 ♯（アメリカジョンソン・エンド・ジョンソン会社）または 29 ♯（アメリカメドトロニック会社）の吻合器アンビルをはさみ, 保護カバーを通して腹膣に入れる（図 14-27）。切断剥離ずみの, 体積の比較的細い, 側腸管近位いの残存部分断端を Kock 鉗子で挟んで標本保護カバー内を通して体外に引っ張り出す（図 14-28, 図 14-29, 図 14-30）。

ポイントのシェア：細長いガーゼの使用は丈夫にに結ぶことができるし, マガジンの「節約」もでき, 一挙両得。

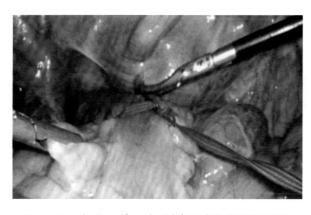

図 14-22　細長いガーゼで腫瘍の遠位端腸管を結紮

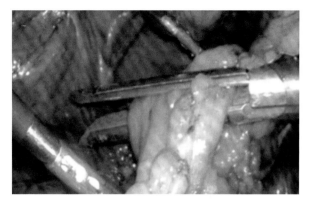

図 14-23　自動直線縫合器で近位端腸管を切断

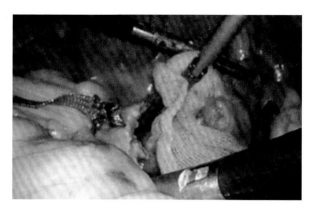

図 14-24　ポビドンヨード付きの細長いガーゼで切開
　　　　　　された腸膣内を消毒

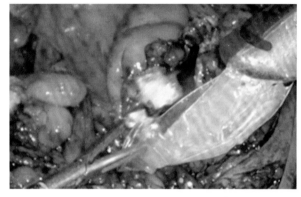

図 14-25　メイン操作 Trocar を経由してプラスチックの
　　　　　　保護カバーを入れる

ポイントのシェア：無菌標本カバーを
腹膣内から挿入して直腸の断端から肛
門の外に引きずり出すことで，腹膣内の
逆行性汚染を効果的に回避できる。

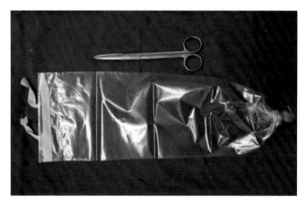

図 14-26　経肛門的標本摘出バッグ

ポイントのシェア：標本保護カバーは
中国 3L 社が生産した腹腔鏡保護カバー
を裁断したものを使用している。遠位
保留された直腸の長さに応じて，保護カ
バーの一端を 25~35cm の長さで切り取
る。一端を結紮し，一端を結紮帯付きの
開口状態にする。準備段階では，潤滑や
洗浄のために，袋の中に約 5ml のパラフ
ィンワックスを入れる。

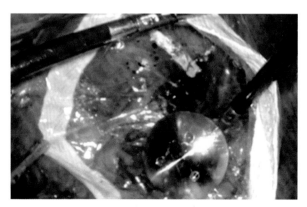

図 14-27　肛門から保護カバーを経由して吻合器アンビルを入れる

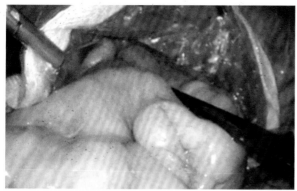

図14-28 切除した標本を保護カバーに入れる

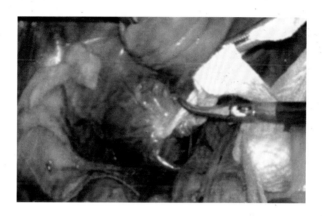

図14-29 肛門から標本と保護カバーを引き出す

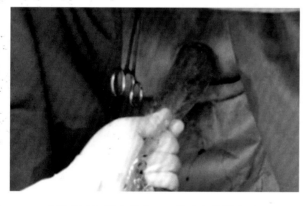

図14-30 会陰組は肛門を経由して標本と保護カバーを引き出す

2. 消化管再建

骨盤腔を徹底的に洗浄した後,中,高位直腸癌の場合,鉗子で遠位直腸の断端を持ち上げ,腹腔鏡自動直線縫合器で断端を閉じる（図14-31）。近位端腸管断端の下に清潔なガーゼを置き,断端閉合縁切って,ポビドンヨードで開放の断端腸腔内を局所消毒する（図14-32）。吻合器アンビルヘッドを断端の腸腔内に入れ,断端腸壁の縁を2-3枚のHemolockクリップで閉じる（図14-33）。スネアで断端の腸壁をアンビルヘッドの中心棒に丸く固定し,ハサミで余分な腸壁組織を除去する（図14-34,図14-35）。肛門を通じて28♯管状体吻合器を入れ,中心棒を遠位直腸の断端の中部を通過させる。それが近位端のアンビルヘッドと近づき吻合する（図14-36）。

低位の直腸癌については,特に吻合器と歯状線の間隔が4cm以下の場合,自動縫合器で断端

を閉じるのは困難である。この場合，有棘縫合
糸を使って連続した巾着縫合法で遠位端を封
じ（図 14–37，図 14–38），管状体吻合器で吻合
することができる。吻合圏が完全かどうかを
チェックし，V–lock 有棘縫合糸で連続的に吻合
口後方の遠近位間膜及び前壁と両側腸管の漿
筋層を縫合していく。低位直腸に関しては，骨
盤底の腹膜（図 14–39）を縫合べきである。

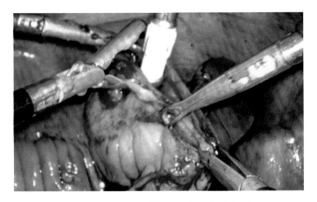

図 14–33　吻合器アンビルを入れる

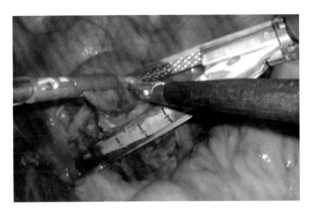

図 14–31　自動直線縫合器で直腸の断端を閉じる

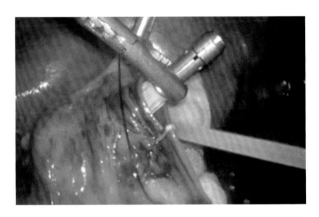

図 14–34　血管鉗子とスネアでアンビルを固定

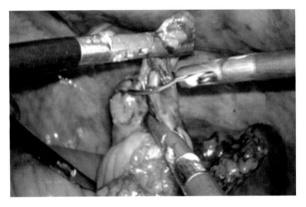

図 14–32　近位端断端を切開

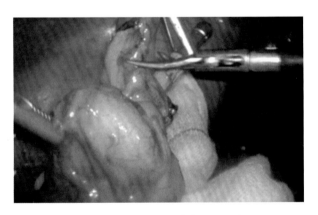

図 14–35　余分な組織を刈り込む

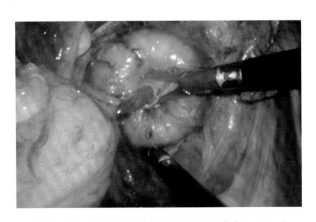

図 14–36　管状体吻合器で肛門から吻合していく

ポイントのシェア：中，高位直腸につい
ては，吻合が思わしくない場合，有棘縫
合糸を使って漿筋層を連続縫合すれば，
吻合口を固めることができる。

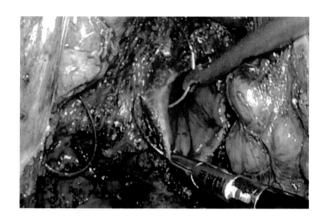

図 14-37　直腸 Rb の場合は断端を V-LOC で連続縫合閉鎖

ポイントのシェア：遠位端直腸断端の長さが足りなく，自動縫合器で閉じにくい場合，有棘縫合糸を使って巾着縫合法で連続縫合すれば，遠位端を閉じることができる。

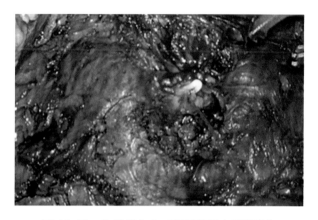

図 14-38　有棘縫合糸で直腸断端を連続縫合

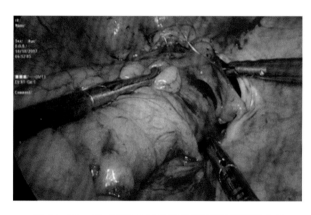

図 14-39　Rb 授動の場合は骨盤腹膜を閉鎖する

ポイントのシェア：腹膜折り返し縁（PE）より低い腫瘍については，通常通りに骨盤底部を閉じる。そうすれば，術後の骨盤底部ヘルニアの発生と吻合口の瘻孔による腹腔感染を予防することができる。

【転移性肝腫瘍の切除】

　腸管切除前に肝腫瘍切除先行を勧める場合が多い。超音波凝固切開装置で肝円索と鎌状間膜を切離し，肝臓を脱転して腫瘍位置を確認する（図 14-40，図 14-41，図 14-42，図 14-43）。肝臓辺縁の腫瘍は直接超音波凝固切開装置で切除する，太い脈管を認めればクリップした後凝固切離する，離断面に出血があればバイポーラでこまめに凝固止血する（図 14-44）。

　肝表面の腫瘍を切除する場合，まず電気メスで腫瘍辺縁0.5cmの組織を焼灼してマーキングし，超音波凝固切開装置をハーフクランプしながらactivate して腫瘍を環状切除する（図 14-45，図 14-46）。表在性多発肝転移に対しては，ラジオ波焼灼療法・マイクロ波凝固療法も治療効果を認める（図 14-47，図 14-48）。

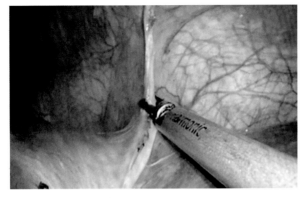

図 14-40　肝円索を離断

ポイントのシェア：肝転移を併発した腸癌の場合，通常先に肝転移巣を切除して，モニターの位置を変えてから腸腫瘍を切除することをお勧めする。

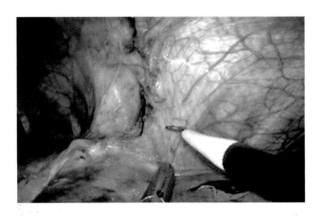

図 14-41　鎌状間膜を切開

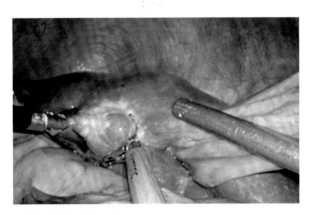

図 14-42　腫瘍辺縁 0.5cm の組織を焼灼マーキング

ポイントのシェア：超音波カッターは半閉鎖状態を維持し，切開を行いながら引き締めていく。また，できるだけ切り取った部分の断端に癌が残らないように注意。

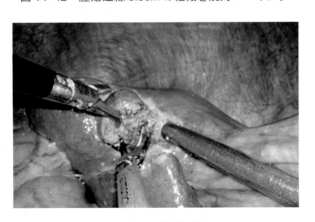

図 14-43　腫瘍切除

ポイントのシェア：術前肝臓の MRI 検査（磁気共鳴画像診断）で転移巣が肝臓の深部または主な血管に近いところに位置し，直径 ≦ 3cm だと分かった場合，腹腔鏡下手術に高周波アブレーションを取り入れる方式で腫瘍を壊滅させる。

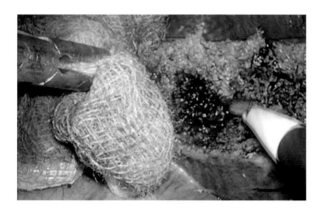

図 14-44　離断面止血

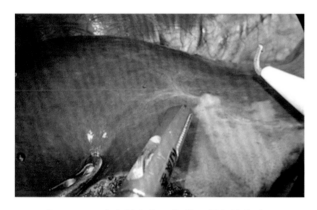

図 14-45　表在性多発肝転移は電気焼灼する

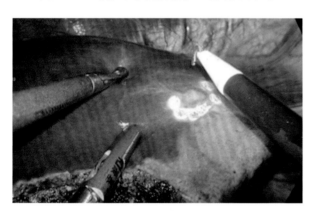

図 14-46　電気焼灼でマーキングする

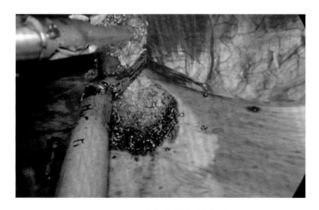

図 14-47　腫瘍を電気焼灼する

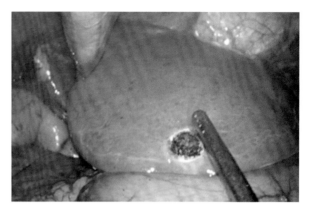

図 14-48　電気焼灼器で焼灼して腫瘍を壊滅させる

14.4　操作に関連する要点

【標本摘出手技】

1. 腫瘍口側から先に体外に摘出するべきである。直腸腫瘍肛門側マージンはより短く，体外摘出時に把持しにくい。且ついきなり大きい腫瘍を先に通過させると残存直腸を損傷する恐れもある。細長い口側腸管を先に摘出する方がリスクが少ない。
2. 標本回収ビニール袋の口側を結紮し，会陰操作で標本と袋を同時に牽引する方が標本を摘出しやすい。
3. 摘出腸管が長く内容物も多い場合，会陰操作で引き出した腸管を体外で開放し，内容物を十分に吸引減圧すると，摘出操作は容易になる。

【神経温存】

1. 直腸 Ra 背側を授動する時は直腸固有筋膜をランドマークとし，尿管近くまでの両側下腹神経が確認，温存できるまでは，不用意に深い層を剥離しない。3D カメラの場合は骨盤立体構造がはっきり見え，剥離層がより分かりやすい。
2. 直腸 Rb 背側の直腸仙骨靭帯（Waldyer 筋膜）を切離すると，疎性結合織の層を幅広く展開できる。S4 レベルより尾側はカメラの角度を調整し，仙骨前面の静脈叢に十分注意すべきである。左右に視野を広げ，直腸間膜の丸みを意識しながら直腸間膜と肛門挙筋の間隙を剥離する。Rb 前壁では Denonvilliers 筋

膜を認識し，前壁から前側方を授動する際も直腸間膜の丸みを意識し，神経血管束を損傷しないように心がけるべきである。

【肝転移巣の切除マージン】

ガイドラインでは，転移性肝腫瘍の切除マージンは 1cm 以上が推奨された。近年の研究では切除断端が腫瘍陰性であれば，1cm 未満でも術後再発率と術後無再発生存率は劣らない。R1 切除（不完全切除）症例の治療効果は化学療法単独群より優れている。特に超音波凝固切開装置を利用した肝切除の場合はその焼灼効果によって，断端の癌遺残リスクを減らせる可能性もある。

結腸直腸癌 NOSES 式手術の一般的な合併症の予防と治療

【はじめに】

手術手技として, NOSES は消化管再建および摘出においては独特であるが, 一方外科的合併症の点では, 開腹手術や従来の腹腔鏡手術と同様である。この章では, 大腸手術に関連する合併症の原因, 臨床症状および管理について考察する。

15.1 腹腔内感染症

大腸手術に起因する病原菌の大部分は消化管由来であり, その主要な細菌はグラム陰性桿菌である。NOSES の腹腔内感染の原因には, 不十分な手術前処置, 標準から外れた術中無菌操作, 術後縫合不全, 不十分な腹部ドレナージ, 糖尿病, 加齢, 栄養不良などが挙げられる。したがって腹部感染の予防は, これらのリスクファクターを軽減して腹部感染の発生率を減少させることである。

腹部感染症の主な臨床症状は発熱と腹痛, 腹膜炎の兆候, 吐き気, 嘔吐, 腹部膨満, 低血圧, 頻脈, 息切れ, 白血球増加などである。増悪すると, 重篤な脱水, 代謝性アシドーシス, 敗血症性ショックなどの全身症状が現れる。

腹部感染症の臨床診断は経過と臨床症状に加え, ドレナージ液の性状やその他の補助的検査に基づくべきである。排液の特徴は, 発熱, 腹痛, および他の症状の原因の手掛かりを与えてくれる。

排液が黄色で膿性であれば, 腹部感染症を疑うべきである。腹腔感染が縫合不全によるものであれば, 排液には糞便残渣が含まれ, 常に悪臭を伴う。補助的検査には, 血液検査 (白血球数, 好中球割合, 生化学検査), 画像検査 (X 線, 超音波, CT 検査), 排液と腹水の分析, ならびに排液の性質を確認するため細菌培養をすることである (患者にドレーンが留置されていない, または抜去された場合は, 腹水を採取するために腹腔穿刺を行う)。

治療の原則は全身支持療法, 抗生剤治療, 腹部ドレナージ, 外科的治療がある。イレウス管は, 鼓腸を軽減し, 腸管血液循環を改善し, 穿孔による腸内容物の漏出を減少させ, 腸管蠕動の回復を促進する。

電解質および酸塩基の不均衡は速やかに是正するべきである。非経口および経腸栄養療法は, 患者の全身状態を改善し, 免疫を高めるために行われる。

抗菌薬は主にグラム陰性桿菌を対象として, β－ラクタム剤やアミノグリコシド系薬を用いる。細菌培養と薬剤感受性試験の結果に応じて調整することが必要となる。

腹腔内ドレナージは縫合不全の際には重要である。開放ドレナージでは逆行性, 外因性感染を生じやすく, 筆者らはゲンタマイシンと生理食塩水で定期的にドレーン洗浄することで解決

してきた。腹部感染の症状が重篤であったり，保存的治療やインターベンショナルラジオロジーでは解決できない腹腔内膿瘍が形成されている場合には，手術が必要である。

15.2　吻合部出血

吻合部出血は術後早期合併症の一つである。腹腔鏡手術で器械吻合を施行した際の吻合部出血の主な原因は，腸間膜血管の露出不足および吻合に起因する血管の不完全閉塞である。吻合部出血は通常術後48時間以内に発生するが，骨盤内血腫の吻合部への穿破は通常7病日で起こる。

吻合部出血は予防が重要である。術中，腸管吻合の際には縫合不全の有無を確認するためにエアリークテストを行うべきである。術中内視鏡を用いて吻合状態を観察することもできる。吻合部，特に dangerous triangle（dog ear 部）は，必要であれば縫合する。

大多数の患者の症状は持続性血便であり，排泄物の色は吻合部と肛門との距離および出血量によって異なる。正常なドレーン排液の色は，薄いピンク色や赤色である。局所的な圧痛を伴う患者もいる。吻合部出血が重症である場合や，二次感染と縫合不全を伴う場合は，発熱，腹痛，腹膜刺激症状を含む縫合不全に関連した症状を呈する。吻合部出血の大半は自然軽快し，処置を必要とする患者はごく少数である。治療方法は主に薬物療法，内視鏡的治療，外科的治療がある。薬物療法には，止血剤の経口投与または筋注がある。出血量が多い場合は，内視鏡で出血部位を観察してクリップで止血する必要がある。内視鏡的治療が成功しなければ，外科的治療，すなわち出血点の結紮および吻合部の縫合を行う。

15.3　腹腔内出血

NOSES の術後腹腔内出血の原因は通常，外科的止血と血管結紮の不安定性，血液系または他の疾患に起因する未治療の凝固機能不全である。腹腔内出血予防の鍵は慎重な手術である。高齢者や動脈硬化症患者に対しては，術中は過度な血管露出を避け，高血圧症患者に対しては周術期に大きな血圧変動を避けることである。腹腔内出血の臨床症状は，出血部位，量，持続時間に依存する。患者は腹部不快感と軽度の腹部膨満を伴うことがある。出血量が多い場合，患者は脈拍と呼吸回数が増え，低血圧，ならびに赤色のドレーン排液の増加など不安定なバイタルサインを呈することがある。

一般に血性排液は，しばしば活動性出血の可能性を示唆し，臨床症状から診断することは困難ではない。必要があれば外科的処置を行い，速やかに止血して凝血塊を除去する。そして，初回の手術部位を検索し，出血点をクランプまたは縫合して止血する。約60~70%の患者は出血点が確認できないが，凝血塊を除去して腹腔内を詳細に検索した後，洗浄して閉腹する。

15.4　吻合部縫合不全

吻合部縫合不全は局所因子，全身因子，及び技術因子などと関連している。全身因子としては，栄養状態不良，ステロイド薬の長期使用，術前化学療法，術前放射線化学療法，糖尿病，その他の慢性疾患などがある。局所因子には吻合部の血流障害，吻合部にかかる大きな緊張，吻合部の感染，および吻合部腸管浮腫がある。技術的因子には，縫合の問題，機械的強度，吻合器自体（ステイプルの高さ）などがある。したがって，吻合部縫合不全の予防は，上記の点に基づいているべきである。また，空気や水を注入するエアリークテストは吻合部の開存性，出血，縫合不全を確認するために必要となる。

ほとんどの吻合部縫合不全患者の最初の症状は，発熱または腹膜刺激症状を伴う腹痛である。重篤な腹部感染症患者は，敗血症性ショックと多臓器不全を発症する。発熱は吻合部縫合不全で常に起こる症状であり，吻合部縫合不全は術後の持続性発熱を呈する場合がある。身体所見では，不快感から激しい反跳痛を

伴う急性腹膜炎まで多岐にわたる。腹部の炎症が限局している場合,限局性腹膜炎または触知可能な腫瘤が現れる。ドレナージチューブが留置されていれば,そこから腸内容物が排出される。急激な排液の増加,混濁,糞便,腐敗臭,時には気泡が出現する。吻合部縫合不全と診断したら,可及的速やかに治療する。局所のドレナージが閉塞しないよう維持し,感染を制御することが早期治療の鍵である。ほとんどの吻合部縫合不全は,ドレナージと洗浄によって治癒可能である。一部の症例では,人工肛門造設や腸切除,再吻合などの外科的治療を考慮すべきである。合理的な治療によって漏出を制御して局所的とし,治癒させることができる。

重要なのは,吻合部の緊張や感染を起こさず,良好な血流を確保することである。さらに外科医は,腸蠕動による緊張にも注意を払う必要がある。人工肛門によって術後縫合不全の発生率が低下するわけではないため,筆者らは,すべての直腸癌患者には予防的人工肛門造設を推奨していない。しかし,以下の状況の場合ストマ造設が推奨される。前処置不良,不完全な腸閉塞,糖尿病のような基礎疾患を持つ脆弱高齢者,術前化学放射線療法施行例,手術困難な肥満や狭骨盤,腫瘍の局在が低く超低位吻合を必要とする直腸癌患者。

15.5　直腸腟瘻

腟からの標本摘出は主に以下の 2 つの因子に影響される。(1) 腟の伸展性と (2) 標本の大きさ。標本の大きさは,主に腫瘍の横径,腸管壁,腸管外脂肪組織で成り立っている。したがって,標本を摘出する困難さは単に腫瘍の直径だけに依存しない。腸管内容物の一部が切離した腸管から流出する可能性があり,腹腔内感染リスクを増加させる。一方,標本を摘出する際に,腸管が腹腔内で圧迫されて腸管内容が腹腔内に漏出し,腹腔内感染の可能性を増加させる。腟切開の存在下で縫合不全が生じた場合,直腸腟瘻のリスクが増大する。

直腸腟瘻の原因は,医原性と患者因子の二つ

に分けられる。医原性因子は,直腸腟瘻と密接に関連している。一般的に,低位直腸癌,手術操作による牽引,狭い視野といった要因で,腟後壁は吻合部に近接し,また圧迫で損傷されやすくなる。そのため,直腸腟瘻を防ぐためには,明瞭な手術視野と腟壁の位置確認が重要である。また,吻合部に腟後壁を嚙みこんでしまわないように注意すべきである。

直腸腟瘻の発生率は高くないが,この重大な合併症は無視できない。術後直腸腟瘻,特に医原性直腸腟瘻の手術時期は慎重に選択すべきである。手術は局所および全身の炎症が沈静化し,瘢痕が軟化し,損傷または瘻孔が修復されてから 3 か月後に実施すべきである。

15.6　腸閉塞

腸閉塞は腹部手術後の一般的な合併症である。術後癒着,内ヘルニア,捻転,感染などが腸閉塞を引き起こすことがある。術後早期の腸閉塞症状は主に麻痺性イレウスである。真の術後早期の腸閉塞には外科的介入が必要なことがあるが,術後 3~5 日目の手術は特に困難な場合が多い。術後晩期の腸閉塞は,腸管癒着や癒着バンドによって引き起こされる機械的腸閉塞が多い。一部の機械的腸閉塞は,腸軸捻転や腸重積が原因となることもある。術後腸閉塞の主な症状は,腹痛,腹部膨満,嘔吐,排ガス,排便の停止などである。腸閉塞の原因,種類,部位,程度などは様々で,臨床症状も異なる。絞扼性イレウスは急速に進行し,ショック症状が出現する。したがって早期の症状と徴候の観察は,腸閉塞治療の重要な基礎となる。

術後腸閉塞の予防に関して,腸管内容物の流出は技術的に可能な限り避けるべきである。手術中に術野汚染が生じたら,腹腔内を徹底的に洗浄すべきである。閉腹前には,異物が腹腔内に残されていないこと,小腸が正常な位置に並べられて大網で覆われていることを十分に確認する。術後腸管癒着の発生を減らすためには,早期の歩行をすすめる。

腸閉塞は，大腸手術の一般的な合併症であり，診断と治療は困難ではない。治療原則は閉塞を解除し，体内環境の異常を是正することである。治療方法の選択は，原因，性質，部位，全身状態，および疾患の重症度に基づくべきである。

15.7　腸管軸捻転症

腸管の捻転は，術後早期または晩期のいずれにも起こりうる。通常，腸の一部または小腸全体とその腸間膜が，小腸間膜軸に沿って$360°$-$720°$捻転することが多い。それによって腸閉塞と腸間膜血流遮断の両方が起こる。最も危険で急速に進行する，最も重篤な術後合併症の1つである。

腸癒着や多量の腸内容貯留は，軸捻転成立の潜在的な要因である。激しい腸管蠕動または体位変換は，腸管運動の非連続性を招き，それにより捻転を引き起こす。術後腸軸捻転症の予防には，急速な腹圧上昇による捻転の発生を避けるという術後教育を行うべきである。腸の捻転により，急速な絞扼壊死が起こり得る。適切な時期に外科的治療を行えば腸管ループが正常に戻り，死亡率が低下する。また，広範囲腸切除による短腸症候群も減らすことができる。

腹膜炎，結腸壊死，腸管壁壊死（大腸内視鏡で検出）の明らかな徴候がない患者では，大腸内視鏡のガイドで軟性カテーテルを腸管閉塞部を通過させ，腸管ループを解除し，大量のガスと糞便を排出させ，捻転した腸管を修復できる。しかし，腸管壁に部分的な壊死が生じた場合には手術が必要である。腹膜炎の徴候が明らかで，大腸が壊死していると考えられる場合，外科的治療を行うべきである。外科的治療は，癒着剥離，壊死した大腸および過長な結腸の切除，および結腸の正常な配置を回復させる。

15.8　内ヘルニア

内ヘルニアは，小腸が先天性または二次性の臓側腹膜の間隙を通過することをいう。内ヘルニアは明らかな特徴的臨床症状を呈さないため，容易に誤診されうる。腹部膨満，腹痛，不快感は内ヘルニアの主な症状であり，一部は慢性腸閉塞を伴う。したがって，術前の適切な画像検査は診断率を向上させ，手術の判断基準を提供する鍵である。内ヘルニアの発生を防ぐためには，手術時に腸間膜の孔を閉鎖する必要がある。

単純レントゲン検査では，液面形成や腸管拡張のような腸閉塞徴候のみしか見られない。CTスキャンは内ヘルニアの位置と範囲，および大きさを確定するのに役立つため，一般に推奨される。ヘルニアの部位が隠れている場合でも，CTスキャンは，診断のために正確な情報を提供する。診断が明確であれば，腸管虚血や壊死を避けるため，適切な時期に外科的治療が必要となる。内ヘルニアの予防は，繊細な手術と腸間膜の孔を可能な限り閉鎖することである。外科医は自らを過信せず，術野を注意深くチェックして危険因子を完全に取り除くべきである。

15.9　ポート部腹壁，膣切開部への腫瘍インプランテーション

腹壁に補助切開がないため，トロカール孔と膣切開部は潜在的なインプランテーションの発生部位となる。一般的に二酸化炭素による気腹は，癌細胞のインプランテーションを促進する原因になりうると考えられている。予防策としては，腫瘍を摘出する際に滅菌保護スリーブを使用すること，トロッカーの腹壁外側のバルブよりゆっくり排気することである。手術終了時に，トロッカー孔からの直接排気によって引き起こされる煙突効果を避けるために，排気が完了した後にトロッカーを引き抜く。腹壁でトロッカーの抜き差しを繰り返す動きは避けるべきである。逸脱防止機構を持つトロッカーを使用する必要がある。トロッカーの気密バルブの損傷によるエアリークが発生した場合，気腹を確実に保つためにトロッカーを適時に交換すべきである。さらに，インプランテーションの発

生率を減らす意味で, NOSES は深達度 T4 の患者には推奨されない。著者は通常 iodophor と蒸留水で腹腔と腟を洗浄する。蒸留水は低浸透圧であり, 腫瘍細胞を膨張, 破裂させ, ひいては不活化できる。厳格な無菌操作は, NOSES の基本的必要条件であるだけでなく, 患者の予後を改善するための重要なポイントの一つでもある。

参考文献

Awad ZT, Griffin R. Laparoscopic right hemicolectomy: a comparison of natural orifice versus transabdominal specimen extraction [J]. Surg Endosc. 2014; 28: 2871–2876.

Fuchs KH, Meining A, von Renteln D, et al. Euro-NOTES Status Paper: from the concept to clinical practice [J]. Surg Endosc. 2013; 27 (5): 1456–1467.

Kang J, Min BS, Hur H, et al. Transanal specimen extraction in robotic rectal cancer surgery [J]. Br J Surg. 2012; 99: 133–136.

Leroy J, Cahill RA, Perretta S, et al. Natural orifice translumenal endoscopic surgery (NOTES) applied totally to sigmoidectomy: an original technique with survival in a porcine model [J]. Surg Endosc. 2009; 23: 24–30.

Leung AL, Cheung HY, Fok BK, et al. Prospective randomized trial of hybrid NOTES colectomy versus conventional laparoscopic colectomy for left-sided colonic tumors [J]. World J Surg. 2013; 37: 2678–2682.

Moris DN, Bramis KJ, Mantonakis EI, et al. Surgery via natural orifices in human beings: yesterday, today, tomorrow [J]. Am J Surg. 2012; 204: 93–102.

Nau P, Anderson J, Happel L, et al. Safe alternative transgastric peritoneal access in humans: NOTES [J]. Surgery. 2011; 149: 147–152.

Rattner DW, Hawes R, Schwaitzberg S, et al. The Second SAGES/ ASGE White Paper on natural orifice transluminal endoscopic surgery: 5 years of progress [J]. Surg Endosc. 2011; 25: 2441–2448.

Sng KK, Hara M, Shin JW, et al. The multiphasic learning curve for robot-assisted rectal surgery [J]. Surg Endosc. 2013; 27: 3297–3307.

Stipa F, Giaccaglia V, Santini E, et al. Totally double laparoscopic colon resection with intracorporeal anastomosis and transvaginal specimens extraction [J]. Int J Colorectal Dis. 2011; 26: 815–816.

Sylla P, Willingham FF, Sohn DK, et al. NOTES rectosigmoid resection using transanal endoscopic microsurgery (TEM) with transgastric endoscopic assistance: a pilot study in swine [J]. J Gastrointest Surg. 2008; 12: 1717–1723.

Wexner SD, Edden Y. NOTES/NOSE/NOSCAR/LATAS: what does it all mean? [J]. Tech Coloproctol. 2009; 13: 1–3.

Whiteford MH, Denk PM, Swanström LL. Feasibility of radical sigmoid colectomy performed as natural orifice transluminal endoscopic surgery (NOTES) using transanal endoscopic microsurgery [J]. Surg Endosc. 2007; 21: 1870–1874.

Wolthuis AM, de Buck van Overstraeten A, D'Hoore A. Laparoscopic natural orifice specimen extraction-colectomy: a systematic review [J]. World J Gastroenterol. 2014; 36: 12981–12992.

後記

　NOSES は革新的な技術であり，まだ広く実践されていない。このモノグラフの大部分は一人の外科医の経験に基づいているが，かなりのボリュームを持つ。この本の文章の大半は，飛行機の中や出張の合間のわずかな時間に書いたもので，本の完成までに一年近くを費やした。この本では平易な言葉で NOSES の手術経験や技術的なポイントをわかりやすく解説している。世界的に，NOSES は適応が厳しく技術的経験も限定されているため，実施症例数が少ない。結腸全摘術における NOSE IX と NOSE X のような特別なケースでは，その手術数はわずか 3 例であった。すべての画像が高解像度であるわけではないが，それぞれの術中写真を，その品質と関連性で選択した。私たちは，このテキストブックの次版にはより多くの専門家が参加し，さらなる経験を盛り込み，画像を充実させ，将来的にはビデオをつけることを考えている。翻訳の過程でいくつかの重要な点が失われているかもしれないが，私はこの本が世界中の NOSES に関する学術的議論の出発点となることを願っている。我々は，尊敬する読者からの提案やフィードバックを楽しみにしている。